药品专利保护

制度与实践

国家知识产权局专利局专利审查协作北京中心 ◎ 组织编写

郭雯 ◎ 主编

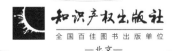
知识产权出版社
全国百佳图书出版单位
—北京—

图书在版编目（CIP）数据

药品专利保护：制度与实践/郭雯主编. —北京：知识产权出版社，2023.8
ISBN 978 - 7 - 5130 - 8801 - 5

Ⅰ.①药… Ⅱ.①郭… Ⅲ.①药品—专利制度—研究 Ⅳ.①R9 - 18

中国国家版本馆 CIP 数据核字（2023）第 114505 号

内容提要

本书针对药品专利的特点，重点围绕药品专利期限补偿和专利纠纷早期解决机制等内容，系统介绍了美国、加拿大、日本和韩国的药品专利期限延长、专利期限调整和药品专利链接的制度演进。在此基础上，重点分析我国相关制度的建立和实施情况。特别是结合不同类型专利早期纠纷案例，针对无效宣告纠纷、行政诉讼和司法诉讼等进行分析评述，以期为中国相关制度的完善提供参考。本书可作为我国医药知识产权相关从业人员实务用书。

责任编辑：王玉茂　　　　　　　　　　责任校对：潘凤越
封面设计：吴晓磊　　　　　　　　　　责任印制：刘译文

药品专利保护：制度与实践
国家知识产权局专利局专利审查协作北京中心　组织编写
郭　雯　主编

出版发行：	知识产权出版社有限责任公司	网　　址：	http://www.ipph.cn
社　　址：	北京市海淀区气象路 50 号院	邮　　编：	100081
责编电话：	010 - 82000860 转 8541	责编邮箱：	wangyumao@cnipr.com
发行电话：	010 - 82000860 转 8101/8102	发行传真：	010 - 82000893/82005070/82000270
印　　刷：	天津嘉恒印务有限公司	经　　销：	新华书店、各大网上书店及相关专业书店
开　　本：	787mm × 1092mm　1/16	印　　张：	19
版　　次：	2023 年 8 月第 1 版	印　　次：	2023 年 8 月第 1 次印刷
字　　数：	385 千字	定　　价：	110.00 元

ISBN 978 - 7 - 5130 - 8801 - 5

—— 本书编委会 ——

主　编　郭　雯

副主编　朱晓琳　刘　彬

编　委　仲惟兵　姚　云　王　静

编　者　(按姓氏笔画排序)

　　　　于　莉　齐璐璐　李煦颖　何　瑜

　　　　张秀丽　杨　倩　黄　磊　曹　扣

统　稿　杨　倩

审　校　姚　云

── 撰写人员与分工 ──

齐璐璐　第一章第一节至第三节

何　瑜　第二章第一节，第三章第一节

于　莉　第二章第二节，第六章第二节

曹　扣　第二章第三节至第四节，第五章第一节

张秀丽　第三章第二节至第三节

李煦颖　第四章第一节，第六章第一节，第六章第三节

黄　磊　第四章第二节，第五章第二节

前　言

党的第十八次全国代表大会以来，中共中央、国务院发布了一系列重要政策，将创新驱动放在维系国家命运的重要位置，明确国家力量的核心支撑是科技创新能力。党的十九大报告中提出了"强化知识产权创造、保护、运用"的目标。党的二十大报告中更是强调科技创新在我国现代化建设全局中占据核心地位。

具体到医药行业，国家不断完善产业政策和发展规划，提升医药科技创新能力。"十四五"开局，国家持续鼓励创新药研发，提高仿制药质量，提高药品的安全性和可及性，促进产业转型升级，推进我国医药行业供给侧结构性改革。在药品监管层面，国务院和国家药品监督管理局通过改革新药注册申报和审评审批制度，改善药品审批监管的整体环境。

2017年10月8日，中共中央办公厅、国务院办公厅联合印发《关于深化审评审批制度改革　鼓励药品医疗器械创新的意见》，其中第三部分涉及促进药品创新和仿制药发展的相关措施，具体包括建立上市药品目录集、探索建立药品专利链接制度、开展药品专利期限补偿制度试点等内容。通过上述措施，力图实现鼓励创新和规范仿制双线并进。一方面，通过强化知识产权保护、激发创新活力，提高我国生物医药行业的科技创新力；另一方面，通过引导和规范仿制药行业健康发展，使民众在及时享受科技创新成果的同时，能够有效节省就医花费、降低医疗成本。

2020年10月17日，第十三届全国人民代表大会常务委员会第二十二次会议审议通过了修改《专利法》的决定。此次修法引人关注的亮点之一就是涉及强化专利保护，特别是强化药品专利保护相关条款的修改。其中，新增第42条涉及专利保护期延长的规定，新增第76条涉及药品专利纠纷早期解决机制的内容。具体而言，第42条涉及对专利审查过程中的延误给予专利期限补偿，以及对新药为了满足上市要求开展研究和申报过程所延误的专利期限给予补偿。第76条则引入了"请求确认落入专利权保护范围之诉"，其旨在预防侵权，利于仿制药在上市之前解决专利纠纷。在药品专利保护制度的设计上，我国参考了美国、韩国等国家相关制度的部分做法。相信在未来，我国还会在药品专利保护制度的本土化过程中作出相应的调整和完善，使之更加适应国内医药行业的发展方向。

本书第一章至第二章介绍国外药品专利保护制度和我国药品专利保护制度的确立

和运行现状，梳理了国内药品专利早期纠纷解决机制运行后的行政裁决和司法判决的案例和观点，探讨了我国药品专利保护制度本土化过程中可能的调整和完善之处。第三章至第六章在回顾和评析近几年国内外药品无效诉讼热点案例的基础上，对药品专利保护规则进行分析和展望。希望本书能为从事医药研发和产业化工作、知识产权管理工作的读者提供参考。

本书编写过程中参考借鉴了业内专家的意见和观点，在此一并表示感谢。因编者水平有限，疏漏之处在所难免，欢迎广大读者指正。

本书编委会

2023 年 8 月

目　　录

第 一 章
国外药品专利保护制度

第一节　Hatch – Waxman 法案

一、法案的由来

众所周知，新药（原研药）的研发具有"三高一长"的特点，即投入高、回报高、风险高、周期长。从发现可能成药的新的先导化合物、开展结构优化研究、确定候选药物、开展临床前研究、临床研究申报、开展临床Ⅰ期至Ⅲ期研究、提交注册审批直至最后上市，这一过程往往需要耗费 10 年甚至更长时间。

由于原研药的研究过程涉及环节众多，无法做到绝对保密，一般在确定候选药物、进入临床研究之前必须提交物质结构专利申请。作为核心专利，物质专利的申请时间远早于新药批准上市的时间。药品获批后，还需要一段时间以进入市场和开拓市场。因此，企业往往是在专利到期前的最后几年才能开始获利。这样一来，由于监管部门对于原研药在安全性、有效性方面的注册管理要求，原研药专利的实际有效期明显缩短，专利保护力度被弱化，降低了药品在专利期内的独占销售收入，企业无法获得足够的研发回报，则后续的研究将难以为继。因此，从原研药上市到专利到期的这一段时间内，企业通常实施高定价，希望在专利独占期内快速盈利。同时，在专利即将到期或到期后，企业也会通过各种手段来延缓仿制药上市，导致公众医药费用支出过高的问题进一步凸显。

美国是医药产业最发达的国家，其医药行业的监管经历了多次修改，逐渐形成了以 Hatch – Waxman 法案体系框架为主导的现代药品管理体系。在早期，美国并未对上市药品的安全性和有效性进行严格的监管，直到 1937 年的磺胺酏剂事件才有所改变。当时，美国某制药公司用二甘醇代替酒精作溶媒，配制口感较好的口服液体制剂给儿童服用，这种制剂被称为磺胺酏剂，被用于配制治疗感染性疾病的儿童药物。不久后，有大量患者出现肾功能衰竭问题，其中大部分是儿童患者，追溯原因发现是二甘醇的毒性所致。这也成为美国医药行业历史上的重大安全事故之一。1938 年，美国国会通过食品、药品和化妆品法（*Food，Drugs，and Cosmetic Act*，FDCA），授权美国食品和药品监督管理局（Food and Drug Administration，FDA）对食品、药品和化妆品的安全和有效性进行监督。该法案规定，原研药首次申请上市时，需要提供充分的临床试验数据以证明安全性和有效性。对于仿制药，其需要遵循同样严格的申请程序，提供充分的临床试验数据。在该法案管理之下，一方面，原研药需要耗费大量的时间和资金开展充分的临床试验，并承担开发的巨大难度和风险，另一方面，仿制药投入的时间和经济成本也相当高，而且在原研药的专利有效期内，无法开展仿制药研究，导致仿制药企业加快上市的进程受到阻碍，同时原研药的市场垄断期得以事实上延长。

原研药企业和仿制药企业的矛盾在 1983 年 Roche 诉 Bolar 案之后，通过 Hatch - Waxman 法案的制定和实施而进入了新的阶段。1983 年，Bolar 为能尽早上市 Roche 原研的安眠药盐酸氟西泮仿制药，在该产品专利期届满前，从加拿大进口了该药物的原料化合物，开展了生物等效性试验等，以便尽快向美国 FDA 提交仿制药上市申请。随后，Roche 诉 Bolar 专利侵权。双方经过几轮交锋，最终美国联邦巡回上诉法院（United States Court of Appeals for the Federal Circuit，CAFC）经审理认为，为药品进行生物等效性试验是有商业目的的，不属于专利法中的不视为侵权的试验研究，因而判定 Bolar 侵权。但 CAFC 同时提出，在专利保护期终止前禁止仿制药物的试验研究，实际上是变相延长了原研药专利保护期，是不合理的，这一问题应通过立法予以解决。

1984 年，美国国会议员 S. 哈奇（S. Hatch）和 R. 韦克斯曼（R. Waxman）联合提出的药品价格竞争与专利期补偿法（*Drug Price Competition and Patent Term Restoration Act*）获得国会通过，并以两位议员的姓氏命名为 Hatch - Waxman 法案。这一法案通过延长药品专利期来弥补由于药品开发所失去的有效专利时间，同时通过加快仿制药上市来鼓励药品的价格竞争，在保障原研药收益和加快仿制药上市之间达成了巧妙的平衡，从而确保合理的药价和药品的可及性，对美国乃至世界制药产业产生了深远的影响。

二、法案的内容和修正

（一）法案的内容

Hatch - Waxman 法案的核心内容包括了鼓励创新的制度（补偿和独占）和鼓励仿制的制度（合理竞争）。

1. 鼓励创新的制度

1）专利期限补偿

该项制度通过延长专利保护期来补偿在新药申请审批中延误的时间，促使原研药企业自主研发的新药能够在进行充分的试验研究并获批上市后，依然能获得合理的专利保护。根据 Hatch – Waxman 法案规定，专利保护期延长是临床试验时间的 1/2 加上审评的时间，专利保护期最长可延长至专利期届满之后的 5 年，且不超过自药品上市之日起的 14 年。另外，对于一个新药品种，只能针对一项专利申请一次专利保护期延长。鉴于该规定，原研药企业通常会选择将专利期限延长在化合物专利申请上，以保证其核心专利可以有效阻止仿制药的上市。

2）试验数据独占

试验数据是指原研药企业为了获得新药批准上市而向 FDA 提交的关于该药品的有效性和安全性的试验数据。在仿制药企业申请上市时，仅需要验证其与原研药具有生物等效性，而不需要重复进行大量的有效性和安全性试验。试验数据独占制度的目的在于对原研药企业为了获得上市许可所需数据而耗费大量的时间和金钱进行合理补偿。针对不同类型的药品，试验数据独占期是不同的。具体来说，对于新化学实体的独占期为 5 年，孤儿药的独占期为 7 年，儿科用药的独占期为 6 个月，新剂型、新用途的独占期为 3 年，新生物制剂的独占期为 12 年，特需抗生素药物的独占期为 5 年。在保护期内，仿制药企业不能依赖于该数据提出上市申请，FDA 也不能依赖于该数据对仿制药进行审批。

2. 鼓励仿制的制度

1）Bolar 例外条款

Bolar 例外也称"试验豁免"或"监管豁免"，因 Roche 诉 Bolar 案而得名。该条款的引入将为了满足审批监管要求而制造、使用、许诺销售、销售或进口专利药品的行为排除在专利侵权的范围之外，允许仿制药在原研药届满之前获取上市审批所需的数据，从而尽可能地缩短仿制药进入市场所需的时间，激发仿制药企业的积极性。同时，减少了专利期届满后原研药企业享受的实质性的垄断期，使得相对廉价的仿制药能够尽快进入市场而为公众获得。

2）专利登记

根据 Hatch – Waxman 法案，在一项新药申请（New Drug Application，NDA）后，该新药将作为参照药物列入经治疗等效性评价批准的药物手册（美国的"橙皮书"）。该橙皮书中会收录覆盖该新药的药品活性成分、产品、使用方法、适应证专利，即专利登记。在仿制药申请上市时，无须重复进行安全性和有效性研究，只需要证明其与橙皮书中作为参照的原研药取得了生物等效性（Bioequivalency，BE），即可向 FDA 提交简化新药申请（Abbreviated New Drug Application，ANDA）。根据规定，可以列入橙皮书中的新药专利包括活性化合物、晶型、药剂配方、组合物、药品用途等，但 FDA 并不对列入橙皮书中的专利进行与药品相关性的审查。专利争议和纠纷通过异议程序来解决。

3）专利链接（专利挑战）

Hatch - Waxman 法案的一个重点是引入了"拟制侵权"的概念，将仿制药申报上市的行为规定为侵权行为。基于此，原研药专利权人就可以向法院提起专利侵权诉讼。仿制药企业在提交 ANDA 时，需要提交下述 4 种声明之一。

第 I 段声明：被仿原研药专利未收入在橙皮书中。

第 II 段声明：仿制药涉及的被仿原研药专利记录在橙皮书中，但该专利已经到期。

第 III 段声明：被仿原研药专利未过期，仿制药审评通过后，将等待专利到期后再上市销售。

第 IV 段声明：被仿原研药专利无效，或仿制药中未侵犯原研药的专利。

对于提交前述第 I 和第 II 段声明的仿制药申请，FDA 将在审查其生物等效性后直接批准；对于提交第 III 段声明的仿制药申请，FDA 将等到专利到期后方予以批准。如果 ANDA 申请人提出第 IV 段声明，则启动专利挑战程序。此时，FDA 将 ANDA 信息通知原研药专利权人，专利权人收到通知后，需要在 45 日内决定是否起诉 ANDA 申请人侵权并通知 FDA。若在 45 日内，专利权人选择提出诉讼，法院在受理其诉讼后告知 FDA。仿制药将进入 30 个月的遏制期，此时 FDA 对仿制药上市审评继续进行，但暂不批准上市。

在遏制期内，如果专利挑战失败，则仿制药不被允许上市，仿制药申请人需重新修改专利声明。如果专利挑战成功且 FDA 审评完成，则仿制药可以上市。如果遏制期结束后还没有最终判决，则 FDA 会给仿制药申请人发放临时上市许可，等判决结果确定后再发出最终的通知。

4）首仿独占期

为了提高药品的可及性、降低药价，Hatch - Waxman 法案设置了鼓励发起专利挑战的激励措施，即首仿药市场独占期。该法案规定，首家挑战专利成功并获得上市许可的仿制药企业将享有 180 天的市场独占期，当然，如果在同一日有多家仿制药企业递交 ANDA，在专利挑战成功后，它们将共同享有 180 天的市场独占期。

（二）法案的修正

在 Hatch - Waxman 法案实施之前，仿制药被要求与原研药一样进行充分的安全性和有效性试验，而且，在专利保护到期前不能开始相关的研究。在这种情况下，原研药获得了事实上的专利延长，仿制药的研发受阻，最终导致消费者需要承受更高的药价。Hatch－Waxman 法案使得仿制药可以在原研药专利未到期之前开展研究，且仅需要提供生物等效性数据，大大降低了仿制药的研发成本，同时还对原研药专利给予了奖励性的延长以及权利的有力保护。可以说，这一方案平衡了公众与制药企业之间的利益，也平衡了原研药企业与仿制药企业之间的利益。

但是，在该法案实施之后，原研药企业也采取了一些规避策略来维护自身利益，包括在橙皮书上登记多项专利从而连续触发遏制期；与首仿药企业达成协议，即首仿药不上市，从而延迟其他仿制药进入市场；采用授权仿制的方式，与首家仿制药企业联合阻止其他仿制药进入市场等。针对这些情况，2003 年、2016 年美国国会两次对Hatch－Waxman 法案进行了修正，进一步规定包括：原研药企业对每种药品只能提出一次 30 个月遏制期的申请，如果在 30 个月遏制期结束之前，法院认定原研药企业专利无效，便允许仿制药上市。如果仿制药企业在法院批准后的 75 天之内未能上市其仿制药，则失去独占权。仿制药申请人可以提出反诉，要求去除橙皮书中不准确和不相关的专利。限制橙皮书的登记时间，对于提交 ANDA 后登记在橙皮书中的专利，不再触发遏制期，而且仿制药申请人可以挑战遏制期的起始时间和终止时间。同时，对于仿制药企业和原研药企业达成和解的，FDA 会加强审查其是否存在限制竞争的行为。

总体来说，美国医药行业的领先地位得益于 Hatch－Waxman 法案下的原研药和仿制药的良性竞争，这也为世界其他国家和地区提供了可借鉴的经验。

第二节　专利权期限延长的方式

专利权期限延长的方式包括专利期限调整和药品专利期限补偿。其中，专利期限调整涉及对专利审查过程中的延误给予专利期限补偿，药品专利期限补偿涉及对新药为了满足审批要求开展研究和申报过程所延误的专利期限给予补偿。本节对两项制度的起源和运行情况进行介绍。

一、专利期限调整

通常，发明专利权的保护期限为 20 年，自申请日起计算。但是，专利实际上是在被授予专利权之后才具有明确的保护效力。对于发明专利，从申请公开到授权公告这段时间属于临时保护，如果发明专利审查周期过长而导致授权时间延后，则有可能损害专利权人的利益。因此，有必要对于审查过程中不合理延迟给予专利权期限补偿，这就是专利期限调整（Patent Term Adjustment，PTA）。

PTA 制度起源于美国。1999 年，美国国会在发明人保护法（*American Inventors*

Protection Act 1999，AIPA）中规定，美国专利商标局（United States Patent and Trade-mark Office，USPTO）在颁发专利证书时，将对有需要进行专利期限调整的专利重新确定相应的专利保护期限。

（一）美国专利期限调整制度

1. 制度的建立

1986 年 9 月，一场旨在全面改革多边贸易体制的全球部长级会议谈判（"乌拉圭回合"谈判）在乌拉圭的埃斯特角城举行，该谈判历时 7 年半，直到 1994 年 4 月在摩洛哥的马拉喀什结束，谈判最终达成《建立世界贸易组织的马拉喀什协议》（*Marrakesh Agreement Establishing the World Trade Organization*，以下简称"WTO 协议"），于 1995 年 1 月 1 日世界贸易组织（World Trade Organization，WTO）成立之日起正式生效。

该协议由序言、正文（16 条）和附件（4 个）组成。其中，《与贸易有关的知识产权协定》（*Agreements on Trade Related Aspects of Intellectual Property Rights*，TRIPS）被写入 WTO 协议附件 1。TRIPS 是第一个将知识产权保护全面纳入世界贸易体系的国际协定，是对世界各国和地区的知识产权法律制度影响最大的全球性多边条约，内容最广泛、保护最充分，几乎所有 WTO 成员都受其规则的约束。

TRIPS 明确了知识产权国际法律保护的目的和动机，扩大了知识产权保护的范围，加强了相关的保护措施，规定了与有关的知识产权机构的职责以及相互之间合作的安排。其中明确，专利的保护期限为自登记之日起不得少于 20 年。

依据 TRIPS，相关成员应当依据自己加入的国际条约或者公约，协调成员内知识产权法律的规定，使之与相关的国际公约或者条约保持一致。为了落实 TRIPS，美国于 1994 年 12 月 8 日颁布了《乌拉圭回合协议法》（*Uruguay Round Agreements Act*，URAA），对美国专利法的有关规定进行修改，将原专利法第 154 条中规定的专利保护期限为自授权之日起 17 年修改为自申请日起 20 年。此次修改后，根据申请日的不同，美国发明专利的保护期限分为 3 种情况：①对于在 1995 年 6 月 8 日及以后提出的发明专利申请，其保护期限为自专利申请之日起 20 年；②对于在 1995 年 6 月 8 日之前获得授权的发明专利，其保护期限为自授权日起 17 年；③对于在 1995 年 6 月 8 日前提出，在此之后授权的发明专利申请，其保护期限为自申请日起 20 年届满，或自专利授权日起 17 年届满，取较长者。

同时，考虑到第①种情况中的保护期限 20 年包括专利申请、公开、审查至授权的过程，如果这一过程花费的时间超过 3 年，则专利的期限将少于法条修改前的 17 年，所以在该条规定下增加（b）款，引入专利权期限调整，以消除因为专利审查对专利权期限的不利影响。

增加的（b）款包括 4 种情形：①抵触延迟或保密命令（interference delay or secrecy

order）；②上诉复审的延长（extension for appellate review）；③限制（limitations）；④延长的长度（length of extension）。其中具体规定，如果抵触程序、保密命令、上诉审查这 3 种特殊情况造成专利公告延迟，延迟的时间应得到相应延长，但这 3 种情况延长的时间分别及总和不超过 5 年。并且，上诉审查的延长时间还受到如下限制：有期末放弃（terminal disclaimer）的不享受上诉审查时间的延长；自申请日起 3 年内的上诉审查时间需要减除；此外，申请人没有勤勉尽责的时间要予以扣除。

　　1999 年 11 月 29 日，AIPA 法案生效，其中许多重要的条款都被直接列入美国专利法，该法案成为美国专利制度和美国专利商标局历史上的重要里程碑。AIPA 对美国专利法第 154 条进行修订，正式引入专利权期限调整（PTA）制度。该条规定，如果在专利审查过程中，因为 USPTO 的原因产生了不当延误，则会在专利获得授权后将相应的延误天数补偿给专利权人。同时，从专利权期限调整的适用情形、需要从补偿周期中扣除的情形、计算的方式等方面进行了详细规定。在这种情况下，美国发明专利的实际保护期限可能长于 20 年。

　　2. 美国专利法的规定

　　依据 AIPA 修改后的美国专利法第 154（b）条 [35 U.S.C. 154（b）]，其标题为专利期限的调整（adjustment of patent term），分为 4 个部分：①专利期限保证（patent term guarantees）；②限制（limitations）；③专利权期限调整确定流程（procedures for patent term adjustment determination）；④专利权期限调整确定的起诉（appeal of patent term adjustment determination），具体规定如下。

　　第①部分规定了可以获得补偿的延迟情形，包括三类。

　　（A）类延迟，指 USPTO 未在规定期限内采取行为而导致的延迟，此类延迟涉及的情况具体包括：①未在专利申请的申请日或国际申请进入国家阶段之日起 14 个月内发出审查驳回、再审或授权通知；②自收到申请人针对驳回或再审通知的答复，或向专利审判与上诉委员会（Patent Trial and Appeal Board，PTAB）的申诉之日起，未在 4 个月内作出回应；③自 PTAB（涉及申诉程序和抵触程序）或联邦法庭（涉及上诉、民事诉讼）作出至少一项权利要求维持有效的决定之日起，未在 4 个月内采取行动；④拟授权案件自缴纳相关费用且所有必要要求均满足之日起，未在 4 个月内授予专利权。对于此类延迟，专利期限调整的计算是自规定的 USPTO 应当采取行为的期限届满之日起算（满 4 个月），至 USPTO 首次采取相关行为之日止，其间的每 1 天对应补偿专利权期限 1 天。

　　（B）类延迟，指 USPTO 未在专利自申请日起或自进入国家阶段之日起 3 年内公告专利导致的延迟。此类延迟不包括：①因继续审查导致的延迟；②因抵触程序或溯源程序、实施保密命令或向 PTAB 或联邦法院上诉而导致的延迟；③因申请人请求 USPTO 延迟处理申请而导致的延迟。对于此类延迟，专利期限调整的计算是，自申请日或国际申请进入国家阶段之日起的 3 年后起算，至专利公告之日止，其间的每 1 天对应补偿专利权期限 1 天。

（C）类延迟，主要涉及由 USPTO 执行的审查之外的其他程序导致的专利授权延迟，包括由于抵触/溯源程序、保密命令或成功上诉复审而导致的延迟。此类延迟的每次程序、命令、上诉复审的每 1 天对应补偿专利期限 1 天。

第②部分为限制。该部分规定了需要扣除补偿期限的情形，具体如下。

（A）当前述第①部分中几种情况的延迟期间重叠时，调整的期限不能超过专利公告实际延迟的天数。

（B）有期末放弃的专利不能调整至超过放弃书中指定的日期。

（C）有下列 3 种情形的须扣除专利期限调整：①由于申请人没有付出足够努力配合完成授权过程所导致的延迟；②未在 3 个月内答复审查意见通知书；③USPTO 规定的其他情形。在这些情形下，延迟的天数须从专利权期限调整中相应扣除。

第③部分为专利权期限调整确定流程。该部分规定了专利权期限调整的流程，具体如下。

（A）USPTO 须建立申请和确定专利权期限调整流程的规章制度。

（B）关于专利权期限调整的决定与专利授权的书面通知书一并送达，并给予申请人一次重新考虑确定专利权期限调整的机会。

（C）如果申请人在授权公告前证明其尽全力仍然不能在 3 个月的答复期内进行答复，3 个月之外的天数不予扣除，但不予扣除的时间最多不超过原始 3 个月后的 3 个月。

（D）即使申请人起诉，USPTO 也应该在确定专利权期限调整的决定后授予专利权。

第④部分为专利权期限调整确定的起诉。该部分规定了后续的救济程序，具体如下。

（A）如果申请人对 USPTO 确定的专利权调整期限不满，可以在授权后 180 天之内向地方法院提起民事诉讼，最终判决如果对专利权调整期限有变更，USPTO 将参照判决对期限进行调整。

（B）第三方在专利授权前，不能向专利权期限的调整决定发起挑战。

可以看出，美国专利法第 154（b）条前两个部分主要为实体性规定，后两个部分主要为程序性规定，体现出美国专利权期限调整规定实体与程序并重的特色❶。在第①部分专利权期限保证部分，以法律条文明确规定了可获得专利权期限调整的 3 种情形

---

❶ 吴海蓉. 美国专利权期限调整制度及中国专利有效期补偿制度研究 [EB/OL]. （2020 - 08 - 22）[2022 - 10 - 18]. https：//www. ciplawyer. cn/html/20200824/145388. html.

以及相应计算方式，对专利权人利益予以充分保护；同时在第②部分限制了专利权期限的不当延迟以保护公众利益，体现出美国 PTA 制度兼顾公众和专利权人利益平衡的考虑。

3. 美国专利法实施细则及专利审查程序手册的规定

美国专利权期限调整相关的成文法除体现在美国专利法第 154（b）条外，在专利法实施细则第 1.701 – 1.705 条（37 C.F.R. 1.701 – 37 C.F.R. 1.705），以及专利审查程序手册第 2710 – 2736 节（MPEP 2710 – 2736）中也有相关规定。

根据规定，USPTO 对专利保护期限调整天数计算公式为：A 类延迟 + B 类延迟 – A 类延迟与 B 类延迟重叠的日历天数或 A 类延迟与 C 类延迟重叠的日历天数 + C 类延迟 – 因申请人原因延迟的日历天数。

从 USPTO 网站（http：//portal. uspto. gov/pair/PublicPair）可以获得专利期限调整信息，如图 1 – 1 所示。专利期限调整的具体值由网站的计算机程序使用专利申请定位和监控系统（PALM）记录的信息自动计算得到。[1]

14/391,682	DEFECT DETECTION SYSTEM FOR EXTREME ULTRAVIOLET LITHOGRAPHY MASK		BRF306	
Select New Case	Application Data	Transaction History	Image File Wrapper	**Patent Term Adjustments**	Continuity Data	Foreign Priority	Fees	Published Documents	Address & Attorney/Agent	Supplemental Content	Assignments	Display References

Patent Term Adjustment

Filing or 371(c) Date:	10-09-2014	Overlapping Days Between {A and B} or {A and C}:	0
Issue Date of Patent:	01-17-2017	Non-Overlapping USPTO Delays:	287
A Delays:	287	PTO Manual Adjustments:	0
B Delays:	0	Applicant Delays:	0
C Delays:	0	Total PTA Adjustments:	287

图 1 – 1　美国专利期限调整计算查询页面

USPTO 会在专利公告时执行专利期限调整计算，并将包含在专利公告前大约 3 周时邮寄给申请人的发布通知函中。在颁证通知书中也会体现出专利期限调整的天数。如果申请人要求重新计算请求期限，则需要在专利公告之日起两个月内提出，这一期限最多可延长至 5 个月。

USPTO 在计算专利期限调整时，需要扣除由于申请人未付出足够努力以结束申请处理而导致的期限延长时间。其中，在美国专利法实施细则第 1.704 条及专利审查程序手册第 2732 节中明确了具体需要扣除的情形。

根据美国专利法实施细则第 704（b）条规定，申请人每次答复 USPTO 发出的关于驳回、反对、争辩或其他请求的通知期限为 3 个月，这个期限自 USPTO 发给或邮寄给申请人的通知之日起计算，每次答复超过 3 个月期限的累计总和时间，应视为申请人没有做出合理的努力以结束申请处理导致的期限延长时间，需要在专利期限调整时间中扣除。需要注意的是，该款规定的需要扣减的具体情形虽有不同，审查员在发出通

---

[1]　张晓东. 美国专利期限调整知多少［J］. 专利代理，2021（1）：27 – 30.

知书等文书中会根据不同程序设置不同长短的答复期，但在专利期限调整的计算过程中，均应以 3 个月为扣减标准。

美国专利法实施细则第 704（c）条中列举了除未按期答复 USPTO 通知外的其他 14 种需要扣除专利期限调整期限的情形，具体可归纳为 4 类：①因申请人主动申请启动相关程序而导致的延迟。具体情况包括暂停审查（情形 1）；公告延期（情形 2）；专利申请恢复或公告费补交（情形 3）；将临时申请转为非临时申请（情形 5）；发出授权通知后请求继续审查（情形 12）；通过继续申请进一步审查（情形 14）。在上述情形下，专利期限调整需要扣除的时间从申请人启动相关程序的具体时间起，至相关程序结束之日止，其中情形 3 还规定了扣除的时间最多不超过 4 个月。②因申请人原因导致 USPTO 需再次发出审查意见或授权通知而导致的延迟。具体情形包括发出审查意见或授权通知前 1 个月内提交新的答复或修改（情形 6）；提交非审查员要求的补充答复或其他文件（情形 8）；在 PTAB 发出审查意见或授权通知前 1 个月内提交未包含新理由或声明的答复或修改（情形 9）；收到授权通知后又提交修改或其他文件且未请求继续审查（情形 10）。在上述情形下，专利调整期限需要扣除的时间一般是从 USPTO 发出审查意见或授权通知之日起，至 USPTO 发出补充审查意见或授权通知之日止，其中情形 6 和情形 10 还规定了扣除的时间最多不超过 4 个月。③由于申请文件或答复存在问题导致的延迟。具体涉及自申请日或进入国家阶段之日起 8 个月内未能提供满足审查要求的申请的情况（情形 13）和提交的答复意见存在缺陷的情况（情形 7）。在上述情形下，专利调整期限需要扣除的时间为从申请日或进入国家阶段之日起 8 个月或 USPTO 收到最初答复之日起，至 USPTO 收到符合要求的申请文件或答复之日止。④由于申请人未及时启动相关程序而导致的延迟。具体涉及自收到放弃通知起两个月期限后提交撤回专利申请放弃请求或专利申请恢复请求的情况（情形 4）和在收到对 PTAB 的上诉通知起 3 个月期限后提交上诉申请的情况（情形 11）。在上述情形下，专利调整期限需要扣除的时间为从收到相关通知之日起，至 USPTO 收到相关请求或上诉申请之日止。

关于救济程序，如果专利权人认为专利期限调整有误，可自专利公告之日起两个月内提交专利期限调整申请，并同时提交相关费用及包含以下事实的声明：①正确的专利期限调整和调整专利期限的理由；②考虑期限调整时涉及的相关期限数据和调整结果；③专利是否处于专利权终止状态和专利权终止声明中明确的截止时间；④在专利申请和诉讼过程中，是否存在申请人未付出足够努力而导致相关程序未在规定期限内完成的情况。

对于涉及未在 3 个月内及时答复相关审查意见而被扣除专利调整期限的情况，重新恢复请求或者其他请求应于专利公布前提交，除相关费用外，还须提交符合 USPTO 要求的可以证明申请人已尽到应有的责任但仍无法在 3 个月规定期限内答复的相关材料。

　　USPTO 在收到请求后，会根据请求的内容以人工方式重新考虑专利期限调整，并根据不同情况进行如下处理：①如果重新考虑后的专利期限调整与申请人请求的相同，则向申请人发出接受请求的决定，同时还会发出记载修正后专利期限调整的改正证书。②如果重新考虑后的专利期限调整与 USPTO 之前计算的相同，且从请求中未获得任何需要重新考虑的附加信息的，向申请人发出拒绝请求的决定。③如果重新确定后专利期限调整的结果有改变的，USPTO 公告对于专利期限调整的重新确定。这一重新确定并不是对于请求的决定，而是对专利期限调整新的认定，申请人可在收到重新认定后 2 个月内再提出重新考虑专利期限调整的请求。④如果重新确定后专利期限调整的结果未变，但 USPTO 为了重新确定结果而需要附加信息的，则将公告获得附加信息的请求，申请人可在收到请求后 2 个月内提交新的重新考虑专利期限调整的请求。

（二）韩国专利期限调整制度

　　2012 年 3 月 15 日，韩美自由贸易协定（*Korea – U. S. Free Trade Agreement*，FTA）生效。依据该协定，韩国引入专利权期限补偿制度。

　　韩国专利法第 88 条规定，专利权期限为自申请日起 20 年。第 89 条规定，不能执行的专利权期限可以延长小于 5 年的时间，同时第 92 条具体规定专利权期限补偿的要求。同时，韩国专利法实施法令第 72 条第 1 款（i）～（iii）、专利法实施细则第 54 条第 5 款（i）～（vii）和专利审查指南第七部分第 2 章对由于韩国特许厅（KIPO）原因导致专利授权延迟给予补偿的内容进行了详细规定。具体为"如果专利权的授权时间被延迟到专利申请之日起 4 年后或者提出实质审查请求之日起 3 年后，以后到日期为准，那么相应被延迟的期限应当给予补偿"。但是其中对于由于申请人原因，而不是 KIPO 的原因导致的延期，不给予期限补偿。即归因于申请人原因的期限延长要从整体延长期限中减去，但是该被减去的期限不应当超过延误的期限。

　　根据韩国专利法的规定，专利权的保护期限 = KIPO 原因导致的延误 – 申请人原因导致的延误（如果申请人耽误的时间与注册过程中的期限相重叠）。

　　韩国专利期限调整的规定与美国相似，均将申请人不合理消耗行政资源的情形排除到期限调整的范围外。韩国专利法第 92 条第 2 款 3 项对申请人引起的延迟作出详细规定，对由申请人引起的延迟作出类型区分，包括申请人在专利审查和审理程序中的延迟、申请人在行政诉讼程序中出现的延迟，以及申请人在异议程序中存在的延迟等。

　　对于申请人在 KIPO 和韩国知识产权上诉委员会的审查和审理过程中的延迟，可以具体分为以下 20 种情况：

　　（1）KIPO 局长或者审判主审法官要求在专利相关程序中指定代理机构，或者根据韩国专利法第 10 条规定更换代理机构，从发布这个指令到其代理机构被指定或更换之间的时间间隔。

（2）在专利的审查或审理期间，申请人根据韩国专利法第 15 条第 1 款或第 2 款的规定（居住在偏远地区的人的利益、依请求或依职权的延长）被延长的相关时间。

（3）如果根据韩国专利法第 15 条第 3 款的规定（依请求或依职权的改变）设定了一个专利程序中的相关期限，然后该期限根据申请人的请求被推迟到之后的一个期限，这两个期限之间的时间间隔。

（4）根据韩国专利法第 17 条规定（关于请求审判的期限和再审的期限），专利相关程序由于非申请人的原因终止之后再重启直至审理结束的，从该原因存在之日起到程序结束之日的时间间隔。

（5）根据韩国专利法第 20 条（例如当事人死亡等）、第 23 条第 2 款（当事人存在无限期障碍）、第 78 条第 2 款（审查中存在诉讼）或第 164 条第 1 款（处于审判中，或存在其他审判或诉讼），专利相关程序被中止或中断的时间间隔。

（6）KIPO 局长根据韩国专利法第 36 条第 6 款的规定，要求申请人在指定期限内报告协商的相关结果（关于同日不同人申请）的时间间隔。

（7）根据韩国专利法第 42 条第 5 款 2 项，修改说明书/加入权利要求，从收到审查请求通知到修改完说明书的时间间隔。

（8）根据韩国专利法第 46 条（涉及代理、未成年人）、第 141 条第 1 款（审判请求的驳回）或第 203 条第 2 款（国际申请中提交文件的补正）的规定，KIPO 局长、上诉委员会主席或者法官要求在指定的期限内修改，该修改的时间间隔。

（9）根据韩国专利法第 56 条的优先权声明被撤回或视为撤回，对于之前成为优先权基础的在先申请，从作出优先权声明至被撤回的时间间隔。

（10）对于根据韩国专利法第 61 条的加快审查的决定由于申请人的原因推迟，该被推迟的实际时间间隔。

（11）审查员给出拒绝授权的理由，要求申请人在指定期限内提交答复，该指定期限的时间间隔不适用于审查员给出拒绝的理由，但是在没有修改的情况下授权的情形。

（12）申请人收到授权通知书和缴纳专利费用之间的时间间隔。

（13）驳回到复审请求之间的时间间隔。

（14）重新提出审查或复审请求的，从该理由存在到提出审查或复审请求的时间间隔。

（15）根据韩国专利法第 149 条或第 150 条回避或更换的动议没有被接受，那么因该动议导致审判程序中止的时间间隔。

（16）申请人请求证据审查或保全，最后作出不审查或保全的结论，从提出请求到作出结论之日的时间间隔。

（17）根据申请人的请求，在根据韩国专利法第 162 条第 4 款通知审判审查结束后，从重新审查开始，根据韩国专利法第 162 条第 3 款结束之间的时间间隔。

（18）当事人根据韩国专利法第 178 条请求再审，从知道再审理由到提出再审请求之间的时间间隔。

（19）法官根据韩国专利法第 186 条第 5 款给予的额外时间。

（20）根据韩国专利法第 219 条和第 220 条的规定，文件送达由于申请人的原因被延误，该延误的时间。

除了在 KIPO 和韩国知识产权上诉委员会的审查和审理过程中申请人耽误的期限外，申请人的专利授权还可能涉及诉讼、异议等其他程序，相应过程中申请人耽误的时间也需要被扣除。在诉讼过程中申请人延误的情形包括诉讼程序被中止的期间、涉及法官的回避或更换的动议、民事法律程序中一些期限等。在行政申诉或诉讼过程中，申请人延误的情形包括法官的回避或更换的动议、涉及行政诉讼法的相关期限等。

可以说，韩国对于由申请人导致延迟的情形进行了详细规定，既包括申请人在专利程序、异议程序和诉讼程序中，有意延期履行相关义务的情形，又将申请人客观上无法履行法律义务的正当事由排除在外，通过封闭式的条款列举规定不能延长专利期限的情形❶。

韩国专利法第 92 条第 3 款规定，任何人请求根据专利法第 92 条第 2 款的规定延长专利期限的，应当提交相关申请，写明以下内容：

（1）申请人的姓名、地址。

（2）代理机构的名称、地址，代理人的姓名。

（3）要求延期申请的申请号。

（4）要求延期的天数。需要具体写明以下时间：申请之日起满 4 年的日期 A；请求实质审查的日期（从提出实质审查请求之日起 3 年的日期 B）；A 和 B 中靠后的日期 C；专利权人缴费后专利权生效的日期 D；从 A 和 B 中靠后的日期 C 到专利权生效的日期 D 之间的期间 E；延期的期间 E 减去由于申请人原因导致的延误 F。

（5）原因和相关证明材料。具体包括专利权在申请日起满 4 年或提交审查请求满 3 年后获得，以较晚的时间为准；请求延长的时间和因申请人原因扣除时间的说明及相关证明文件；其他必要的证明材料。

在申请资格方面，韩国专利法规定只有权利人本人可以申请延期。对于共有权利人，需要共同提出申请。如果提出专利期限延长请求的申请人不是专利权人或者未征得其他共有权利人同意，则驳回请求。

在申请时间限制方面，韩国要求应在自专利登记之日起 3 个月内提交申请。如果申请在专利登记之日前或者在专利登记之日起 3 个月后提交，应给予申请人一次解释

---

❶ 巩凡. 我国专利期限补偿制度的解析［J］. 电子知识产权，2022（7）：36 - 46.

的机会，并将申请退回申请人。

申请人提出专利权期限延长申请后，KIPO 进行形式审查和实质审查。其中，形式审查包括文件审查、提交延期请求的时间是否超过 3 个月的提交申请期限、申请人是否缴费。对于提交申请期限不满足要求的情况，审查员应当告知申请人退回申请的意图、理由和答复退回通知的时间，同时退回相关文件。对于请求人身份不满足要求、申请人未缴费或申请格式不符合要求的情况，审查员可要求申请人修改文件，如果在指定期限内未克服问题，审查员可以 KIPO 局长的名义终止相关程序。实质审查内容包括确定申请日，提出实质审查请求日，计算延迟期限，计算由于申请人原因导致的延迟时间以及计算延迟请求中的期限。对于实质审查中发现的问题（例如申请日或实审请求日错误、期限计算错误等），给予申请人修改或意见陈述的机会，答复期限是 2 个月，该期限可根据申请人的请求延长 4 次，每次 1 个月。对于合法的修改，应当根据修改后的内容继续进行审查；对于不合法的修改，视为未提交，以修改前的内容作为审查对象。对于多次修改的情况，应根据最后一次提交的合法修改确定修改内容。同时，在对延期申请的审查过程中，可以应审查员的要求修改要求延期的天数和理由。

韩国专利法第 92 条第 4 款规定，专利期限延长申请存在以下情形的，审查员应驳回申请：请求中的期限延长时间超出了韩国专利法第 92 条第 2 款规定的时间；请求人不是专利权人；提交的请求违反了专利法第 92 条第 3 款 3 项规定（对于共有权利人，需要共同提出申请）。第 92 条第 5 款进一步规定，在以下情况下，作出延期决定：①当审查员没有发现第 92 条第 4 款规定的拒绝理由，给予延期；②当作出延期决定，KIPO 局长应当对此作出登记；③应当作出公告，公告内容具体包括专利权人的名称和地址、专利号、专利延期的登记日期、延期天数。

如果专利权人的专利期限延长请求被驳回了，专利权人可以在收到驳回决定之后 30 天内请求复议，对于已经决定给予延期的专利后续可以就延期本身提出无效。

通过对美国和韩国的 PTA 申请程序分析可以看出，美国可以从网页上直接利用程序自动获得 PTA 的期限，因而更加便利。而韩国需要当事人提供证据和说明理由，且要求提供的很多证明材料本身是专利局已经掌握的数据。

（三）其他国家、地区和组织的专利期限调整制度

目前，世界上建立 PTA 制度的国家、地区并不多。除美国、韩国之外，还有哥伦比亚、萨尔瓦多建立了 PTA 制度。此外，PTA 作为一项源自美国的制度，在美国与一些国家、地区的自由贸易协定中有所体现。

例如，2005 年 1 月 1 日生效的美国 - 澳大利亚自由贸易协定中有关于 PTA 的条款，具体为如果在缔约方专利授权过程中有不合理的延误，该缔约方应当应申请人的请求调整专利期限来补偿这些延误。不合理的延误应当至少包括自申请日起至专利授权的

时间间隔超过 4 年，或者自提出实质审查请求至专利授权的时间间隔超过 2 年，以后到期为准。其中由于申请人的原因或者任何第三异议方的原因导致的延期不计算在内。

2009 年 2 月 1 日生效的美国－秘鲁自由贸易协定中也有关于 PTA 的条款，具体为除了药品专利，各缔约方应当向专利权人提供途径，应专利权人的请求，通过延长专利期限的方式补偿在专利授权过程中的不合理延误。其中不合理的延误至少包括自申请日起至专利授权超过 5 年或者自提出实质审查请求至专利授权超过 3 年，以后到期为准，其中由于申请人原因导致的延期不计算在内。

同时，在美国积极推动的跨太平洋伙伴关系协定（Trans - Pacific Partnership Agreement，TPP）中，也明确要求应权利人的请求，各缔约方必须为专利所有人提供一个途径，对由于缔约方专利局不合理地延迟授予专利而给予调整补偿。延迟的标准是专利申请日起超过 5 年或者在请求专利审查之日的 3 年后才授予专利权，以两者时间较后者为准。但是，2017 年初，美国宣布退出 TPP。11 个参与 TPP 谈判的亚太国家共同发布了一份联合声明，宣布就新的协议达成了基础性的重要共识，并决定改名为全面与进步跨太平洋伙伴关系协定（Comprehensive and Progressive Agreement for Trans - Pacific Partnership，CPTPP），其中明确规定暂缓实施涉及专利权期限调整的条款。

二、专利期限补偿

药品专利期限补偿（Patent Term Extension，PTE）制度最早来源于美国 Hatch - Waxman 法案，属于鼓励原研药企业的制度。美国作为世界第一制药强国，这一鼓励创新的制度对于美国企业的海外扩张是极为有利的，因此，美国后续极力推动这一项制度纳入众多国家和地区的药品专利保护制度体系中，其中，有代表性的是欧洲和日本。但是，美国、日本、欧洲在专利期限补偿的形式上略有不同。美国、日本是对于符合规定的药品涉及的有效专利给予一定的专利期限延长，自该项专利保护期满之日开始计算并生效。而欧洲则是以颁发补充保护证书（Supplementary Protection Certificate，SPC）的形式。严格意义上来说，SPC 给予的是一段时间的市场独占权而并不是延长专利期限。其他国家和地区包括韩国、澳大利亚、以色列以及中国的澳门特别行政区、台湾地区也已经设立了专利期限补偿制度。❶

（一）美国药品专利期限补偿制度

美国基于 1984 年通过的 Hatch - Waxman 法案正式建立药品专利期限补偿制度，后

---

❶ 马秋娟，杨倩，王璟，等. 各国药品专利期限补偿制度的比较研究 [J]. 中国新药杂志，2018，27（24）：2855 - 2860.

续被列入美国专利法第 156 条。其中规定，上市前经过 FDA 法定审查的医药品，在完成法定审查后，基于法定审查所花费的时间，可以为该医药品相关专利申请专利期延长。

依据该规定，可获得专利期限延长的对象包括：①人用药物产品（包括新药、抗生素药、人用生物制品）；②受联邦食品、药物和化妆品法案管制的医药设备，食品添加剂和色素添加剂；③兽药（1988 年加入）；④兽用生物制品（1988 年加入）。农药化合物（包括杀虫剂、除草剂和毒品）不在此范围内。

可申请延期的专利必须具备以下 6 个条件：①提出延长期申请前，专利尚未过期；②产品、使用方法和制备方法专利均可延长，前提是该专利的专利期限未获得过延长；③必须在 FDA 批准该产品上市后 60 天内提交专利期延长申请；④专利涉及产品在上市前经过 FDA 的规范审查期且对于产品的同一个规范审查期没有其他专利被延长过；⑤专利中涉及的获批上市的产品必须是该产品首次被获批上市；⑥对于产品的同一个规范审查期只能有一件专利被延长。举例来说，如果专利要求保护的是一种利用重组 DNA 技术生产产品的方法，获批上市的必须是通过该专利方法制备的首个产品。另外，对于"药品"的定义包括活性成分（包括盐或酯），其单独或与其他活性成分的组合。

根据 USPTO 的规定，一件专利申请请求延长专利保护期限，其对应的许可上市产品中的活性成分需为首次进入市场，如果其中的活性成分已于先前单独或与其他活性成分组合上市，将由于所取得的许可并非首次许可而不能延长专利权保护期限。另外，USPTO 对于延长期内专利权的范围也作出了限制，具体而言，产品专利在延长期内的保护范围仅限于上市产品的许可用途；制备方法专利在延长期内的保护范围限于用于制备经上市许可的产品的方法；使用方法专利在延长期内的保护范围限于该上市产品经许可的用途。可以看出，延长期内权利要求的范围仅限于 FDA 许可上市的产品的用途及其有效成分，而非授权权利要求保护范围的整体。这也与需要经过法定审查并取得许可上市的规定相吻合。

在上述条件中定义的"规范审查期"其实是指申请人为了满足药品监管部门对于药品的安全性、有效性的注册管理要求而耗费的时间，包括试验阶段和审批阶段。规范审查期需由 FDA 确认后通知 USPTO 和申请人并在联邦注册公报（*Federal Register*）上公布，包括申请人的名称、产品的商品名和通用名，批准的使用方法和专利号；确定的规范审查期，包括试验阶段和审批阶段的确切时间。

关于延长期限的计算，FDA 也有明确的公式，PTE 等于临床研究时间的 1/2 加上注册审批时间，但是如果由于申请人未能尽责而造成了时间的延误，则需要在相应阶段减去延误的时间。出于平衡专利权人和公众利益的考虑，专利期限的延长也有一定的限制，USPTO 规定每个产品的专利期限最多可以延长 5 年。但是自产品获得行政许可之日起计算，产品的剩余专利期限 + 补偿期限总共不能超过 14 年。

USPTO 网站上可以提供所有获得专利期限延长的药品清单。❶ 根据该最新公示的清单，截至 2022 年 8 月，获得 PTE 的药品品种共 949 个，其平均延长期限为 1048 天，约 2 年 11 个月。其中获得 5 年延长期限的仅 133 个，约占 14%。通常而言，药品上市后，在专利悬崖（专利到期）到来前往往是销售额达到顶峰之时，如果能够获得近 3 年的专利期限补偿，对于制药企业来说利润是相当可观的。

（二）日本药品专利期限补偿制度

日本于 1987 年在专利法修改中加入药品专利期限补偿制度，药品范围涵盖人药或兽药、人用或兽用诊断试剂或材料，专利类型涵盖药品制备工艺专利和药品用途专利。根据日本专利法第 67 条的规定，经过药品审批部门批准的药品相关专利都可以获得专利期延长，只要满足以下条件即可：①药品专利尚未过期；②药品的上市审批时间超过 2 年；③在获得上市批准的 3 个月内提出专利期延长申请；④在相关专利基本专利期满 6 个月前提出专利期延长申请。

关于延长期限，日本的计算方式更为宽松，以相关专利申请日或临床研究开始日中较晚的日期为起始日，计算该起始日与药品获得上市批准之日的时间间隔，自基本专利期届满之日起最长可延期 5 年。

与美国不同的是，日本允许每项专利获得多个专利期延长，只要每次专利期延长应用于不同的被批准的药品。另外，每个被批准的药品也可以获得多项专利的专利期延长，只要日本特许厅（JPO）认为多项专利期的延长是必要的。但是，如果同一项专利下先后被批准的药品只是剂型不同，有效成分和用途都相同，则只有第一个被批准的药品可以获得专利期延长。

根据上述规定，对于一件专利的权利要求，如果同时涉及 A 药品和 B 药品，当 A 药品获批上市后，其相关的专利权利可以延长保护，随后 B 药品获批上市，该专利权利也可以再次获得延长。但是，如果 C 药品仅仅是对于 A 药品的剂型改进，则不可以重复延长。

同时，对于一个获批药品，它的产品专利、用途专利、制备方法专利都可以获得专利期延长，这与美国是不同的，美国对于一个药品只允许一项专利延长。举例来说，如果获得专利的某种化学物质首先被批准为具有特殊治疗用途的药物，例如治疗乳腺癌，其后同样的该专利化学物质又被批准为治疗卵巢癌的药物，在这种情况下，该物质首先作为治疗乳腺癌用途的药品的专利期可以单独得到延长，后续作为卵巢癌治疗药物的专利期也可以另外单独延长，但是治疗乳腺癌这一用途的药品专利期不能再次

---

❶ 美国专利商标局. Patent‐term extension［EB/OL］.［2022‐11‐10］. https：//www.uspto.gov/patents/laws/patent‐term extension/patent‐terms‐extended‐under‐35‐usc‐156.

延长。

总体而言，日本是在借鉴美国制度的基础上建立的药品专利期限补偿制度，但是，与美国相比，日本补偿制度的规定更为宽松。

（三） 欧洲补充保护证书制度

与美国和日本不同，欧洲使用补充保护证书（SPC）的形式对于药品行政审批中延误的专利期限给予补充，实际上，SPC 给予的是一段时间的市场独占权，并不是延长专利期限。

SPC 仅对有医药用途的产品提供保护，依据欧盟药品补充保护证书（EEC1769/92 法令）第 1 条，产品被定义为药用产品的活性物质或者活性物质的组合物，其中药用产品是指被用于预防/治疗人体/动物体疾病、诊断、恢复、矫正、改善生理机能方面的物质和物质组合物。

关于补充保护期限的计算，SPC 规定仅对于自专利申请日起算 5 年后才被批准上市的药物提供补充保护，计算依据是有效专利期限的减损期，即自专利申请日至获得首次上市批准之间的时间。

具体计算方法为相关专利申请之日与该药品获得首次上市批准之日的时间间隔减去 5 年。SPC 也规定了补充保护的上限为 5 年，且药品通过批准后剩余的基本专利期加上 SPC 的有效期不得超过 15 年（美国规定为 14 年）。需要说明的是，在计算 SPC 有效期限时的"首次上市"指的是在欧盟市场的首次上市，包括欧盟所有的成员国。

欧盟药品补充保护证书是对与欧盟各个成员国在专利期延长的指导性意见。SPC 的授予与管理隶属于各成员国专利局，申请人须向各成员国专利局递交 SPC 申请，获得的 SPC 仅在该成员国有效。授予的条件和规定与美国相似。应当在专利被授予之日 6 个月内提出，满足的条件包括：①药品专利尚未到期；②已获得成员国审批部门的上市许可；③上市许可为药品的首次上市许可；④相关专利在成员国未获得过 SPC；⑤在专利药品获批 6 个月内提出；⑥一件专利仅能申请一项 SPC；⑦只有专利申请日 5 年后才批准上市的药品能获得 SPC 保护。

但是，各个国家对于 SPC 的理解和适用还是存在差别的。例如判决 C431/04，麻省理工学院（MIT）为卡莫司汀缓释制剂申请 SPC，其在法国和英国都获得了批准，但在德国被拒绝，理由是卡莫司汀起缓释作用的辅料不能作为"活性成分组合"。

（四） 美国、日本、欧洲专利期限补偿制度的比较

美国、日本和欧洲的专利期限补偿制度已经施行了较长的时间，通过修改不断完善。依据各国和地区的行业发展情况在制度的具体规定和落实方式上既存在共性，也有所区别，总的来说，各国和地区在申请形式上相似，具体到可获得专利期限补偿的

品种类别、提交补偿申请的时机、保护年限的计算方式等存在一定差别。

各国和地区在补偿制度的共性主要是一些申请主体和形式上的规定，包括：①药品的专利期延长/补充保护期均不能自动获得，必须向专利管理部门提出申请；②专利期延长最多不超过 5 年；③已批准药品的衍生物，例如酯或盐也可以获得专利期延长，但是其代谢物不行。因此，在具体的延长产品种类、保护力度等方面，各国和地区依据国情出台的规定各有不同。

关于可获得延长的产品种类，各国和地区规定存在一定区别：美国专利法规定可申请专利延长的包括药物（人或动物用药物、抗生素、人或动物用的生物药物）、医疗器械、食品添加剂、染料，不包括农药和毒品；欧洲则是人用药物、动物用药物和农药均可获得延长；日本则定义为"经过药品审批部门批准的药品"，包括人用药、动物用药，农药以及医疗器械。

关于延长的适用范围，在美国和欧洲，对于该产品限于最初的承认可以被延长，即仅对于创新药的专利期限进行补偿。而在日本并没有规定，这也就意味着，日本仿制药因为提交上市审批所耗费的专利权利时间也可以申请延长。

关于延长次数，美国、欧洲规定一项专利权仅能被延长一次，在日本对于同一项专利权，则可以多次延长。另外，美国和欧洲均规定每种药品仅允许一次专利延长，而在日本，若一种药物成为多种专利的对象，所有的专利权均可以申请延长。

关于延长期限计算方式，各国和地区也不同。在美国，临床试验耗费的时间仅能延长一半；因此，PTE = 临床研究时间/2 + 注册审批时间，但是自产品获得行政许可之日起计算，产品的剩余专利期限 + 补偿期限总共不能超过 14 年；而欧洲则是相关专利申请之日与该药品获得首次上市批准之日的时间间隔，再减去 5 年，且药品通过批准后剩余的基本专利期加上 SPC 的有效期不得超过 15 年。日本规定以相关专利申请日或临床研究开始日中较晚的日期为起始日，计算该起始日与药品获得上市批准之日的时间间隔，未规定上限，这样看起来，也是日本的计算延长期的方式更为宽松。

通过分析可以看出，美国、日本、欧洲在专利延长期限或补充保护期限的计算方式上存在不同，因此，同一种药品在各国和地区获得专利期限延长的时间存在一定差别。在日本，创新药基于药品专利期限补偿制度的获益是最大的。

（五）专利期限补偿制度对仿制药申报策略的影响

专利保护期限补偿制度在一定程度上会激励企业对创新药的开发热情，同时也会为仿制药带来更大的挑战。对于创新药企业来说，恰当时间提交专利申请，充分利用药品专利期限补偿制度，以保证利益最大化；对于仿制药企业来说，合理制定项目开发计划进行专利挑战，还是等原研专利到期后再上市，都要进行认真思考和布局。

由于存在 PTE 以及其期限的不确定性，仿制药企业尤其是首仿药的申报者，在策略的选择上可能产生很大区别。以心血管系统药物替格瑞洛为例，其在 FDA 橙皮书上登记的专利有 5 项，其中，US6251910 为化合物专利。仿制药企业在提交替格瑞洛的简化新药申请（ANDA）时，需要进行专利声明。在美国，替格瑞洛首仿药的申报时间为 2015 年 7 月 20 日，依据专利链接制度，诉讼 30 个月遏制期的结束日为 2019 年 1 月 20 日。如果专利情况仅限于此，首仿药企业可能就专利 US6251910 直接提出第Ⅲ段声明，等待其专利自动到期。但是经过调查发现，原研药企业阿斯利康公示申请了 PTE，但是当时未公布具体延长时间。意欲申报首仿药的仿制药企业不可能等到 PTE 公布后再申报，因此只能针对专利 US6251910 提起了第Ⅳ段声明，即发起专利挑战，认为该专利无效或不可实施，导致仿制药企业需要尽早开始准备与阿斯利康进行专利权无效诉讼。由此可见，鼓励创新药开发的 PTE 制度会对仿制药企业的注册申报策略产生较大影响。

第三节　药品专利纠纷早期解决方式

对于化学药和生物药，美国分别建立了专利链接制度和"专利舞蹈"制度，以期在仿制药上市之前尽量解决专利纠纷。加拿大、韩国等后续建立专利纠纷早期解决制度的国家和地区则大多选择将化学药和生物药合并纳入专利链接制度。本节对主要国家和地区的专利链接制度和美国"专利舞蹈"制度情况进行介绍。

一、专利链接制度

美国通过 Hatch – Waxman 法案体系，设立了一系列药品知识产权保护机制。其中，通过专利保护期延长和试验数据保护制度维护了原研药企业的利益，促进原研药的创新发展；另外，通过引入 Bolar 例外条款，仿制药能够尽早开始研发并在原研药专利到期后立刻上市，促进了仿制药的创新发展。特别重要的是，该法案中创造性地设立了专利链接制度，在平衡原研药和仿制药的基础上，极大地减小了仿制药上市后再出现专利争议问题的风险，为仿制药上市后的稳定供应提供了保障，进而保障了公众的药品可及性。而且，美国通过单边和多边贸易协定，推进药品专利链接制度在加拿大、韩国等国家落地实施。这些国家的专利链接制度既借鉴了美国的经验，也根据本国国情进行了一定的调整。

（一）美国专利链接制度

在 Hatch – Waxman 法案体系中，与专利链接制度相关的规则和程序包括橙皮书、专利声明、专利挑战和首仿独占期等❶。

1. 橙皮书

根据 Hatch–Waxman 法案的规定，一项新药申请（New Drug Application，NDA）获得批准后，该新药的原研企业需要将药品的信息登记在经治疗等效性评价批准的药物手册中，该手册也被称为橙皮书。其中，需要登记的药品信息包括与该新药直接相关的专利，包括活性化合物、晶型、药剂配方、组合物、药品用途等。在仿制药申请上市时，只需要证明该仿制药与橙皮书中登记的原药取得了生物等效（Bioequivalency，BE）即可，而不需要重复进行全部的药物安全性和有效性评价。这种仿制药申请方式被称为简化新药申请（ANDA）。同时，仿制药也不能侵犯橙皮书中登记的新药相关专利权。但是，为了避免其他无关的专利限制仿制药的申请，可以列入橙皮书中的新药相关专利仅包括与该新药直接相关的专利，如上文所述，即物质及其用途，而制造方法、外包装、代谢物、中间体等专利则不能列入其中。但是，FDA 并不对列入橙皮书中的专利与药品的相关性进行审查。

2. 专利声明

在专利链接制度下，仿制药企业申报 ANDA 的同时需要提交下述 4 种声明之一。

第 I 段声明：被仿原研药专利未收录在橙皮书中。

第 II 段声明：仿制药涉及的被仿原研药专利记录在橙皮书中，但该专利已经到期。

第 III 段声明：被仿原研药专利未到期，仿制药审评通过后，将等待专利到期后再上市销售。

第 IV 段声明：被仿原研药专利无效，或 ANDA 中未侵犯原研药的专利。

对于提交前述第 I 段和第 II 段声明的仿制药申请，FDA 将在审查其生物等效性等材料后直接批准；对于提交第 III 段声明的仿制药申请，FDA 将等到专利到期后方予以批准。如果 ANDA 申请人提出第 IV 段声明，则启动专利挑战程序。

但是，由于橙皮书中的专利由原研药企业自行登记，原研药企业通过大量提交专利、引发多重诉讼，从而拖延仿制药研发和上市时间。之后，美国分别于 2003 年、2016 年通过法案对专利链接制度进行修正，以解决多重遏制期和反向支付的问题，包括：①限制橙皮书登记专利类型，仿制药申请人可以提出反诉要求去除不准确和不相关的专利；②限制遏制期的适用范围，对于提交 ANDA 后登记在橙皮书中的专利，不再触发遏制期；③对和解协议进行强制审查，对于仿制药申请人和原研药企业达成和解的，应当向法院和司法部提交和解协议的副本，审查是否存在限制竞争的行为；④规定橙皮书登记存在时间限制且可以挑战，规定遏制期的起始时间和终止时间等。

❶ 程永顺，吴莉娟. 探索建立中国药品专利链接制度［M］. 北京：知识产权出版社，2019.

3. 专利挑战

Hatch-Waxman 法案中引入了 Bolar 例外和拟制侵权的概念，首先肯定了研制仿制药行为的合法性，其次规定仿制药企业申报 ANDA 视为侵权行为。这样一来，当仿制药企业提出申报请求时，原研药专利权人就可以向法院提起专利侵权诉讼。

如果仿制药申请人提出 ANDA 时所提交的是第Ⅳ段声明，即仿制药企业认为，未侵犯原研药专利或原研药专利无效，则启动专利挑战程序。FDA 将 ANDA 信息通知原研药专利权人，专利权人收到通知后，需要在 45 日内决定是否起诉 ANDA 申请人侵权并通知 FDA。若在 45 日内，专利权人选择提出诉讼，法院在受理其诉讼后告知 FDA。仿制药将进入 30 个月的遏制期。法院介入后，将受理诉讼请求并告知 FDA，至此，仿制药进入遏制期。在遏制期内，仿制药审评继续进行，但暂不批准上市，如果审评后仿制药合格，则予以暂时批准，但需等待法院进一步审理结果。

按照这一规则，将会出现两种可能性。第一种可能性是，在这 30 个月的遏制期内，被仿原研药专利权人胜诉，则意味着仿制药申请人专利挑战失败，仿制药申请人需重新修改专利申明，仿制药暂时不被允许上市，该段诉讼结束；若仿制药申请人胜诉，则 FDA 即刻终止遏制期并批准仿制药上市。第二种可能性是，30 个月的遏制期结束后专利诉讼仍无判决结果，如果超过 30 个月的遏制期内法院没有得出结论，则 FDA 可发放临时许可允许仿制药暂时上市，在获得判决结果后决定转化为正式许可或撤销临时许可，待专利诉讼判决结果出来后，决定仿制药是否可以继续上市销售。

4. 首仿独占期

为了鼓励仿制药企业挑战原研药专利，美国专利链接制度规定，第一家根据第Ⅳ段声明成功挑战原研药专利并获得上市许可的仿制药企业将享有 180 天的市场独占期。其间，FDA 不会再批准其他仿制药企业的上市申请。如果在同一日有多家仿制药企业递交 ANDA，在专利挑战成功后，它们将共同拥有 180 天的市场独占期。

（二）加拿大专利链接制度

加拿大是全球第二个引入专利链接制度的国家。加拿大的政治、司法、市场体系与美国接近，其专利链接制度规定与美国相似，但也有不同之处。

1. 药品专利注册簿

加拿大于 1993 年引入专利链接制度。根据加拿大专利药品（批准通知）条例（*Patented Medicines [Notice of Compliance] Regulations*，PMNOC），在每项新药申请时，原研药申请人需要同时向加拿大卫生部申请将药物活性成分、制剂和医药用途相关的专利列入药品专利注册簿中。同样的，在仿制药申请上市时，只需要证明其与作为参照的原研药取得了生物等效，即可向加拿大卫生部提交仿制药上市申请。

专利登记簿由加拿大卫生部管理。与美国的专利链接制度仅针对化学药相比，加拿大规定可列入专利注册簿的品种包括生物制品。同时，与美国不同的是，加拿大卫生部会在登记之前严格审查每一项登记的专利是否包含了对应于原研产品的可登记权利要求。而且，加拿大规定，在新药上市后不允许追加登记专利，而且在登记后任何人都可以向加拿大联邦法院提出诉讼，请求撤销登记。

2. 专利声明

根据 PMNOC 的规定，仿制药上市需要提交声明通知（Notice of Allegation，NOA），内容包括以下 6 种。

（1）该原研药持有人不是专利注册簿中登记专利的有权当事人；

（2）专利注册簿中登记的专利或补充保护证书无效；

（3）专利注册簿中登记的专利或补充保护证书不符合登记要求；

（4）该仿制药不侵犯专利注册簿中的专利或补充保护证书的权利；

（5）专利注册簿中登记的专利或补充保护证书保护期已届满；

（6）补充保护证书无效力。

如果原研药企业收到上述第（2）种、第（3）种、第（4）种相对应声明，可以根据需要在 45 日内决定是否对仿制药申请人发起侵权诉讼。同时，原研药企业有权决定是否启动 24 个月的等待期。如果启动等待期，则在该期限内不停止技术审评，但在争议解决之前不批准上市许可。虽然 24 个月的遏制期与美国的 30 个月遏制期相比略短，但是，根据加拿大的药品监管实践和司法实践，24 个月时间通常能够解决争议，并且仿制药技术审评能够完成。在审评完成且 24 个月遏制期届满或争议结束后，加拿大卫生部会对仿制药申请人发放批准通知（Notice of Compliance，NOC）。当然，如果不启动等待期，加拿大卫生部将在审评结束后立刻发放 NOC。

根据规定，仿制药上市申请人需要在提出仿制药申请时向专利权人或者利害关系人发出通知并抄送加拿大卫生部，通知中应包括药品活性成分、剂型、剂量、给药途径、医药用途等与登记专利相关的信息，并且陈述不侵犯专利权或者相关专利应当被无效的详细事实和法律依据。加拿大卫生部会对该通知进行审核，对不符合要求的通知应当要求仿制药上市申请人补正，并抄送专利权人或者利害关系人。同时，仿制药上市申请人需要向专利权人或者利害关系人披露详细的技术信息，即证据开示制度，从而使法院能够在程序中充分进行事实调查。

3. 专利挑战

加拿大在设立专利链接制度之初，首先采用了禁止令的方式解决药品早期纠纷。但是该禁止令不具有司法性质，即使原研药企业败诉，也有权以相同的专利再次对仿制药申请人提出专利侵权诉讼，即产生了双重诉讼问题。直到近年，加拿大才修改了专利法和 PMNOC 的规定，引入与美国类似的拟制侵权机制。

在专利挑战程序中，加拿大法院可以同时审理专利有效性和专利侵权，避免不同部门判断专利有效性和专利侵权导致的循环诉讼和结论差异问题。

4. 败诉反赔

与美国不同的是，仿制药申请人在成功挑战专利后，并没有首仿药的独占期奖励。但是，加拿大规定，在专利权人或者利害关系人败诉的情况下，仿制药申请人可以向联邦法院起诉，要求败诉方赔偿因等待期而延后上市造成的损失。

（三）韩国专利链接制度

2011 年，韩国与美国签署了韩美自由贸易协定（*Korea – US Free Trade Agreement*，FTA），2012 年 3 月 15 日该协定正式生效。FTA 中包括涉及药品专利保护期限补偿、药品专利链接制度以及药品数据保护制度的相关规定。根据 FTA，韩国对药事法进行修改，引入了专利链接制度。该制度于 2012 年 3 月起实施部分内容，2015 年 3 月 15 日起全面实施。[1]

1. 药品专利清单

根据韩国药事法规定，原研药企业应在获得新药上市批准 30 日内（或者如果专利是在新药上市后批准的，则在该专利授权后的 30 日内），向韩国食品药品管理局（Ministry of Food and Drug Safety，MFDS）申请将获批药品的专利信息登记在药品专利清单中。这份清单也被称为"绿色清单"（Green List）。

根据规定，专利清单中登记的专利应为新药获得上市批准前已经提交申请且尚未到期的专利。即药品获批上市后申请的专利不能被列入专利清单。专利权人可以申请删除或修改登记的专利信息，MFDS 也有权依职权删除或修改登记的专利信息。

韩国专利清单中登记的药物专利类型包括物质、制剂、组合物、药物用途。生物药物的专利也可以登记，前提是满足如下条件：①生物药物的主要成分包含权利要求中所述的可变区的氨基酸序列；②专利权利要求中记载的核苷酸序列与转基因药物直接相关；③专利权利要求中描述的物质与疫苗的主要成分直接相关。但是，对于用于生产活性成分的宿主和载体，由于不能仅将其视为药物，无法识别其与药物的相关性，其不符合专利清单登记条件。

为避免纳入不直接相关的专利，导致仿制药上市的不当延迟，韩国建立了专利登记审查制度。由 MFDS 负责对登记专利与新药的相关性进行审查。

---

[1] 金杜律师事务所. 各国专利链接制度比较研究以及在我国建立专利链接制度探讨 [EB/OL]. [2022 – 10 – 20]. https：//www.kwm.com/cn/zh/insights/latest – thinking/kwm – intellectual – property – protection – blue – book.html.

2. 通知制度

仿制药申请人提交上市申请时，应向该原研药专利清单中专利的权利人或将该专利登载在专利清单中的原研药企业（专利权人或者利害关系人）发出通知，告知其提交上市申请的事实、提交申请的时间等规定事项。该通知应自仿制药上市申请提交之日起 20 日内发出。若未能在前述期限发出通知，则 MFDS 将以仿制药申请人向登载专利的权利人或将该专利登载在专利清单中的原研药企业发出通知之日（以较晚发生者为准）作为仿制药申请的提交日。若仿制药申请人始终未发出通知，则其仿制药上市申请将不予批准。与美国不同的是，韩国的通知制度仅适用于需要进行专利挑战的情形，即下述情形不适用通知制度。

（1）登记专利的保护期限届满（类似于美国的第Ⅱ段声明）。

（2）申请人拟于登记专利保护期届满后上市销售仿制药（类似于美国的第Ⅲ段声明）。

（3）获得专利权人或者利害关系人的授权生产仿制药。

3. 专利挑战程序

韩国药品专利链接制度与美国、加拿大的最大不同之处在于采用了行政 - 司法二元制。即专利权人或者利害关系人可以向韩国地区法院申请请求停止仿制药销售的禁令，或者向行政机关请求确认仿制药技术方案落入专利权保护范围。同时，仿制药企业可以向行政机关请求宣告专利无效或者请求确认仿制药技术方案不落入专利权保护范围。即韩国仿制药企业有权通过行政程序获得关于是否落入专利权保护范围、专利权无效等的裁决，而无须提起耗时费力的诉讼。韩国专利挑战程序的具体规定如下。

1）遏制期的触发与终止

根据规定，专利权人在收到仿制药申请人的通知之日起 45 日内，专利权人或原研药企业应向 MFDS 提交制止仿制药上市的申请。MFDS 认为该制止申请符合法定条件的，则应给予 9 个月的遏制期，自专利权人收到仿制药申请人的通知之日起计算。对于同一个仿制药，遏制期仅适用一次。

专利权人要获得遏制期，需要选择如下之一的处置方式：①根据韩国专利法第 126 条的规定，向法院提起侵权或预防专利侵权之诉；②根据韩国专利法第 135 条的规定，向 KIPO 的知识产权审判与上诉委员会提起积极的确认专利权范围的请求（请求确认仿制药技术方案落入其专利权保护范围）之请求。当然，如果仿制药申请人已经向知识产权审判与上诉委员会提起消极的确认专利权范围的请求（请求确认仿制药技术方案没有落入登载专利的权利保护范围），则专利权人应给予应对，且无需再提起积极确认请求。

同时，专利权人提交遏制期申请时，应声明：①该请求系基于合法登载在专利清单的专利权作出；②提起的侵权诉讼或专利权人请求符合诚实信用原则，有胜诉的可能，且不会不合理地拖延相关程序。

在以下情形下，MFDS 将不予批准遏制期的申请：①遏制期申请提交超过法定期限的；②相关专利已到期、放弃或终止的；③专利权人未提起诉讼或确认请求的；④以欺骗手段登载专利的；⑤存在两种或两种以上具有相同的主要成分及含量、剂型、用途、效果的仿制药，专利权人仅针对其中部分仿制药提交遏制期申请的；⑥已基于该参比药物的安全性和有效性信息批准了相同的仿制药上市的；⑦已作出仿制药未落入专利权保护范围、登载专利无效或专利登记不合法的行政决定或司法判决的；⑧专利被征用或属于政府发明的。

在 9 个月遏制期内，有关决定或判决认定专利权无效、仿制药不侵犯专利权、仿制药技术方案未落入保护范围、专利登记不合法，专利权人撤回其侵权诉讼或确认专利权范围请求或者被驳回，当事人达成调解或和解协议或仲裁机关作出决定，原研药批件到期，专利保护期届满，或者公平贸易委员会或法院认定专利权人违反反垄断法相关规定的，符合上述任一条件时遏制期终止。

可以看出，在韩国原研药企业要获得 9 个月的遏制期还需要专门提交申请，与之相比，在美国 30 个月的遏制期是专利挑战程序开始后自动启动和计算的。

2）权利保护范围确认请求制度❶

专利权保护范围确认请求制度是一项特色制度，其法律基础是韩国专利法第 135 条。该制度并非为药品专利链接专门设定的制度，而是韩国专利法中原本就有的制度和规则。这一制度的设计目的旨在事先预防侵权。其仅对是否落入专利权保护范围确认，是认定侵权与否的其中一个要素，但并不等同于侵权认定，且其确认结果与是否构成侵权并没有直接对应关系。

韩国司法部门实行的是三级三审制。其中，与知识产权相关的案件审判涉及的三级分别为韩国知识产权审判与上诉委员会、韩国专利法院和大法院（韩国最高法院）。知识产权审判与上诉委员会是在合并了原审判委员会和上诉委员会的基础上成立的。知识产权审判与上诉委员会审理的专利案件包括单边程序案件（如专利驳回、专利修改），双边程序案件（如专利无效、专利保护期延长无效、专利权利范围的确认、专利修改无效、授予非独占许可等）以及专利异议案件。确认权利范围的请求（以下简称"确认之诉"）是与侵权之诉、专利无效诉讼均相对独立的程序。

（1）确认之诉。

韩国专利法规定：

（i）专利权人及独占被许可人为了确认获得专利的发明的保护范围，可以请求确认专利权的权利范围（积极的权利范围确认请求）；

---

❶ 程永顺，吴莉娟. 探索建立中国药品专利链接制度［M］. 北京：知识产权出版社，2019.

（ii）利害关系人为了确认他人获得专利的发明的保护范围，可以请求确认专利权的权利范围（消极的权利范围确认请求）；

（iii）在提交第（i）项和第（ii）项请求时，若有多项权利要求，可以对每项权利要求分别提出请求。

如前所述，确认之诉的目的旨在实现预防侵权，相对于侵权诉讼，其诉讼成本低，审理速度快，但其与侵权判定之间没有必然的因果关系，也不会引发侵权程序所导致的法律后果，如停止侵害、损害赔偿等。一般而言，在侵权诉讼中，即使认定被控侵权产品落入专利权的保护范围，被控侵权人依旧可以通过主张专利权无效、现有技术抗辩、先用权抗辩等事由，最终并不会被认定为构成侵权，更无须承担侵权责任；而如果被控侵权产品被认定为没有落入专利权的保护范围，则一般不会构成侵权。可见，即使对是否落入权利保护范围进行了确认，在侵权诉讼中，依旧可能得出不一样的结论，由此还会引发双重诉讼问题。

对于知识产权审判与上诉委员会作出的确认之诉的裁决，双方均可以上诉到专利法院申请司法复审，并进一步上诉到韩国大法院进行终审。与专利无效案件一样，专利法院对确认之诉进行的司法复审程序同样是专利权人和涉嫌侵权人之间的争议，知识产权审判与上诉委员会并不会成为被告。实践中，双方当事人通常会在二审程序中达成调解或和解。

（2）消极的确认之诉与专利无效。

确认之诉与专利无效的第一审均由知识产权审判与上诉委员会管辖。仿制药等可能涉嫌侵犯专利权的主体通常会提起消极的确认之诉和/或请求专利无效审判。两类案件的审理程序并没有太大的区别。如果两个程序同时进行，知识产权审判与上诉委员会一般会将两个程序进行合并审理。

根据规定，专利无效宣告只能由专利无效审判作出。在消极的确认之诉中，专利无效不作为确认是否落入权利范围的抗辩事由，而只能主张现有技术抗辩。即使请求人将专利无效作为请求确认不落入专利权保护范围的理由，知识产权审判与上诉委员会通常也不会予以考虑。如果知识产权审判与上诉委员会在审理过程中发现相关专利有无效的事由，也不会宣告专利权无效，但会以相关专利为自由实施技术为由，裁定提起消极的确认之诉的请求人的相关技术没有落入专利权的保护范围。

（3）积极的确认之诉与专利侵权。

专利权人可以通过向知识产权审判与上诉委员会提起积极的确认之诉，确认涉嫌侵权人的技术方案落入其专利权的保护范围，也可以通过向地区法院提起专利侵权诉讼，请求禁令和损害赔偿。如前所述，确认之诉并不会产生任何禁令或损害赔偿的法律后果。因此，多数情况下，专利权人倾向于选择专利侵权诉讼以寻求救济，这从药品专利链接纠纷中，专利权人提起的诉讼类型的分布可见一斑。而考虑到积极的确认之诉由具有技术背景的知识产权审判与上诉委员会进行第一审，审理速度更快，成本更低，专利权人往往将积极的确认之诉作为专利侵权诉讼的辅助程序提出。在专利侵权纠纷案件二审管辖权改变之后，积极的确认之诉和专利侵权诉讼的二审都会集中到专利法院。如果两个程序可以同时进行，法院通常会合并审理，并在审理中考虑积极的确认之诉的结果，进而对专利侵权纠纷作出认定。如果两个程序未能同时上诉到专利法院，则专利法院的在后裁决，会依据在先裁决作出。

（4）消极的确认之诉与专利侵权。

实践中，包括在专利链接制度中，专利权人倾向于提起专利侵权纠纷，因为这是上市药品专利权人获得遏制期的法定要件之一，而仿制药企业等涉嫌侵权人倾向于提起消极的确认之诉，因为这是仿制药企业获得市场独占期的法定要件之一。

由于在消极的确认之诉中，涉嫌侵权人提交的并非涉嫌侵权的产品，而是对于相关产品的文字描述，一旦该文字描述与实际产品并不一致，可能出现涉嫌侵权人在消极的确认之诉中获得了有利的裁决（知识产权审判与上诉委员会认定涉嫌侵权的技术方案没有落入专利权的保护范围）。但是在侵权案件中，依旧被认定为侵权，而需要承担停止侵权、损害赔偿等法律责任，从而导致出现双重诉讼且其结果可能产生矛盾，这也是确认之诉备受诟病的重要原因。

考虑到涉嫌侵权人提起消极的确认之诉和应对专利权人的侵权诉讼需要承担双重的诉讼成本，若在侵权纠纷中败诉，还要承担损害赔偿等法律责任，并且考虑到事实上很难证明涉嫌侵权人故意在消极的确认之诉中提交与实际产品不一致的技术方案的文字描述，因此，即使出现这种情况，法院也不会因侵权人的故意侵权，而加重其应承担的法律责任。

但是在专利链接纠纷案件中，还可能出现这样的情形：仿制药企业提起消极的确认之诉并获得了对其有利的裁决，MFDS 基于此批准仿制药上市，且仿制药企业可能还会获得 9 个月的市场独占期；而后，法院裁决仿制药构成对上市药品专利权的侵害。这种情形下，考虑到药物的可及性，法院可能并不会禁止仿制药的上市销售，但可能要求仿制药企业对专利权人的损失予以赔偿，这个赔偿可能是仿制药上市后导致原研药价格下跌的损失，这种情况下双方也可能自行达成和解或许可。

4. 首仿激励

韩国专利链接制度规定，对首个提起仿制药上市申请并获得专利挑战成功的仿制药申请人授予 9 个月的市场独占期（除非行政决定或判决作出时间超过 9 个月）。如果涉及纳入医保体系的品种，则该市场独占期还可以进一步延长至多两个月（共计 11 个月）。在该市场独占期内，其他仿制药企业不得上市销售与原研药具有相同活性成分，并且与首仿药物具有相同含量、剂型和药效的仿制药。该市场独占期自首仿药可以上市之日起计算。

韩国首仿药激励的范围较大，面向的是所有提交上市申请的仿制药。不仅同日提交上市申请的仿制药可以共享独占期，在第一个请求人提出请求之后 14 日内提出相应请求的，或最早获得宣告专利无效或专利保护期延长无效或被认定不落入专利权保护范围或不侵权等有利决定的（专利挑战成功的），都被视为首仿药，一旦挑战成功，则可以共享 9 个月的市场独占期。对于没有正当理由延迟上市的首仿药，MFDS 有权撤销其市场独占期。

仿制药要获得市场独占期，需要向 MFDS 提交相关申请，并且在提交申请前，依据韩国专利法向知识产权审判与上诉委员会提交相关请求，包括：①专利法第 133 条规定的专利无效审判；②专利法第 134 条规定的专利保护期延长无效审判；③专利法第 135 条规定的消极的确认权利范围的审判。

为防止首仿药滥用市场独占制度，韩国药事法规定了首仿药市场独占期终止的情形，包括：①仿制药批件到期、失效或登载专利被无效（不包括首仿药专利挑战导致的无效）；②仿制药的有利决定或判决被撤销或改判；③仿制药自可上市之日起两个月内仍未上市；④公平贸易委员会或法院认为首仿药申请人的行为违反反垄断法的相关规定；⑤首仿药申请人以欺骗手段获得市场独占期。

可以看出，韩国给予首仿药的激励是非常明显的，特别是在首个仿制药企发出通知后的 14 日内发出通知的仿制药企业，均可以视为首仿药。一旦挑战成功，则可以共享 9 个月的市场独占期。这也促使韩国的仿制药企业并不认为与原研药企业和解是具备吸引力的，从而使韩国很少出现反向支付的情形。

（四）美国、加拿大、韩国专利链接制度比较

对美国、加拿大、韩国的专利链接制度中专利信息登记、声明、争议解决、激励等相关规则进行比较，如表 1-1 所示。

表 1-1　美国、加拿大和韩国专利链接制度规则的比较

规则	美国	加拿大	韩国
专利信息登记	橙皮书：原研药企业在向 FDA 递交 NDA 的同时提供专利信息。新药获批后登记	药品专利注册簿：原研药申请人在提交每项新药申请的同时需向加拿大卫生部申请将药物活性成分、制剂、剂型和医药用途相关专利列入注册簿	药品专利清单（绿色清单）：原研药企业在获得上市许可之后 30 天内提出登记申请。若药品获得上市批准后才授权的，专利授权后 30 日内提出申请
	与药品直接相关的专利，如化合物、产品、晶型、治疗方法等	药物活性成分、制剂、剂型和医药用途专利	与药品直接相关的专利，包括化合物、配方、组成、医疗用途

续表

规则	美国	加拿大	韩国
	不包括生物制品	包括生物制品	包括生物制品
专利信息登记	FDA 管理，不审查专利相关性。仿制药申请人可诉讼要求删除或修改专利	加拿大卫生部管理，有审查制度。任何人有权要求撤销登记	MFDS 管理，有清单审查制度。原研药企业可申请修改或删除，MFDS 可依职权修改和删除
声明制度	仿制药申请人提交第Ⅳ段声明	仿制药申请人提出第（2）种、第（3）种、第（4）种声明	仿制药申请人提交药品所列专利无效或未侵犯专利权的声明
	由 FDA 通知原研药专利权人	加拿大卫生部通知原研药专利权人	由仿制药企业及时通知原研药专利权人（若延误将影响提交仿制药申请日期的认定），不通知审批不予通过
争议解决机制	拟制侵权，司法途径	拟制侵权，司法途径	预防侵权，司法行政二元制
	原研药企业或专利权人接到通知后决定是否起诉	专利权人或者利害关系人接到通知后决定是否起诉	原研药专利权人接到通知后，可以向法院要求停止侵权/预防侵权，或向知识产权审判与上诉委员会提出落入权利范围请求（积极），以及应对仿制药企业提出专利无效宣告请求、PTE 无效宣告请求、确认不落入专利保护范围请求（消极）
遏制期	30 个月	24 个月	9 个月
	不影响审评，但不批准上市	不影响审评，但不批准上市	不影响审评，但不批准上市

续表

规则	美国	加拿大	韩国
首仿市场独占期	第一个向 FDA 递交 ANDA 并含有第Ⅳ段声明且挑战成功的仿制药申请者可获得 180 天的独占期	无相关规定	第一个提出仿制药申请并获得专利挑战成功的仿制药企业可获得 9 个月的独占期（若不请求，即使在专利权人提起的侵权诉讼中胜诉也不获得独占期）
	市场独占期内，FDA 不会批准其他仿制药企业上市相应的仿制产品		独占期内其他仿制药企业不得上市与原研药具有相同活性成分，且与首仿药具有相同含量、剂型和药效的仿制药
	如果在同一日有多家仿制药企业递交 ANDA，在专利挑战成功后，它们将共同拥有 180 天的市场独占期		如果同时有多个提出无效宣告请求或确认不落入专利权保护范围的请求在首个专利挑战请求之日起 14 天内提出专利挑战请求的，视为首个专利挑战请求

二、生物类似药专利纠纷解决方式

在美国，专利链接制度仅适用于化学仿制药。对于生物类似药，即生物仿制药，美国和其他国家和地区采用了不同的解决方式。

（一）生物类似药的由来

生物类似药的概念最早是针对化学药物提出的，主要国家和地区现行的专利链接制度主要针对化学药物。对于生物药而言，大部分生物药属于大分子药物，结构复杂，制备过程繁琐，保存条件苛刻，与小分子化学药物具有较大差别。主要体现在以下三个方面。

第一，生物药物结构复杂，除短肽、小型核酸药物（如 micro RNA）之外，生物药物往往由生物大分子构成。以蛋白药物为例，这类药物具有 4 级结构，其中一级结构为以肽键进行连接的氨基酸多肽链构成的线性氨基酸序列；二级结构为不同氨基酸之间通过氢键构成的稳定折叠结构，主要为 α 螺旋或 β 折叠；三级结构为在二级结构基础上形成的具有三维结构的球形折叠；四级结构为不同亚基之间相互作用形成的复合蛋白分子。由此可见，即使具有相同的氨基酸序列，由于空间结构的不同，也可能对于药物的有效性、安全性、药代动力学特性和毒性反应造成巨大影响。

第二，生物药物的制备过程更加繁琐，包括①表达载体的选择，不同的表达载体（如原核细菌、真核细菌、昆虫细胞、动物细胞等）具有不同的表达特性，也会对目标产物进行不同程度的表达后修饰，包括糖基化、甲基化、磷酸化、酰基化等；②制备参数的控制，生物反应过程中需要调控诸多反应参数，常见的有温度、pH、溶解氧浓度、流加物质、反应时间等，不同的参数条件也可能对产物的纯度和性质产生较大影响；③培养基质的不同，表达载体在不同的培养基质中可能展现出不同的生物特性，也导致目标产物出现差异。此外，由于专利保护、技术秘密的限制，原研药企业往往不会公开详细的制备信息，也使生物药生产难以有效复制和监控。

第三，纯化、制剂、保存工艺要求更高。与小分子药物相比，生物药对于纯化、制剂、保存工艺等要求更加苛刻，既需要满足纯度、药用需求，又要求保护药物活性，稍有不慎即可能导致药物活性大幅降低、失活，甚至产生毒性物质。因此，常规的药物处理工艺，如萃取、结晶、片剂、胶囊剂、颗粒剂、常温保存等并不适用于生物药。

正因为生物药具有上述特点，难以使生物药的仿制药与原研药完全相同，也难以直接套用化学仿制药的有关规定和做法，因此，行业内提出了"生物类似药"的概念，主要国家和地区也相继出台了相关的具体规定用于规范和指导这类药物开发和应用。

生物类似药作为生物药的一种，相比化学药，其分子更大更复杂，为非均一的混合物，理化性质易变，难以标准化，需要由生物源获得，免疫原性较高，故而对生物类似药的生产过程的要求更加严格，产品质量对生产过程和环境微小变化都非常敏感；由此导致其在监管审批方面耗时更长、费用更高、数据更加全面，需要全面地、头对头地与参照药比较生物类似性，以显示在化学结构、生物功能、有效性、安全性和免疫原性方面高度相似。

此外，与化学仿制药相比，生物类似药的研发费用更高，研发周期明显更长，进而导致其价格降幅也相对很小。无论是在技术水平，还是资金投入上，生物类似药的开发门槛都更高。

（二）主要国家和地区生物类似药的定义和范围

在生物类似药管理方面，欧洲走在前列。欧盟药品管理局（EMA）于2004年起草了生物类似药指南（ENEA/CHMP/BMWP/42832/2005），并于2005年正式生效，后经过多次修订，形成了针对粒细胞集落刺激因子、胰岛素、人生长激素、重组促红细胞生成素、小分子肝素、重组人干扰素α、重组人干扰素β、促卵泡素、单克隆抗体9个细分领域的指导原则，较好地保证了上市生物类似药物的安全性、有效性和可及性。❶

---

❶ 陈永法，伍琳. 欧盟生物类似药注册监管政策实施效果及启示 [J]. 中国新药杂志，2016，25（1）：7-12.

美国为了鼓励和规范生物类似药研发和审批，于 2010 年发布生物药价格竞争和创新法案（*Biologics Price Competition and Innovation Act*，BPCIA），用于简化生物类似药的审批过程。

目前，我国的生物类似药制度还处于探索和初步建立阶段，2015 年我国出台了《生物类似药研发与评价技术指导原则（试行）》（以下简称《生物类似药指导原则》），阐明了生物类似药物的评价和管理原则，这一指导原则的出台对于我国生物类似药物的发展起到了较大的促进作用。截至目前，已经有多家国内医药企业提交了数十项生物类似药审批申请。例如，2019 年 2 月上海复宏汉霖生物技术股份有限公司（以下简称"复宏汉霖"）的利妥昔单抗注射液正式获得国家药品监管部门的批准，成为首个正式获批的单抗生物类似药。

截至 2022 年 10 月，通过国家药品监督管理局（以下简称"国家药监局"）药品审评中心的上市药品信息查询中筛选境内或境外已上市生物制品中以 3.3 生物类似药的途径进行注册上市的药物有 5 个品种：东曜药业股份有限公司的贝伐珠单抗注射液、复宏汉霖的贝伐珠单抗注射液、宜昌东阳光长江药业股份有限公司的甘精胰岛素注射液、玉溪嘉和生物技术有限公司的注射用英夫利西单抗，以及信立泰（苏州）药业有限公司的特立帕肽注射液。

根据中国、美国、日本和欧洲相继出台的相关规定，将主要国家和地区对生物类似药的定义以及涉及的范围总结如表 1-2 所示。对于生物类似药，中国、美国、日本、欧洲的具体定义虽然字面表述存在不同，但是均在质量、安全性、有效性等方面要求与参照药相似，或者不存在临床上有意义的区别。

表 1-2　中国、美国、日本和欧洲生物类似药定义和范围比较

项目	中国	美国	日本	欧洲
发布年份	2015 年	2012 年	2009 年	2003 年（2014 年修订）
术语	生物类似药	生物类似药	后继蛋白质产品	生物类似药
定义	在质量、安全性和有效性方面与获准注册的参照药具有相似性的治疗用生物制品	与获准注册的参照药具有高度相似性，尽管非活性成分存在临床上的微小差异；在安全、纯度和效力与参照药没有临床上有意义的区别的生物制品	是指在临床上、安全、纯度、效力高度类似于参照药，没有显著不同	在欧洲经济区内，生物类似药是一种生物制品，它含有与已经获得许可的原研生物制品（参照药）高度相似的活性物质。需要确立与参照药在质量特征、生物活性、安全性和疗效上具有高度相似性

项目	中国	美国	日本	欧洲
范围	重组蛋白	生物制品：重组蛋白为主	重组蛋白（含普通蛋白和糖蛋白）和多肽，及其衍生物、缀合物。 还包含由细胞或从组织和体液中分离的高度纯化和有效表征的非重组蛋白	多糖和蛋白

在生物制品类型的范围方面，中国、美国、日本和欧洲均排除了抗生素、维生素、核酸产品等生物制品种类，在具体涉及范围上还是存在一定差别。例如，美国并未明确生物类似药为重组蛋白，但是目前批准的相关生物制品种类均为重组蛋白种类。而日本相关规定中除了包含重组蛋白和多肽外，其还明确了重组蛋白中包含简单蛋白和糖蛋白，以及重组蛋白和多肽的衍生物，例如缀合物。而且包含由细胞或从组织和体液中分离的高度纯化和有效表征的非重组蛋白。目前来看，日本定义的范围是主要国家和地区中最为广泛的。欧洲除了蛋白种类的生物类似药外，还明确包括多糖类的生物制品，例如肝素、伊诺肝素钠等。

总体而言，欧洲的生物类似药种类相对宽泛，其出台生物类似药相关规定的时间最早，目前欧洲获得的生物类似药数量也是最多的，欧洲也是最鼓励生物类似药发展的地区之一；日本相比中国和美国在生物类似药的具体制品种类方面限制较小，出台相关规定也较早，也可见其促进生物类似药发展的政策导向。我国出台相关政策最晚，而且定义范围也较小，可见，我国对生物类似药的政策制定持比较谨慎的态度。

根据我国 2015 年发布的《生物类似药指导原则》，生物类似药是指在质量、安全性和有效性方面与已获准注册的参照药具有相似性的治疗用生物制品。生物类似药候选药物的氨基酸序列原则上应与参照药相同。对研发过程中采用不同于参照药所用的宿主细胞、表达体系等需进行充分研究。而对于其中"生物类似药氨基酸序列原则上应与参照药一致"的理解，借鉴欧洲的政策和审批实践，可以发现在实践中这一原则上的要求是偏向严格的。

EMA 的生物类似药指南总则（第 1 版）（CHMP/4307/04 第 1 版，2005 年 10 月 30 日生效）中具体举例指出，干扰素 α－2b 作为干扰素－2a 的生物类似药是不能接受的，由于二者的区别仅一个氨基酸，通过该举例可以看出，欧洲实际要求整个分子的氨基酸序列需要相同。在实践中，EMA 生物类似药审批材料中对 Solumarv（一种人类胰岛素药物）的评价报告中，也提出了如下拒绝审批的理由：①活性物质的商业生产方法没有被清楚地描述和记录；②没有提交支持产品的生产方法的方法确认数据；③与参照药的临床前和临床对比研究没有建立；④特异性变体的分析结果的可靠性没有确保（由于不完全剪切产品中含有两种变体）；⑤申请人提交的分析对比数据不足。其中第④项即说明了当氨基酸序列不同时，导致无法通过相关评价审批。因此，由EMA 相关的审批文件和生物类似药指南总则（修订版）可知，其要求生物类似药的氨基酸序列与参照药完全一致。

中国、美国和日本相关文件中虽然未找到明确的对于氨基酸序列一致性的具体明确清晰的规定，但是在查找到的多项案例中均证实了其需要完全一致的氨基酸结构，在确保氨基酸序列一致的情况下进一步表征其他特性。

事实上，主要国家和地区在临床试验的要求中，生物类似药需要全面的、头对头的与参照药比较生物类似性，以显示在化学结构、生物功能、有效性、安全性和免疫原性方面高度相似。即使在氨基酸序列完全相同的情况下，也需要成熟的制备技术、较稳定的产品品质才能达到各项指标的相似，那么，在氨基酸序列不同的情况下，其难以在所述各个方面达到高度相似。由此可知，对于生物类似药而言，目前需要其氨基酸序列与参照药完全一致。

（三）主要国家和地区生物类似药专利争端解决方式

与化学仿制药一样，由于生物类似药将可能大幅挤占原研药的市场份额，因此将不可避免地与原研药企业产生矛盾和纠纷，原研药企业为了延缓和抑制生物类似药的上市销售，也会采取多种保护措施，维护自身的经济利益和技术优势，而专利制度是原研药企业保护自身合法权益、抑制竞争对手的利器之一，在美国、欧洲等国家和地区，围绕生物仿制药问题，生物类似药企业和原研药企业爆发了多起专利诉讼（见表1-3）。

表1-3　国外涉及专利诉讼的重要生物类似药

序号	原研药企业	原研药名称	生物类似药企业	生物类似药上市时间/年
1	安进	非格司亭	山德士	2015
2	安进	阿法依伯汀	辉瑞（Hospira）	2018
3	安进	培非格司亭	奥贝泰克（Apotex）	2018
4	基因泰克	阿瓦斯汀	安进	—
5	艾伯维	阿达木单抗	山德士、三星生物、辉瑞、安进等	2017
6	强生	英夫利昔单抗	赛尔群、辉瑞	2017
7	安进	恩利	三星生物、山德士	—

与化学仿制药相比，生物类似药的专利诉讼程序相对复杂，往往还与专利无效宣告程序交叉，需要花费更多的时间和精力成本，给双方都带来了沉重的负担，也影响了创新药和仿制药的发展。为解决这一问题，最大限定地达到各方平衡，有的国家通过专利链接制度来平衡创新药和仿制药的双方利益，有的国家通过行政主导的方式部分解决专利争议。

欧洲对于药品专利链接制度一直持否定的态度，EMA 或者其成员国的药品管理机构不得因申请上市的仿制药的相关专利状况而驳回仿制药的上市申请。欧盟第 2001/83 号指令第 126 条规定："药品的上市授权许可不得被驳回，暂缓或者撤销，除非有本指令明确规定的理由。"可见，药品相关的专利状况并非药品能否被批准上市的条件。欧盟委员会认为，药品监管机构的任务是核查药品安全性和有效性，不应考虑产品是否侵犯专利权等其他因素。否则就会违反专利法关于 Bolar 例外的规定，因此，针对生物药，也未建立专门的链接制度。

日本没有建立与美国类似的药品专利链接制度，而是建立了"药品审批"和"进入医保目录"两个阶段，通过行政主导的方式部分解决专利争议的制度。主要措施包括：一是在新药活性成分产品专利期尚未届满的情况下不批准仿制药上市，二是设置新药再审查期（数据独占保护期），一般药物（包括生物药和化学药）8 年，罕见病药物 10 年。日本整体政策倾斜扶持创新药，主要通过给予较长的试验数据保护期（最长 10 年）、专利保护期延长（最长 5 年）等知识产权保护措施来给予创新药"强保护"。

如前所述，美国对化学药和生物药分别规定了不同的程序，化学药适用专利链接制度，生物药适用的是上述 BPCIA 法案规定的"专利舞蹈"（patent dance）程序（见图 1-2）。

相比化学药的专利链接制度，生物药的"专利舞蹈"程序相对烦琐复杂，而且其强调生产工艺信息方面的内容；另外，"专利舞蹈"并不是强制性的。

（四）美国"专利舞蹈"制度

美国生物制品监管的奠基法案是 1944 年颁布的公共健康服务法案（PHSA）。在此基础上，2010 年 3 月，美国颁布了前述的 BPCIA 方案，开创性地构建了专门针对生物制品的专利纠纷早期解决方式。BPCIA 法案核心要点是①为生物类似药和可互换性生物制品的许可创建了简化申报途径；②首次对创新生物制品给予独占期；③创建上市前专利诉讼的框架；④为生物类似药批准和可互换性认定建立科学和法律标准。由于该机制具有生物类似药申请人和参照药品持有人（reference product sponsor，RPS）交替推进的特点，好似双方在跳"恰恰舞"，所以被称为"专利舞蹈"。美国生物制品专利纠纷早期解决机制历经 10 余年发展，已经相对成熟。

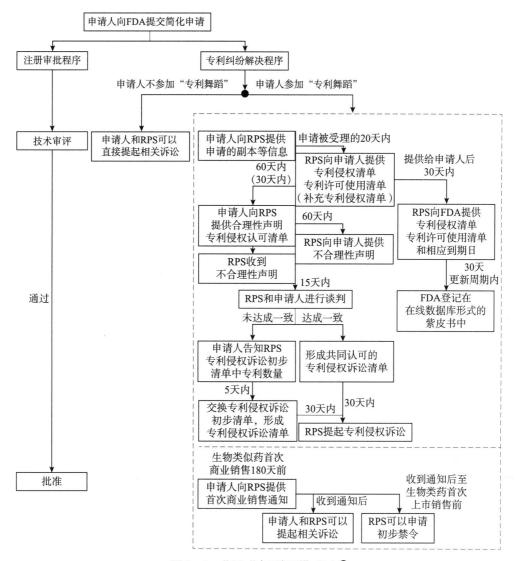

图 1 - 2　美国"专利舞蹈"程序❶

BPCIA 法案实施后，FDA 相继出台了一些法规和指南进一步指导业界开展生物类似药的研发，进一步完善其法规和技术指南体系。2014 年 9 月，FDA 发布 FDA 批准的生物制品数据库，简称"紫皮书"，其类似于化学仿制药的橙皮书，是生物类似药相关制度落实的重要信息工具。

1. 具体程序

美国规定"专利舞蹈"程序是一种非强制性的"软链接"，生物类似药申请人可

---

❶ 王秀，李佳明，姚雪芳，等. 美国"专利舞蹈"制度研究及启示［J］. 中国新药杂志，2022，18：1767 - 1773.

以拒绝参加"专利舞蹈"，直接进行相关诉讼。而且原研药企业除使用初步禁令等侵权救济手段外，不能影响生物类似药注册审批、上市销售进程，但是该机制在一定程度上具有促进双方在早期解决专利纠纷的作用。

根据 BPCIA 法案的规定，专利舞蹈制度大体上分为 3 个阶段，即信息交换程序、专利范围谈判与诉讼、上市前通知。

第一阶段为信息交换程序，这一阶段主要是双方交换药物申请和涉及的专利信息，确定涉案专利的数量和范围，具体流程包括：生物类似药企业自 FDA 受理申请之日起 20 日内通知参照药品持有人，并提供申请文件和相关资料，所述资料包括应当提供的申请资料副本和描述该生物类似药的生产工艺信息，以及可以提供的其他信息；参照药品持有人收到上述资料后 60 日内，需要根据生物类似药企业所涉及的药物结构、作用靶点、制造工艺、治疗方式、针对疾病等内容，向生物类似药企业提供一份己方认为的可能存在专利侵权行为的专利清单，需要注意的是，基于对生物类似药企业信赖利益的保护和良性商业道德的遵守，参照药品持有人需要对生物类似药企业所提供的资料和信息采取适当的保密措施，遵守相关的保密规定；生物类似药企业在收到原研药企业的反馈资料 60 日内，需要仔细核对和研究该申请的技术方案是否落入了专利清单中所指出的每件专利中权利要求的保护范围，如果认为自身的技术方案不构成侵权，或者对方的专利中存在专利无效、无法实施等情况，需要在反馈材料中明确指出并提供理由。此外，生物类似药企业还可以提出未包括在参照药品持有人提供的专利清单内的其他涉案专利，一并在反馈材料中指出并送达参照药品持有人；参照药品持有人在收到生物类似药企业的上述反馈材料后，60 日内再次提出己方意见，内容可以包括生物类似药企业的技术方案落入了其专利保护范围、该申请专利技术方案有效、可实施的具体理由。

此外，"专利舞蹈"制度建立了信息公示环节。美国 FDA 将参照药品持有人提供专利侵权清单和补充专利侵权清单中的专利以及到期日等信息，录入在线数据库形式的紫皮书，并及时予以更新，将有助于生物类似药申请人在早期了解参照药品专利布局，进行针对性的专利规避设计，从而有效降低生物类似药专利侵权风险。此处需注意，美国并未限制紫皮书中登记的生物制品的专利类型。这主要是因为"专利舞蹈"没有设置等待期，参照药品持有人起诉生物类似药企业侵犯紫皮书中登记的专利不会产生阻碍生物类似药注册审批的效果。

第二阶段为专利范围谈判与诉讼。这一阶段的主要目的是促进双方解决专利纠纷，可以通过谈判或诉讼的方式进行，这一过程业内称为"专利解决协商"，具体流程包括：生物类似药企业和参照药品持有人进行磋商，在 15 日内就涉及专利的范围达成一致后，可以协商解决专利纠纷达成和解协议，如果双方无法达成和解协议，则由参照药品持有人在确定专利范围 30 日内向法院提起诉讼；若双方无法就涉案专利的范围达成一致，则双方均可以提交自己认为正确的专利清单，但是参照药品持有人的专利数量和范围不能超过生物类似药企业的专利清单范围，后续诉讼由参照药品持有人在 30 日内启动，且诉讼涉案专利范围不能超出生物类似药企业所提出的专利范围，可见这一制度的设立是为了鼓励生物类似药企业启动"专利舞蹈"程序，从而主导这一阶段的专利纠纷解决，使得涉案专利控制在其提交的专利清单范围内；诉讼程序启动后的 30 日内，类似药企业需向 FDA 披露相关诉讼信息。

第三阶段为上市前通知。这一阶段的主要目的再次提供上市前的专利纠纷解决机制，具体流程包括：生物类似药上市前 180 天，生物类似药企业需要通知参照药品持有人，参照药品持有人在收到通知后，可依据前述专利清单中的专利向法院申请诉前禁令，并向法院提起诉讼。

可以看出，专利舞蹈程序为解决生物类似药企业和参照药品持有人之间的专利纠纷提供了上市前的解决路径，有助于生物类似药的顺利上市和后续销售，并且生物类似药企业可通过"专利解决协商"等制度主导涉案专利的范围和后续诉讼过程，从而在诉讼过程中掌握一定的主动权。但是该程序过程相当复杂，涉及多轮信息交换和诉讼程序，并且耗时较长，而且需要在诉前向参照药品持有人披露一些技术信息和商业秘密，也给生物类似药企业带来了一定的运营风险。

2. 实践案例

实践中，生物类似药企业在是否选择经由"专利舞蹈"途径事先解决专利纠纷问题上，采取了很多不同的策略和方式，同时进一步厘清了制度规则。

美国山德士是诺华制药旗下的专门致力于仿制药和生物类似药的研发企业，致力于全球非专利药的研发，通过开发、生产和销售高品质且价格合理的药品，拯救生命、改善生活质量。山德士分别于 2006 年在欧洲获批第一个欧洲的生物类似药，于 2009 年在日本获批第一个日本的生物类似药，于 2015 年在美国获批第一个美国的生物类似药。

山德士在美国申报了非格司亭生物类似药。非格司亭是一种通过基因重组技术生产的人粒细胞集落刺激因子（receombinant human granulocyte colony - stimulating factor, rhG - CSF）药物，其原研公司是美国的安进制药。研究表明，非格司亭能够刺激中性粒细胞、造血祖细胞等增殖、分化和成熟，并能够促进中性粒细胞释放到血液中，增加其在外周血中的数量。临床上主要用于治疗各种中性粒细胞减少症，包括先天性中性粒细胞减少症、特发性中性粒细胞减少症、肿瘤化疗后中性粒细胞减少症、伴随骨髓异常增生综合征中的中性粒细胞减少症、伴随再生不良性贫血中的中性粒细胞减少症，以及骨髓移植后中性粒细胞的恢复等，具有良好的效果。

安进的非格司亭上市后，年销售额基本维持在 10 亿美元以上，属于重磅生物药物之一，随着非格司亭早期核心专利期限的临近，多家生物类似药企业开始研发非格司亭的生物类似药，其中山德士基于 BPCIA 法案所提供的简化途径，于 2014 年率先向美国 FDA 提交了生物类似药申请，但是山德士却不想遵守其中的"专利舞蹈"途径，拒绝向原研药企业安进披露相关技术信息。在提交 FDA 审批申请的同时，山德士向安进提交了生物类似药的 180 天上市前通知，告知其该类似药预计在 2015 年 3 月获批上市。

安进当即向北加州地区法院提起诉讼，诉称山德士不遵守 BPCIA 法案中规定的专利舞蹈程序进行信息披露，应当对其进行处罚，并且不能批准该生物类似药申请；此外，安进还主张山德士提交的 180 天上市前通知的时间也不符合 BPCIA 法案中的要求，生物类似药企业应该在获得 FDA 批准后再通知原研药企业，而非提交申请时。

但是，2015 年 3 月地区法院作出判决，指出专利舞蹈程序并非必选程序，生物类似药企业可以自主决定是否进行专利舞蹈程序解决专利纠纷，如果拒绝进行，原研药企业的救济途径应为立即发起专利侵权诉讼。此外，对于提前 180 天的通知期限，也不必须等到生物类似药获得 FDA 批准后才进行。安进不服该判决，向联邦巡回上诉法院提取诉讼，2015 年 7 月，联邦巡回上诉法院作出判决，同样认定专利舞蹈程序为可选程序，信息披露也非强制性规定，如果生物类似药企业不选择该程序，原研药企业的补救方式应为立即提起侵权诉讼。在上市通知的起始时间上，上诉法院提出了新的观点，认为上市前通知是必须的强制性程序，且需要在获得 FDA 批准能够决定生物类似药即将能够上市的情况下，才能形成有效的上市前通知。

可以说，基于法院对于专利舞蹈程序是非强制性的认定，山德士的非格司亭生物类似药产品顺利上市销售。该案件成为"山德士判例"，充分反映了山德士对美国监管政策以及对生物类似药研发和政策的充分把握。而关于"上市前 180 天通知"的时间节点，在非格司亭的生物类似药培非格司亭的专利诉讼中得到了进一步的解释。

培非格司亭是安进针对非格司亭进行的改进型药物。该公司对 G–CSF 进行了聚乙二醇（polyethylene glycol，PEG）修饰而获得的长效药物，可延长 G–CSF 的体内半衰期，提供生物利用度，其主要适应证仍是各种中性粒细胞减少症。

加拿大奥贝泰克（Apotex）针对培非格司亭进行了生物类似药的研究与开发，并于 2015 年 2 月向美国 FDA 提交了生物类似药申请，但是奥贝泰克选择了与山德士不同的生物类似药专利纠纷解决方式，它主动遵循"专利舞蹈"程序，在向 FDA 递交生物类似药申请后，在规定的 20 天时限内向安进提交了申请资料和其他必要信息，随后双方提出并就涉案专利清单达成一致，安进于 2015 年 8 月向法院提起了专利侵权诉讼，诉称奥贝泰克侵犯其专利权，并且"上市前 180 天通知"时机不符合 BPCIA 法案要求。而奥贝泰克认为，被告已经遵循了"专利舞蹈"程序，不适用前述"山德士判例"结论，其"上市前 180 天通知"符合 BPCIA 法案规定，并称如果要等到 FDA 批准后才开始起算 180 天时间，将使得原研药企业的独占期由 12 年延长至 12 年半，造成过度保护。

在随后的审理程序中，地区法院判定奥贝泰克不侵犯安进的专利权，但仍需严格遵守获得 FDA 批准后，才能进行"上市前 180 天通知"原研药企业的规定；奥贝泰克不服判决提起上诉，而美国联邦上诉巡回法院仍维持了原判决，认为奥贝泰克案与山德士案不具有"法律上的区别"，必须等到生物类似药获得 FDA 批准后才能履行"上市前 180 天通知"义务。

事实上，"专利舞蹈"制度在实践过程中确实引发了诸多争议，体现在以下 3 个方面。第一，"专利舞蹈"制度是否是强制性程序？根据美国法院解释，这一程序应为可选程序，由生物类似药企业自主决定是否开启。第二，上市前通知的起始时间如何确定？根据美国法院的判例结论，更倾向于生物仿制药已经获得 FDA 批准后才能履行通知义务。第三，信息交换的范围如何界定？主流观点仍认为应局限于与涉案专利相关的生产信息，原研药企业不能借由此程序窥探生物类似药企业的技术秘密，并且对于生物类似药企业提供的信息原研药企业负有保密责任。

对于生物类似药企业是否应通过"专利舞蹈"制度解决专利纠纷，业内也存在不同的观点，支持的一方认为："专利舞蹈"制度的设立，有利于在药品审批阶段解决专利纠纷，减少药物专利侵权诉讼，提升药物审批效率，降低法院审批压力和企业诉讼负担，并且在"专利舞蹈"制度中由生物类似药企业一方主动进行诉讼的专利范围，可以掌握一定的主动权。反对的一方则认为："专利舞蹈"制度程序复杂，且难以有效避免后续专利诉讼的发生，故某些生物类似药企业更倾向于不通过"专利舞蹈"程序，而是直接在专利诉讼或谈判中与原研药企业解决专利纠纷，这样做的好处是可以避免商业秘密泄露并将专利诉讼程序合二为一，缩短专利纠纷解决时间。

生物药的比重越来越大，相比化学药，生物药价格普遍较高，很多病症都需要长期服用生物药，甚至终身服药，给患者带来了巨大的经济负担。鉴于此，节省费用成为生物类似药最大的优势。由于生物药代表药物研发领域的最前沿，是肿瘤等重大疾病的重要治疗手段，目前生物类似药品种数量还不多，如何通过合理的制度设计，引导生物类似药的良性竞争，增加生物药的可及性，将是全球医药行业的关注重点之一。

第 二 章
中国药品专利保护制度的确立和运行

第一节　法律法规的修改制定历程

自 2017 年 10 月中共中央办公厅和国务院办公厅联合印发《关于深化审评审批制度改革鼓励药品医疗器械创新的意见》中明确设立药品专利保护制度以来，相关法律法规的修订稳步推进。2020 年，《专利法》第四次修正已经完成，《专利法实施细则》和《专利审查指南》中相配套的规定也即将落地。针对药品专利纠纷的早期解决机制，国家药监局、最高人民法院、国家知识产权局出台了相应的实施办法。本节对相关法律法规的修改制定历程作一回顾。

一、《专利法》修改

我国《专利法》制定于 1984 年，之后在 1992 年、2000 年、2008 年分别进行了第一、第二、第三次修正。《专利法》第四次修正工作历时 8 年多。2012 年 8 月，国家知识产权局曾就《中华人民共和国专利法修改草案（征求意见稿）》公开征求意见。2015年 7 月，国家知识产权局将《中华人民共和国专利法修订草案（送审稿）》报请国务院审议。2015 年 12 月，国务院法制办公室就上述送审稿公开征求意见。2018 年 12 月，《中华人民共和国专利法修正案（草案）》经国务院常务会议审议通过，并于当月在第十三届全国人民代表大会常务委员会第七次会议上进行了第一次审议。2020 年 6 月，第十三届全国人民代表大会常务委员会第二十次会议对该草案进行了第二次审议。2020 年 10 月 17 日，第十三届全国人民代表大会常务委员会第二十二次会议通过《全国人民代表大会常务委员会关于修改〈中华人民共和国专利法〉的决定》，国家主席习近平签署第 55 号主席令予以公布，修改后的《专利法》自 2021 年 6 月 1 日起施行。

《专利法》第四次修正历经 8 年多（2012—2020 年），正是我国经济发展方式转变、经济结构优化、增长动力转换的关键时期。在这一阶段，创新成为引领发展的第一动力。因此，强化知识产权保护、提高自主创新能力，成为我国加快转变经济发展方式、实施创新驱动发展战略的必由之路。在这一背景下，《专利法》第四次修正为进一步推进自主创新、优化营商环境，维护专利权人的合法权益，增强创新主体对专利保护的信心，充分激发全社会的创新创造的热情注入了动力。而且，随着国际国内形势的发展变化，我国在知识产权保护领域也出现了一些新变化，包括为了履行《中华人民共和国政府和美利坚合众国政府经济贸易协议》（以下简称"中美经贸协议"）的相关条款，需要相应修改专利法的有关规定等。专利权期限补偿制度和药品专利纠纷早期解决机制等药品专利保护制度在《专利法》第四次修正中增补和确立，既是对中美经贸协议的落实，也是对专利权人合法权益的保护。

其中，关于专利权期限补偿制度，《专利法》第 42 条第 2 款规定，"自发明专利申请日起满四年，且自实质审查请求之日起满三年后授予发明专利权的，国务院专利行政部门应专利权人的请求，就发明专利在授权过程中的不合理延迟给予专利权期限补偿，但由申请人引起的不合理延迟除外"。第 42 条第 3 款规定，"补偿新药上市审评审批占用的时间，对在中国获得上市许可的新药相关发明专利，国务院专利行政部门应专利权人的请求给予专利权期限补偿。补偿期限不超过五年，新药批准上市后总有效专利权期限不超过十四年"。可以看出，第 42 条第 2 款即专利权期限调整（PTA）制度，第 42 条第 3 款即药品专利期限补偿（PTE）制度。

关于药品专利纠纷早期解决机制，《专利法》第 76 条第 1 款规定，"药品上市审评审批过程中，药品上市许可申请人与有关专利权人或者利害关系人，因申请注册的药品相关的专利权产生纠纷的，相关当事人可以向人民法院起诉，请求就申请注册的药品相关技术方案是否落入他人药品专利权保护范围作出判决。国务院药品监督管理部门在规定的期限内，可以根据人民法院生效裁判作出是否暂停批准相关药品上市的决定"。第 76 条第 2 款规定，"药品上市许可申请人与有关专利权人或者利害关系人也可以就申请注册的药品相关的专利权纠纷，向国务院专利行政部门请求行政裁决"。第 76 条第 3 款规定，"国务院药品监督管理部门会同国务院专利行政部门制定药品上市许可审批与药品上市许可申请阶段专利权纠纷解决的具体衔接办法，报国务院同意后实施"。可以看出，《专利法》第 76 条第 1 款涉及药品上市审评审批相关的专利权纠纷的司法程序，第 76 条第 2 款涉及药品上市审评审批相关的专利权纠纷的行政裁决程序，第 76 条第 3 款规定了制定相关专利权纠纷的具体衔接办法的责任部门和主管部门。

二、《专利法实施细则》修改

为配合《专利法》第四次修正，国家知识产权局开展了专利法实施细则的修改准备工作，在认真研究各方面意见的基础上，形成了专利法实施细则修改建议（征求意见稿）对照表，于 2020 年 11 月 27 日公开征求意见。此次专利法实施细则修改中，对于专利权期限补偿制度，在新增第 85 条、第 89 条和第 90 条修订和新增第 100 条进行了规定。

其中，新增第 85 条之二规定了专利权期限调整（PTA）的提出时机，"根据专利法第四十二条第二款请求补偿发明专利权期限的，专利权人应当在专利授权公告后 3 个月内向国务院专利行政部门提出"。新增第 85 条之三规定了计算 PTA 时会被扣除的情形，"给予专利授权期限补偿的，按照实际延迟的天数予以补偿。专利法第四十二条第二款规定的由申请人引起的不合理延迟包括以下情形：（一）未在指定期限内答复国务院专利行政部门发出的通知；（二）申请延迟审查；（三）援引加入；（四）其他情形。本细则第八十六条、第八十七条的情形不属于不合理延迟。"新增第 85 条之四规定了药品专利期限补偿（PTE）的对象，"对在中国获得上市许可的化学药、生物制品和中药新药产品专利、制备方法专利或者医药用途相关专利，符合药品专利期限补偿条件的，可以给予药品专利期限补偿。前款所称新药相关专利，是指国务院药品监督管理部门首次批准上市的新药活性成分相关专利。中药新药专利包括中药创新药相关专利和增加功能主治的中药改良型新药相关专利"。新增第 85 条之五规定了 PTE 的计算方式，"药品专利期限补偿时间的计算方式为申请注册的新药在中国获得上市许可之日减去专利申请日，再减去 5 年"。新增第 85 条之六规定了 PTE 的权利范围，"药品专利期限补偿期间，该专利的保护范围限于国务院药品监督管理部门批准上市的新药，且限于该新药经批准的适应症。❶ 药品专利期限补偿期间的专利权与药品专利期限补偿前具有相同的权利和义务"。新增第 85 条之七规定了 PTE 的提出时机和获得 PTE 的条件，"专利权人请求给予药品专利期限补偿的，应当自药品上市许可申请获得批准之日起 3 个月内向国务院专利行政部门提出药品专利期限补偿请求，并附具有关证明文件，提出请求时药品及其专利应当满足以下条件：（一）一个药品同时存在多项专利的，专利权人只能请求对其中一项专利给予药品专利期限补偿；（二）一项专利同时涉及多个药品的，只能对一个药品就该专利提出药品专利期限补偿请求；（三）该专利尚未获得过药品专利期限补偿；（四）请求给予药品专利期限补偿的专利剩余保护期限不少于 6 个月"。新增第 85 条之八规定了 PTE 的审批和异议程序，"国务院专利行政部门对专利授权期限补偿和药品专利期限补偿请求审查后，认为不符合期限补偿条件的，应当予以驳回。经审查没有发现驳回理由的，作出给予期限补偿的决定，予以登记和公告。自国务院专利行政部门公告给予期限补偿之日起，任何单位或者个人认为给予期限补偿的决定不符合补偿条件的，可以请求国务院专利行政部门宣告该期限补偿决定无效。

---

❶ 适应症应为适应证，为保持与法条一致，未作修改，下同。——编辑注

请求人或者专利权人对维持给予期限补偿有效或者宣告给予期限补偿无效的决定不服的，可以自收到通知之日起3个月内向人民法院起诉。人民法院应当通知该无效宣告请求程序的对方当事人作为第三人参加诉讼"。

此外，第89条修订中规定了国务院专利行政部门设置专利登记簿，登记与专利申请和专利权有关的事项，其中第（9）项为涉及专利权期限的补偿的内容。第90条修订中规定了国务院专利行政部门定期出版的专利公报中公布或者公告的内容，其中第（9）项为涉及专利权期限的补偿的内容。新增第100条之一规定了在专利授权期限补偿和药品专利期限补偿程序中，专利权人应当按照规定缴纳相关费用。

可以看出，此次专利法实施细则修改中增加了专利期限补偿制度相关的条款，涉及专利授权期限补偿的请求时间，属于申请人引起的不合理延迟的情形，药品专利期限补偿的请求条件、药品范围、保护范围等，同时也涉及专利登记和公告、专利费用缴纳等一系列程序问题，都是适应专利法的配套修改。但是，对于专利纠纷早期解决机制的细化规定，则并未在目前公开的征求意见稿中体现，而是通过具体部门的实施办法进行专门的细化规定。

三、《药品专利纠纷早期解决机制实施办法（试行）》和司法解释

药品专利纠纷早期解决机制是将相关药品上市审批程序与相关药品专利纠纷解决程序相衔接的制度，类似于国外的药品专利链接制度。

早在2017年10月，中共中央办公厅、国务院办公厅联合印发了《关于深化审评审批制度改革　鼓励药品医疗器械创新的意见》，其中首次提出要探索建立药品专利链接制度。2019年11月，中共中央办公厅、国务院办公厅印发《关于强化知识产权保护的意见》，其中再次提到探索建立药品专利链接制度。2020年10月，《专利法》第四次修正中新增第76条，引入药品专利纠纷早期解决的有关规定，其中第76条第3款明确了由国务院药品监督管理部门会同国务院专利行政部门制定药品上市许可审批与药品上市许可申请阶段专利纠纷解决的具体衔接办法，报国务院同意后实施。

为贯彻落实党中央、国务院决策部署，推动建立我国药品专利纠纷早期解决机制，国家药监局、最高人民法院、国家知识产权局经协商分别制定了相应的办法或司法解释，并于第四次修正《专利法》实施之后的首月及2021年7月初陆续公布。

（一）国家药监局发布的实施办法

国家药监局、国家知识产权局会同有关部门在第四次修正《专利法》相关规定的框架下，就药品专利纠纷早期解决机制的具体制度认真研究，借鉴国际做法，在广泛征求业界、协会、专家等意见并完善后，制定了《药品专利纠纷早期解决机制实施办

法（试行）》（以下简称《实施办法》），于 2021 年 7 月 4 日发布，自发布之日起施行。该《实施办法》旨在为当事人在相关药品上市审评审批环节提供相关专利纠纷解决的机制，保护药品专利权人合法权益，降低仿制药上市后专利侵权风险。《实施办法》共包括 16 条内容。

第一条　为了保护药品专利权人合法权益，鼓励新药研究和促进高水平仿制药发展，建立药品专利纠纷早期解决机制，制定本办法。

第二条　国务院药品监督管理部门组织建立中国上市药品专利信息登记平台，供药品上市许可持有人登记在中国境内注册上市的药品相关专利信息。未在中国上市药品专利信息登记平台登记相关专利信息的，不适用本办法。

第三条　国家药品审评机构负责建立并维护中国上市药品专利信息登记平台，对已获批上市药品的相关专利信息予以公开。

第四条　药品上市许可持有人在获得药品注册证书后 30 日内，自行登记药品名称、剂型、规格、上市许可持有人、相关专利号、专利名称、专利权人、专利被许可人、专利授权日期及保护期限届满日、专利状态、专利类型、药品与相关专利权利要求的对应关系、通讯地址、联系人、联系方式等内容。相关信息发生变化的，药品上市许可持有人应当在信息变更生效后 30 日内完成更新。药品上市许可持有人对其登记的相关信息的真实性、准确性和完整性负责，对收到的相关异议，应当及时核实处理并予以记录。登记信息与专利登记簿、专利公报以及药品注册证书相关信息应当一致；医药用途专利权与获批上市药品说明书的适应症或者功能主治应当一致；相关专利保护范围覆盖获批上市药品的相应技术方案。相关信息修改应当说明理由并予以公开。

第五条　化学药上市许可持有人可在中国上市药品专利信息登记平台登记药物活性成分化合物专利、含活性成分的药物组合物专利、医药用途专利。

第六条　化学仿制药申请人提交药品上市许可申请时，应当对照已在中国上市药品专利信息登记平台公开的专利信息，针对被仿制药每一件相关的药品专利作出声明。声明分为四类：

一类声明：中国上市药品专利信息登记平台中没有被仿制药的相关专利信息；

二类声明：中国上市药品专利信息登记平台收录的被仿制药相关专利权已终止或者被宣告无效，或者仿制药申请人已获得专利权人相关专利实施许可；

三类声明：中国上市药品专利信息登记平台收录有被仿制药相关专利，仿制药申请人承诺在相应专利权有效期届满之前所申请的仿制药暂不上市；

四类声明：中国上市药品专利信息登记平台收录的被仿制药相关专利权应当被宣告无效，或者其仿制药未落入相关专利权保护范围。

仿制药申请人对相关声明的真实性、准确性负责。仿制药申请被受理后 10 个工作日内，国家药品审评机构应当在信息平台向社会公开申请信息和相应声明；仿制药申请人应当将相应声明及声明依据通知上市许可持有人,上市许可持有人非专利权人的,由上市许可持有人通知专利权人。其中声明未落入相关专利权保护范围的,声明依据应当包括仿制药技术方案与相关专利的相关权利要求对比表及相关技术资料。除纸质资料外,仿制药申请人还应当向上市许可持有人在中国上市药品专利信息登记平台登记的电子邮箱发送声明及声明依据,并留存相关记录。

第七条 专利权人或者利害关系人对四类专利声明有异议的,可以自国家药品审评机构公开药品上市许可申请之日起45日内,就申请上市药品的相关技术方案是否落入相关专利权保护范围向人民法院提起诉讼或者向国务院专利行政部门请求行政裁决。当事人对国务院专利行政部门作出的行政裁决不服的,可以在收到行政裁决书后依法向人民法院起诉。

专利权人或者利害关系人如在规定期限内提起诉讼或者请求行政裁决的,应当自人民法院立案或者国务院专利行政部门受理之日起15个工作日内将立案或受理通知书副本提交国家药品审评机构,并通知仿制药申请人。

第八条 收到人民法院立案或者国务院专利行政部门受理通知书副本后,国务院药品监督管理部门对化学仿制药注册申请设置9个月的等待期。等待期自人民法院立案或者国务院专利行政部门受理之日起,只设置一次。等待期内国家药品审评机构不停止技术审评。

专利权人或者利害关系人未在规定期限内提起诉讼或者请求行政裁决的,国务院药品监督管理部门根据技术审评结论和仿制药申请人提交的声明情形,直接作出是否批准上市的决定;仿制药申请人可以按相关规定提起诉讼或者请求行政裁决。

第九条 对引发等待期的化学仿制药注册申请,专利权人或者利害关系人、化学仿制药申请人应当自收到判决书或者决定书等10个工作日内将相关文书报送国家药品审评机构。

对技术审评通过的化学仿制药注册申请,国家药品审评机构结合人民法院生效判决或者国务院专利行政部门行政裁决作出相应处理:

(1)确认落入相关专利权保护范围的,待专利权期限届满前将相关化学仿制药注册申请转入行政审批环节;

(2)确认不落入相关专利权保护范围或者双方和解的,按照程序将相关化学仿制药注册申请转入行政审批环节;

(3)相关专利权被依法无效的,按照程序将相关化学仿制药注册申请转入行政审批环节;

(4)超过等待期,国务院药品监督管理部门未收到人民法院的生效判决或者调解书,或者国务院专利行政部门的行政裁决,按照程序将相关化学仿制药注册申请转入行政审批环节;

（5）国务院药品监督管理部门在行政审批期间收到人民法院生效判决或者国务院专利行政部门行政裁决，确认落入相关专利权保护范围的，将相关化学仿制药注册申请交由国家药品审评机构按照本条第二款第一项的规定办理。

国务院药品监督管理部门作出暂缓批准决定后，人民法院推翻原行政裁决的、双方和解的、相关专利权被宣告无效的，以及专利权人、利害关系人撤回诉讼或者行政裁决请求的，仿制药申请人可以向国务院药品监督管理部门申请批准仿制药上市，国务院药品监督管理部门可以作出是否批准的决定。

第十条　对一类、二类声明的化学仿制药注册申请，国务院药品监督管理部门依据技术审评结论作出是否批准上市的决定；对三类声明的化学仿制药注册申请，技术审评通过的，作出批准上市决定，相关药品在相应专利权有效期和市场独占期届满之后方可上市。

第十一条　对首个挑战专利成功并首个获批上市的化学仿制药，给予市场独占期。国务院药品监督管理部门在该药品获批之日起12个月内不再批准同品种仿制药上市，共同挑战专利成功的除外。市场独占期限不超过被挑战药品的原专利权期限。市场独占期内国家药品审评机构不停止技术审评。对技术审评通过的化学仿制药注册申请，待市场独占期到期前将相关化学仿制药注册申请转入行政审批环节。

挑战专利成功是指化学仿制药申请人提交四类声明，且根据其提出的宣告专利权无效请求，相关专利权被宣告无效，因而使仿制药可获批上市。

第十二条　中药、生物制品上市许可持有人，按照本办法第二条、第三条、第四条、第七条，进行相关专利信息登记等。中药可登记中药组合物专利、中药提取物专利、医药用途专利，生物制品可登记活性成分的序列结构专利、医药用途专利。中药同名同方药、生物类似药申请人按照本办法第六条进行相关专利声明。

第十三条　对中药同名同方药和生物类似药注册申请，国务院药品监督管理部门依据技术审评结论，直接作出是否批准上市的决定。对于人民法院或者国务院专利行政部门确认相关技术方案落入相关专利权保护范围的，相关药品在相应专利权有效期届满之后方可上市。

第十四条　化学仿制药、中药同名同方药、生物类似药等被批准上市后，专利权人或者利害关系人认为相关药品侵犯其相应专利权，引起纠纷的，依据《中华人民共和国专利法》等法律法规相关规定解决。已经依法批准的药品上市许可决定不予撤销，不影响其效力。

第十五条　提交不实声明等弄虚作假的、故意将保护范围与已获批上市药品无关或者不属于应当登记的专利类型的专利登记至中国上市药品专利信息登记平台、侵犯专利权人相关专利权或者其他给当事人造成损失的，依法承担相应责任。

第十六条　本办法自发布之日起施行。

可以看出，该《实施办法》的主要内容包括平台建设和信息公开制度、专利权登记制度、仿制药专利声明制度、司法链接和行政链接制度、批准等待期制度、药品审评审批分类处理制度、首仿药市场独占期制度等，均与国家药监局的职能相对应，其中包括5项重点内容。❶

第一，《实施办法》规定了可以在中国上市药品专利信息登记平台中登记的具体药品专利包括化学药品（不含原料药）的药物活性成分化合物专利、含活性成分的药物组合物专利、医药用途专利；中药的中药组合物专利、中药提取物专利、医药用途专利；生物制品的活性成分的序列结构专利、医药用途专利。相关专利不包括中间体、代谢产物、晶型、制备方法、检测方法等的专利。这也是药品专利纠纷早期解决机制中规定的在仿制药申报时须提交声明的专利类型。

第二，《实施办法》规定了专利声明的程序。即化学仿制药申请人、中药同名同方药申请人、生物类似药申请人提交药品上市许可申请时，应当对照已在中国上市药品专利信息登记平台公开的专利信息，针对被仿制药每一件相关的药品专利作出声明。仿制药申请被受理后10个工作日内，仿制药申请人应当将相应声明及声明依据通知上市许可持有人。其中，声明未落入相关专利权保护范围的，声明依据应当包括仿制药技术方案与相关专利的相关权利要求对比表及相关技术资料。除纸质资料外，仿制药申请人还应当向上市许可持有人在中国上市药品专利信息登记平台登记的电子邮箱发送声明及声明依据，并留存相关记录。

第三，《实施办法》规定了行政裁决和司法裁判二元制体系，即专利权人或者利害关系人对四类专利声明有异议的，可以就申请上市药品的相关技术方案是否落入相关专利权保护范围向人民法院提起诉讼或者向国务院专利行政部门请求行政裁决，同时提供了司法途径和行政途径两种选择。在规定的期限内，专利权人可以自行选择途径。如果当事人选择向国务院专利行政部门请求行政裁决，对行政裁决不服又向人民法院提起行政诉讼的，等待期并不延长。《实施办法》同时也规定，专利权人或者利害关系人未在规定期限内提起诉讼或者请求行政裁决的，仿制药申请人可以按相关规定提起诉讼或者请求行政裁决，以确认其药品技术方案不落入相关专利权保护范围。

第四，《实施办法》规定了启动等待期的方式，即专利权人或者利害关系人对化学仿制药注册申请的四类专利声明有异议的，可以自国家药品审评机构公开药品上市许可申请之日起45日内，就申请上市药品的相关技术方案是否落入相关专利权保护范围向人民法院提起诉讼或者向国务院专利行政部门请求行政裁决。专利权人或者利害关系人如在规定期限内提起诉讼或者请求行政裁决，应当自人民法院立案或者国务院专

❶　国家药监局.《药品专利纠纷早期解决机制实施办法（试行）》政策解读，国家知识产权局关于发布《药品专利纠纷早期解决机制实施办法（试行）》的公告（2021年第89号）［EB/OL］.（2021 – 07 – 04）［2022 – 11 – 10］. https：//www.nmpa.gov.cn/xxgk/fgwj/xzhgfxwj/20210703223942131.html.

利行政部门受理之日起 15 个工作日内将立案或受理通知书副本提交国家药品审评机构，并通知仿制药申请人。收到人民法院立案或者国务院专利行政部门受理通知书副本后，国务院药品监督管理部门对化学仿制药注册申请设置 9 个月的等待期。另外，《实施办法》也规定了对化学仿制药申请人声明中国上市药品专利信息登记平台收录的被仿制药相关专利权应当被宣告无效的，如果专利权人或者利害关系人未就上市药品的相关技术方案是否落入相关专利权保护范围向人民法院提起诉讼或者向国务院专利行政部门请求行政裁决，不启动等待期。

第五，《实施办法》规定了未能早期解决专利纠纷的，相关药品上市后的处理方式。即未在中国上市药品专利信息登记平台登记相关专利信息的，不适用该办法；专利权人或者利害关系人未在规定期限内提起诉讼或者请求行政裁决的，不设置等待期。对此类未能早期解决专利纠纷的，相关药品获批上市后，如专利权人认为相关药品侵犯其相应专利权，引起纠纷的，依据《专利法》等法律法规的规定解决。已经依法批准的药品上市许可决定不予撤销，不影响其效力。

（二）最高人民法院发布的司法解释

为了贯彻落实《关于深化审评审批制度改革　鼓励药品医疗器械创新的意见》《关于强化知识产权保护的意见》中有关"探索建立药品专利链接制度"的要求，最高人民法院民三庭自 2017 年起开展药品专利链接制度的专项调研。

为配合第四次修正《专利法》第 76 条的实施，正确审理申请注册的药品相关的专利权纠纷民事案件，最高人民法院经广泛征求中央有关部门、法院系统以及社会各界意见，根据《专利法》《民事诉讼法》等有关法律规定，结合知识产权审判实际，制定出台了《最高人民法院关于审理申请注册的药品相关的专利权纠纷民事案件适用法律若干问题的规定》（法释〔2021〕13 号），于 2021 年 5 月 24 日由最高人民法院审判委员会第 1839 次会议通过，自 2021 年 7 月 5 日起施行。该司法解释共包括 14 条内容。

第一条　当事人依据专利法第七十六条规定提起的确认是否落入专利权保护范围纠纷的第一审案件，由北京知识产权法院管辖。

第二条　专利法第七十六条所称相关的专利，是指适用国务院有关行政部门关于药品上市许可审批与药品上市许可申请阶段专利权纠纷解决的具体衔接办法（以下简称衔接办法）的专利。专利法第七十六条所称利害关系人，是指前款所称专利的被许可人、相关药品上市许可持有人。

第三条　专利权人或者利害关系人依据专利法第七十六条起诉的，应当按照民事诉讼法第一百一十九条第三项的规定提交下列材料：

（1）国务院有关行政部门依据衔接办法所设平台中登记的相关专利信息，包括专利名称、专利号、相关的权利要求等；

（2）国务院有关行政部门依据衔接办法所设平台中公示的申请注册药品的相关信息，包括药品名称、药品类型、注册类别以及申请注册药品与所涉及的上市药品之间的对应关系等；

（3）药品上市许可申请人依据衔接办法作出的四类声明及声明依据。

药品上市许可申请人应当在一审答辩期内，向人民法院提交其向国家药品审评机构申报的、与认定是否落入相关专利权保护范围对应的必要技术资料副本。

第四条　专利权人或者利害关系人在衔接办法规定的期限内未向人民法院提起诉讼的，药品上市许可申请人可以向人民法院起诉，请求确认申请注册药品未落入相关专利权保护范围。

第五条　当事人以国务院专利行政部门已经受理专利法第七十六条所称行政裁决请求为由，主张不应当受理专利法第七十六条所称诉讼或者申请中止诉讼的，人民法院不予支持。

第六条　当事人依据专利法第七十六条起诉后，以国务院专利行政部门已经受理宣告相关专利权无效的请求为由，申请中止诉讼的，人民法院一般不予支持。

第七条　药品上市许可申请人主张具有专利法第六十七条、第七十五条第二项等规定情形的，人民法院经审查属实，可以判决确认申请注册的药品相关技术方案未落入相关专利权保护范围。

第八条　当事人对其在诉讼中获取的商业秘密或者其他需要保密的商业信息负有保密义务，擅自披露或者在该诉讼活动之外使用、允许他人使用的，应当依法承担民事责任。构成民事诉讼法第一百一十一条规定情形的，人民法院应当依法处理。

第九条　药品上市许可申请人向人民法院提交的申请注册的药品相关技术方案，与其向国家药品审评机构申报的技术资料明显不符，妨碍人民法院审理案件的，人民法院依照民事诉讼法第一百一十一条的规定处理。

第十条　专利权人或者利害关系人在专利法第七十六条所称诉讼中申请行为保全，请求禁止药品上市许可申请人在相关专利权有效期内实施专利法第十一条规定的行为的，人民法院依照专利法、民事诉讼法有关规定处理；请求禁止药品上市申请行为或者审评审批行为的，人民法院不予支持。

第十一条　在针对同一专利权和申请注册药品的侵害专利权或者确认不侵害专利权诉讼中，当事人主张依据专利法第七十六条所称诉讼的生效判决认定涉案药品技术方案是否落入相关专利权保护范围的，人民法院一般予以支持。但是，有证据证明被诉侵权药品技术方案与申请注册的药品相关技术方案不一致或者新主张的事由成立的除外。

第十二条　专利权人或者利害关系人知道或者应当知道其主张的专利权应当被宣告无效或者申请注册药品的相关技术方案未落入专利权保护范围，仍提起专利法第七十六条所称诉讼或者请求行政裁决的，药品上市许可申请人可以向北京知识产权法院提起损害赔偿之诉。

第十三条 人民法院依法向当事人在国务院有关行政部门依据衔接办法所设平台登载的联系人、通讯地址、电子邮件等进行的送达，视为有效送达。当事人向人民法院提交送达地址确认书后，人民法院也可以向该确认书载明的送达地址送达。

第十四条 本规定自 2021 年 7 月 5 日起施行。本院以前发布的相关司法解释与本规定不一致的，以本规定为准。

该规定对药品专利纠纷的管辖法院、具体案由、起诉材料、诉权行使方式、行政程序与司法程序衔接、抗辩事由、诉讼中商业秘密保护、行为保全、败诉反赔、送达方式等作了规定，为及时公正审理好该类案件提供了明确指引，推动药品早期纠纷解决制度落地见效。既体现为医药行业主体的自主创新和高质量发展提供制度激励和司法保障，也注重满足药物的可及性和广大人民群众的生命健康。

药品专利链接诉讼是一种新的案件类型，该规定中明确案由为"确认是否落入专利权保护范围纠纷"，表明药品专利链接诉讼属于确认之诉，没有具体的给付请求。此外，在药品审评审批过程中，申请注册的药品相关的专利权纠纷，需要与国务院有关行政部门关于药品上市许可审批与药品上市许可申请阶段专利权纠纷解决的具体衔接办法，即国家药监局发布的《药品专利纠纷早期解决机制实施办法（试行）》配套，与其保持协调。

药品专利早期纠纷解决制度的目的是让与申请注册的药品相关的专利权纠纷早期得到解决。但为了避免当事人利用不同诉讼程序持续阻碍药品上市，保障公众的药品可及性。该规定第 11 条规定，药品专利链接诉讼的生效判决，特别是关于是否落入专利权保护范围的认定，对于在后的针对同一专利权和申请注册的药品的专利侵权诉讼或确认不侵权诉讼具有既判力。这样既可以提高传统专利侵权案件的审判效率，又可以让药品专利链接制度得到有效贯彻。

同时，该规定对于《专利法》第 76 条所称的相关当事人作了进一步明确，即不仅包括有关专利权人或者被许可人，还包括药品上市许可申请人。为了保障双方当事人诉权的平等，又避免因平行诉讼带来的程序繁复、不合理迟延药品审批等问题。同时，该第 2 条第 2 款所称专利的被许可人，包括独占许可合同的被许可人，排他许可合同的被许可人以及普通许可合同的被许可人。

另外，该规定第 3 条第 1 款明确规定了专利权人或利害关系人在起诉时应当提交的证据材料。第一项是相关专利信息，包括专利名称、专利号、相关的权利要求等；第二项是被告申请注册的药品的相关信息，包括药品名称、药品类型、注册类别以及申请注册药品与所涉及的上市药品之间的对应关系等；第三项是药品上市许可申请人作出的"四类声明"及声明依据。该"四类声明"，是指中国上市药品专利信息登记平台收录的被仿制药相关专利权应当被宣告无效，或者其仿制药未落入相关专利权保护范围。以上三项材料在国务院有关行政部门依据《专利法》第 76 条第 3 款制定的衔接办法所设的平台中均能够获得。同样，药品上市许可申请人在提起确认不落入药品专利权保护范围的诉讼时也需要提交上述三项材料。同时，该第 3 条第 2 款规定药品上市许可申请人应当在一审答辩期内，向人民法院提交其向国家药品审评机构申报的、与认定是否落入相关专利权保护范围对应的必要技术资料副本。该技术资料是判断申请注册的药品是否落入相关的专利权保护范围的关键证据。药品上市许可申请人应当如实向法院提交，否则，人民法院依照《民事诉讼法》第 111 条的规定处理。❶

（三）国家知识产权局发布的裁决办法

为认真贯彻落实党中央、国务院关于全面加强知识产权保护的决策部署，切实维护专利权人合法权益，鼓励药物研发创新，依法依规办理涉药品上市审评审批过程中的专利纠纷行政裁决案件，根据《专利法》和有关法律、法规、规章，按照《药品专利纠纷早期解决机制实施办法（试行）》有关规定，国家知识产权局制定《药品专利纠纷早期解决机制行政裁决办法》（以下简称《裁决办法》），并于 2021 年 7 月 4 日发布，自发布之日起施行，其共包括 24 条内容。

第一条　为依法办理涉药品上市审评审批过程中的专利纠纷行政裁决（以下简称药品专利纠纷行政裁决）案件，根据《中华人民共和国专利法》（以下简称专利法）和有关法律、法规、规章，制定本办法。

第二条　国家知识产权局负责专利法第七十六条所称的行政裁决办理工作。

国家知识产权局设立药品专利纠纷早期解决机制行政裁决委员会，组织和开展药品专利纠纷早期解决机制行政裁决相关工作。

第三条　案件办理人员有下列情形之一的，应当自行回避：

（1）是当事人或者其代理人的近亲属的；

（2）与专利申请或者专利权有利害关系的；

（3）与当事人或者其代理人有其他关系，可能影响公正办案的。

当事人也有权申请案件办理人员回避。当事人申请回避的，应当说明理由。

案件办理人员的回避，由案件办理部门决定。

第四条　当事人请求国家知识产权局对药品专利纠纷进行行政裁决的，应当符合下列条件：

（1）请求人是专利法第七十六条所称的药品上市许可申请人与有关专利权人或者

---

❶　人民法院新闻传媒总社. 最高人民法院民三庭负责人就《关于审理申请注册的药品相关的专利权纠纷民事案件适用法律若干问题的规定》答记者问［EB/OL］.（2021-07-05）［2022-11-10］. https：//www. court. gov. cn/zixun-xiangqing-311781. html.

利害关系人，其中的利害关系人是指相关专利的被许可人或者登记的药品上市许可持有人；

（2）有明确的被请求人；

（3）有明确的请求事项和具体的事实、理由；

（4）相关专利信息已登记在中国上市药品专利信息登记平台上，且符合《药品专利纠纷早期解决机制实施办法》的相关规定；

（5）人民法院此前未就该药品专利纠纷立案；

（6）药品上市许可申请人提起行政裁决请求的，自国家药品审评机构公开药品上市许可申请之日起四十五日内，专利权人或者利害关系人未就该药品专利纠纷向人民法院起诉或者提起行政裁决请求；

（7）一项行政裁决请求应当仅限于确认一个申请上市许可的药品技术方案是否落入某一项专利权的保护范围。

第五条　专利权人或者利害关系人请求确认申请上市许可的药品相关技术方案落入相关专利权的保护范围的，应当以药品上市许可申请人作为被请求人。

专利权属于多个专利权人共有的，应当由全体专利权人提出请求，部分共有专利权人明确表示放弃有关实体权利的除外。

药品上市许可持有人或者独占实施许可合同的被许可人可以自己的名义提出请求；排他实施许可合同的被许可人在专利权人不提出请求的情况下，可以自己的名义提出请求。

第六条　药品上市许可申请人请求确认申请上市许可的药品相关技术方案不落入相关专利权的保护范围的，应当以专利权人作为被请求人。

第七条　请求国家知识产权局对药品专利纠纷进行行政裁决的，应当提交请求书及下列材料：

（1）主体资格证明；

（2）中国上市药品专利信息登记平台对相关专利的登记信息、国家药品审评机构信息平台公示的药品上市许可申请及其未落入相关专利权保护范围的声明和声明依据；

（3）请求人是药品上市许可申请人的，还应当提交申请注册的药品相关技术方案，该技术方案涉及保密信息的，需要单独提交并声明。

第八条　请求书应当载明以下内容：

（1）请求人的姓名或者名称、地址，法定代表人或者主要负责人的姓名、联系电话，委托代理人的，代理人的姓名和代理机构的名称、地址、联系电话；

（2）被请求人的姓名或名称、地址、法定代表人的姓名、联系电话及其他事项；

（3）中国上市药品专利信息登记平台登记的相关专利信息，包括专利号、专利类型、专利状态、专利权人、专利保护期届满日，以及请求认定是否落入保护范围的具体权利要求项；

（4）国家药品审评机构信息平台公示的申请注册药品的相关信息及声明类型；

（5）关于申请注册的药品技术方案是否落入相关专利权保护范围的理由；

（6）证据材料清单；

（7）请求人或者获得授权的代理人的签名（自然人）或者盖章（法人和其他组织）。有关证据和证明材料可以以请求书附件的形式提交。

第九条　国家知识产权局收到请求书及相关材料后，应当进行登记并对请求书等材料进行审查。请求书及相关材料不齐全、请求书未使用规定的格式或者填写不符合规定的，应当通知请求人在五个工作日内补正。期满未补正或者补正后仍存在同样缺陷的，该行政裁决请求不予受理。

第十条　药品专利纠纷行政裁决请求有下列情形之一的，国家知识产权局不予受理并通知请求人：

（1）请求书中缺少请求人姓名或名称，联系地址等基本信息，或者缺少专利权信息的；

（2）被请求人不明确的；

（3）请求人和被请求人的主体资格不符合本办法第四、五、六条相关规定的；

（4）涉案专利不属于中国上市药品专利信息登记平台登记的专利主题类型，或者与第四类声明中专利不一致的；

（5）涉案专利所涉及的权利要求被国家知识产权局宣告无效的；

（6）请求书中未明确所涉及的专利权利要求以及请求行政裁决具体事项的；

（7）请求人未具体说明行政裁决理由，或者未结合提交的证据具体说明行政裁决理由的；

（8）一项行政裁决请求涉及一个以上申请上市许可的药品技术方案或者一项以上专利权的；

（9）同一药品专利纠纷已被人民法院立案的。

第十一条　当事人的请求符合本办法第四条规定的，国家知识产权局应当在五个工作日内立案并通知请求人和被请求人。

第十二条　国家知识产权局根据当事人的申请，或者根据案件办理需要可以向药品监督管理部门核实有关证据。

第十三条　国家知识产权局应当组成合议组审理案件。根据当事人的请求和案件情况，合议组可以进行口头审理或者书面审理。

相同当事人针对同一药品相关的多项专利权提出多项行政裁决请求的，国家知识产权局可以合并审理。

国家知识产权局决定进行口头审理的，应当至少在口头审理五个工作日前将口头审理的时间、地点通知当事人。请求人无正当理由拒不参加或者未经许可中途退出的，其请求视为撤回；被请求人无正当理由拒不参加或者未经许可中途退出的，缺席审理。

第十四条　药品专利纠纷行政裁决案件办理中，涉案专利所涉及的部分权利要求被国家知识产权局宣告无效的，根据维持有效的权利要求为基础作出行政裁决；涉案专利所涉及的权利要求被国家知识产权局全部宣告无效的，驳回行政裁决请求。

第十五条　国家知识产权局办理药品专利纠纷行政裁决案件时，可以根据当事人的意愿进行调解。经调解，当事人达成一致意见的，国家知识产权局可以应当事人的请求制作调解书。调解不成的，国家知识产权局应当及时作出行政裁决。

第十六条　有以下情形之一的，当事人可以申请中止案件办理，国家知识产权局也可以依职权决定中止案件办理：

（1）一方当事人死亡，需要等待继承人表明是否参加办理的；

（2）一方当事人丧失请求行政裁决的行为能力，尚未确定法定代理人的；

（3）作为一方当事人的法人或者其他组织终止，尚未确定权利义务承受人的；

（4）一方当事人因不可抗拒的事由，不能参加审理的；

（5）其他需要中止办理的情形。

当事人对涉案专利提出无效宣告请求的，国家知识产权局可以不中止案件办理。

第十七条　国家知识产权局作出行政裁决之前，请求人可以撤回其请求。请求人撤回其请求或者其请求视为撤回的，药品专利纠纷行政裁决程序终止。

请求人在行政裁决的结论作出后撤回其请求的，不影响行政裁决的效力。

第十八条　国家知识产权局作出行政裁决的，应当就申请上市药品技术方案是否落入相关专利权保护范围作出认定，并说明理由和依据。

行政裁决作出后，应当送达当事人并抄送国家药品监督管理部门，同时按照《政府信息公开条例》及有关规定向社会公开。行政裁决公开时，应当删除涉及商业秘密的信息。

第十九条　当事人对国家知识产权局作出的药品专利纠纷行政裁决不服的，可以依法向人民法院起诉。

第二十条　当事人对其提供的证据或者证明材料的真实性负责。

当事人对其在行政裁决程序中知悉的商业秘密负有保密义务，擅自披露、使用或者允许他人使用该商业秘密的，应当承担相应法律责任。

第二十一条　药品专利纠纷行政裁决案件办理人员以及其他工作人员滥用职权、玩忽职守、徇私舞弊或者泄露办理过程中知悉的商业秘密，尚不构成犯罪的，依法给予政务处分；涉嫌犯罪的，移送司法机关处理。

第二十二条　本办法未作规定的，依照《专利行政执法办法》以及国家知识产权局关于专利侵权纠纷行政裁决有关规定执行。

第二十三条　本办法由国家知识产权局负责解释。

第二十四条　本办法自发布之日起施行。

可以看出，国家知识产权局发布的《裁决办法》中对于行政裁决的请求主体、可裁决的药品专利范围、与司法途径的协调、行政裁决与无效宣告程序的关系、行政裁决的执行与公开、行政裁决的司法救济以及其他办案程序等内容进行了规定。❶

第一，规定了可以请求行政裁决的主体。根据《专利法》第76条的规定，请求人可以是相关专利的专利权人或者利害关系人以及药品上市许可申请人。其中的利害关系人是指相关专利的被许可人或者登记的药品上市许可持有人。

第二，规定了请求行政裁决的时限，根据《实施办法》的规定，专利权人或者利害关系人可以自国家药品审评机构公开药品上市许可申请之日起45日内提出确认申请上市许可的药品相关技术方案落入相关专利权保护范围的行政裁决请求。自国家药品审评机构公开药品上市许可申请之日起45日内，专利权人或者利害关系人未就该药品专利纠纷向人民法院起诉或者提起行政裁决请求的，药品上市许可申请人可提出确认申请上市许可的药品相关技术方案不落入相关专利权保护范围的行政裁决请求。

第三，规定了可行政裁决的药品专利须满足以下条件，即相关专利信息已在中国上市药品专利信息登记平台上进行登记公开，且专利类型符合《实施办法》的相关规定。根据《实施办法》的规定，可以在中国上市药品专利信息登记平台中登记的具体药品专利包括化学药品（不含原料药）的药物活性成分化合物专利、含活性成分的药物组合物专利、医药用途专利；中药的中药组合物专利、中药提取物专利、医药用途专利；生物制品的活性成分的序列结构专利、医药用途专利。相关专利不包括中间体、代谢产物、晶型、制备方法、检测方法等的专利。

第四，规定了行政裁决途径与司法途径的协调，即行政裁决立案程序要求药品审评审批过程中的相关专利纠纷未被人民法院立案。如果同一专利纠纷已被人民法院立案，对于当事人提出的行政裁决请求，国家知识产权局不予受理，以保证相关纠纷由行政途径或者司法途径择一进行，避免纠纷解决的程序浪费和冲突。

第五，规定了行政裁决与无效宣告程序的关系。根据《裁决办法》第14条规定，药品专利纠纷行政裁决案件办理中，涉案专利所涉及的部分权利要求被宣告无效的，国家知识产权局将根据维持有效的权利要求为基础作出行政裁决；涉案专利所涉及的权利要求被全部宣告无效的，国家知识产权局将驳回行政裁决请求。另外，当事人在案件办理过程中就涉案专利提出无效宣告请求的，《裁决办法》第16条明确了国家知识产权局可以不中止案件办理。

---

❶　国家知识产权局.《药品专利纠纷早期解决机制行政裁决办法》解读［EB/OL］.（2021 – 09 – 18）［2022 –
11 – 10］. https：//www.cnipa.gov.cn/art/2021/9/18/art_2432_170417.html.

第六，规定了行政裁决的执行与公开。行政裁决作出后，应当送达当事人并抄送国务院药品监督管理部门，同时按照有关规定向社会公开。行政裁决公开时，应当删除涉及商业秘密的信息。同时，根据《实施办法》的相关规定，专利权人或者利害关系人应当自收到行政裁决书 10 个工作日内报送国家药品审评机构。

第七，规定了行政裁决的司法救济。当事人对国家知识产权局作出的药品专利纠纷行政裁决不服的，可以依法向人民法院起诉。依据《行政诉讼法》第 46 条，行政诉讼可自行政裁决书送达之日起 6 个月内提起。

《裁决办法》旨在进一步保护药品专利权人合法权益，降低药品领域专利侵权风险，同时鼓励药物研发创新，推动制药产业高质量发展，对药品专利纠纷早期解决机制实施行政裁决有关工作进行明确和规范。

四、《专利审查指南》修改

为配合专利法及其实施细则修改，国家知识产权局持续开展《专利审查指南》修改工作，于 2022 年 10 月 31 日将《专利审查指南修改草案（再次征求意见稿）》（以下简称《再次征求意见稿》）及其说明予以公布，征求社会各界意见。其中第四部分第三章第 9 节涉及药品专利纠纷早期解决机制的无效宣告请求案件审查的特殊规定。第五部分第九章第 2 节涉及根据《专利法》第 42 条第 2 款的专利权期限调整（PTA）的相关规定、第 3 节涉及根据《专利法》第 42 条第 3 款的药品专利权期限补偿（PTE）的相关规定。在第五部分第九章第 4 节涉及专利权终止期限的计算，其中举例说明了存在专利期限补偿的情形。具体如下。

（一）第四部分第三章

9. 涉及药品专利纠纷早期解决机制的无效宣告请求案件审查的特殊规定

涉及药品专利纠纷早期解决机制的无效宣告请求案件，是指专利法第七十六条所述药品上市许可申请人（又称仿制药申请人），作为无效宣告请求人，针对中国上市药品专利信息登记平台上登记的专利权提出无效宣告请求的案件。

9.1 请求书和证明文件

仿制药申请人根据《药品专利纠纷早期解决机制实施办法（试行）》的相关规定提出第四类声明后提出无效宣告请求的，应当在请求书中对案件涉及药品专利纠纷早期解决机制的情况作出明确标注，即涉案专利为中国上市药品专利信息登记平台上登记的专利权，请求人为相应药品的仿制药申请人，且已经提出第四类声明，并附具仿制药注册申请受理通知书和第四类声明文件的副本等相关证明文件。

仿制药申请人提出无效宣告请求后，又根据《药品专利纠纷早期解决机制实施办法（试行）》的相关规定提出第四类声明的，应当及时提交表明该无效宣告请求案件涉及药品专利纠纷早期解决机制的相关证据，进行口头审理的案件最迟在口头审理辩论终结前提交，不进行口头审理的案件最迟在无效宣告决定作出前提交。

请求人未在规定期限内提供证据表明其提出的无效宣告请求涉及药品专利纠纷早期解决机制的，不适用本节规定。

9.2　审查顺序

针对同一专利权的多个涉及药品专利纠纷早期解决机制的无效宣告请求，按照提出无效宣告请求之日先后排序。

9.3　审查基础

如果在先作出的审查决定系在专利权人提交的修改文本基础上维持专利权有效，针对在后受理的无效宣告请求，可以以上述修改文本为基础继续审查。

9.4　审查状态和结案的通知

应人民法院或者国务院药品监督管理部门的请求，合议组可以向其发出无效宣告请求案件审查状态通知书。

对于在无效宣告请求审理开始之前曾通知有关人民法院或者国务院药品监督管理部门的，审查决定作出后，合议组应当将审查决定和无效宣告审查结案通知书送达上述相关部门。

（二）第五部分第九章

2. 根据专利法第四十二条第二款的专利授权期限补偿

根据专利法第四十二条第二款的规定，自发明专利申请日起满四年，且自实质审查请求之日起满三年后授予发明专利权的，专利局应专利权人的请求，就发明专利在授权过程中的不合理延迟给予专利权期限补偿，但由申请人引起的不合理延迟除外。

同一申请人同日对同样的发明创造既申请实用新型专利又申请发明专利，被授予实用新型专利权后又被授予发明专利权，该发明专利授权期限不适用专利法第四十二条第二款的规定。

2.1　请求的提出

专利权期限补偿请求应当由专利权人提出。专利权人请求给予专利权期限补偿的，应当自专利授权公告之日起三个月内向专利局提出请求，并且缴纳相应费用。专利权属于多个专利权人共有的，专利权期限补偿请求应当由代表人办理。已委托专利代理机构的，专利权期限补偿请求应当由专利代理机构办理。

2.2　补偿期限的确定

给予专利权期限补偿的，补偿期限按照发明专利在授权过程中不合理延迟的实际天数计算。实际延迟的天数是指发明专利在授权过程中的不合理延迟时间扣除申请人引起的不合理延迟时间。

2.2.1 授权过程中的不合理延迟时间是指发明专利的授权公告日减去自发明专利申请日起满四年且自实质审查请求之日起满三年的日期。

对于国际申请和分案申请，授权过程中的不合理延迟时间是指发明专利的授权公告日减去自国际申请进入中国国家阶段的日期或分案申请递交日起满四年且自实质审查请求之日起满三年的日期。

以下情形引起的延迟不属于授权过程中的不合理延迟：中止程序、保全措施、行政诉讼程序、依照专利法实施细则第六十六条的规定修改专利申请文件后被授予专利权的复审程序。

实质审查请求之日是指申请人依照专利法第三十五条第一款规定提出实质审查请求并依照实施细则第一百一十三条规定足额缴纳发明专利申请实质审查费之日。发明专利申请的实质审查请求之日早于专利法第三十四条所称公布之日的，专利法第四十二条第二款所称自实质审查请求之日起满三年应当自该公布日起计算。

2.2.2 申请人引起的不合理延迟时间

以下由申请人引起的不合理延迟，延迟时间为：

（1）未在指定期限内答复专利局发出的通知引起的延迟，延迟时间为期限届满日起至实际提交答复之日止。

（2）申请延迟审查的，延迟时间为实际延迟审查的时间。

（3）援引加入引起的延迟，延迟时间为根据专利法实施细则第四十五条引起的延迟时间。

（4）请求恢复权利引起的延迟，延迟时间为从原期限届满日起至同意恢复的恢复权利请求审批通知书发文日止。能证明该延迟是由专利局造成的除外。

（5）自优先权日起30个月内办理进入中国国家阶段手续的国际申请，申请人未要求提前处理引起的延迟，延迟时间为进入中国国家阶段之日起至自优先权日起满30个月之日止。

2.3 专利授权期限补偿请求的审批

经审查后认为专利权期限补偿请求不符合期限补偿条件的，专利局应当给予请求人至少一次陈述意见和/或补正文件的机会。对于此后仍然不符合期限补偿条件的，应当作出不予期限补偿的决定。经审查后认为专利权期限补偿请求符合期限补偿条件的，专利局应当作出给予期限补偿的决定，告知期限补偿的天数。

2.4 登记和公告

专利局作出给予专利权期限补偿的决定后，应当将有关事项在专利登记簿上登记并在专利公报上公告。

3. 根据专利法第四十二条第三款的专利权期限补偿

根据专利法第四十二条第三款和专利法实施细则第八十条至第八十四条的规定，

对于国务院药品监督管理部门批准上市的创新药和符合规定的改良型新药，应专利权人的请求，专利局可以对符合条件的发明专利给予药品专利权期限补偿，以弥补在专利权有效期内该新药上市审评审批占用的时间。

3.1　补偿条件

请求药品专利权期限补偿应当满足以下条件：

（1）请求补偿的专利授权公告日应当早于药品上市许可申请获得批准之日；

（2）提出补偿请求时，该专利权处于有效状态；

（3）该专利尚未获得过药品专利权期限补偿；

（4）获得上市许可的新药相关技术方案应当落入请求补偿的专利权利要求的保护范围；

（5）一个药品同时存在多项专利的，专利权人只能请求对其中一项专利给予药品专利权期限补偿；

（6）一项专利同时涉及多个药品的，只能对一个药品就该专利提出药品专利权期限补偿请求。

3.2　请求的提出

药品专利权期限补偿请求应当由专利权人提出。专利权人与药品上市许可持有人不一致的，应当征得药品上市许可持有人书面同意。

专利权人请求药品专利期限补偿的，应当自药品在中国获得上市许可之日起三个月内向专利局提出请求，并且缴纳相应费用。对于获得附条件上市许可的药品，应当自在中国获得正式上市许可之日起三个月内向专利局提出请求，但补偿期限的计算以获得附条件上市许可之日为准。专利权属于多个专利权人共有的，药品专利权期限补偿请求应当由代表人办理。已委托专利代理机构的，药品专利权期限补偿请求应当由专利代理机构办理。

3.3　证明材料

提出药品专利权期限补偿请求时，请求人还应当提交如下材料：

（1）专利权人与药品上市许可持有人不一致的，应当提交药品上市许可持有人的书面同意书等材料；

（2）用于确定药品专利期限补偿期间专利保护范围的相关技术资料，例如请求对制备方法专利进行期限补偿的，应当提交国务院药品监督管理部门核准的药品生产工艺资料；

（3）专利局要求的其他证明材料。

请求人应当在请求中说明药品名称、批准的适应症和请求给予期限补偿的专利号，指定与获得上市许可药品相关的权利要求，结合证明材料具体说明药品所涉及的技术方案落入其指定权利要求的保护范围的理由以及请求补偿期限的计算依据，并明确药品专利权期限补偿期间保护的技术方案。

3.4 适用范围

根据专利法第四十二条第三款及专利法实施细则第八十条的规定，针对国务院药品监督管理部门批准上市的创新药和符合本章规定的改良型新药，对于其中药物活性物质的产品发明专利、制备方法发明专利或者医药用途发明专利，可以给予药品专利期限补偿。创新药和改良型新药的含义依照有关法律法规并参照国务院药品监督管理部门的相关规定确定。可以给予期限补偿的改良型新药限于国务院药品监督管理部门颁发的药品注册证书中记载为以下类别的改良型新药：

(1) 化学药品第 2.1 类中对已知活性成分成酯，或者对已知活性成分成盐的药品；

(2) 化学药品第 2.4 类，即含有已知活性成分的新适应症的药品；

(3) 预防用生物制品 2.2 类中对疫苗菌毒种改进的疫苗；

(4) 治疗用生物制品第 2.2 类中增加新适应症的生物制品；

(5) 中药第 2.3 类，即增加功能主治的中药。

3.5 是否落入保护范围的审查

新药相关技术方案应当以国务院药品监督管理部门批准的新药的结构、组成及其含量，批准的生产工艺和适应症为准。新药相关技术方案未落入指定专利权利要求的范围的，不予期限补偿。

药品专利权期限补偿期间内，该专利的保护范围限于国务院药品监督管理部门批准上市的新药，且限于该新药经批准的适应症相关技术方案；在保护范围内，专利权人享有的权利和承担的义务与专利权期限补偿前相同。产品权利要求的保护范围仅限于用于经批准的适应症的上市新药产品，医药用途权利要求的保护范围仅限于上市新药产品的经批准的适应症，制备方法权利要求的保护范围仅限于用于经批准的适应症的上市新药产品在国务院药品监督管理部门备案的生产工艺。

3.6 补偿期限的确定

给予药品专利权期限补偿的，补偿期限按照该专利申请日至该新药在中国获得上市许可之日的间隔天数减去 5 年。该补偿期限不超过 5 年，且该药品上市许可申请批准后总有效专利权期限不超过 14 年。

3.7 药品专利权期限补偿请求的审批

经审查后认为药品专利权期限补偿请求不符合期限补偿条件的，专利局应当给予请求人至少一次陈述意见和/或补正文件的机会。对于此后仍然不符合期限补偿条件的，应当作出不予期限补偿的决定。

经审查认为应当给予药品专利权期限补偿的，如果专利权人已经提出专利权期限补偿请求但专利局尚未作出审批决定，审查员应当等待专利权期限补偿请求的审批决定作出以后，再确定给予药品专利权期限补偿的时间；如果专利权人尚未提出专利权期限补偿请求，且其自专利授权公告之日起三个月期限尚未届满，审查员应当等待专利权期限补偿请求的时限届满以后，再确定给予药品专利权期限补偿的时间，但专利权人明确表示放弃提出专利权期限补偿请求的除外。

经审查后认为药品专利权期限补偿请求符合期限补偿条件的，专利局应当作出给予期限补偿的决定，告知期限补偿的天数。

3.8　登记和公告

专利局作出给予药品专利权期限补偿的决定后，应当将有关事项在专利登记簿上登记并在专利公报上公告。

（三）第五部分第九章

4. 专利权的终止

4.1　专利权期满终止

发明专利权的期限为二十年，实用新型专利权期限为十年，外观设计专利权期限为十五年，均自申请日起计算。例如，一件实用新型专利的申请日是 1999 年 9 月 6 日，该专利的期限为 1999 年 9 月 6 日至 2009 年 9 月 5 日，专利权期满终止日为 2009 年 9 月 6 日（遇节假日不顺延）。

发明专利权如存在专利授权期限补偿或药品专利期限补偿的，专利权期满终止日为期限补偿后的专利权期满终止日。例如，一件发明专利的申请日为 2021 年 9 月 6 日，该专利的期限为 2021 年 9 月 6 日至 2041 年 9 月 5 日。如其专利授权期限补偿后的专利权期限届满日为 2041 年 12 月 1 日，则该发明专利的专利权期满终止日为 2041 年 12 月 2 日（遇节假日不顺延）。

专利权期满时应当及时在专利登记簿和专利公报上分别予以登记和公告，并进行失效处理。

可以看出，此次专利审查指南修改中，在第五部分第九章第 2 节增加"根据专利法第四十二条第二款的专利授权期限补偿"。并从"请求的提出""补偿期限的确定""专利授权期限补偿请求的审批""登记和公告"等方面进行规定。在第五部分第九章第 3 节增加"根据专利法第四十二条第三款的专利权期限补偿"。并从"补偿条件""请求的提出""证明材料""适用范围""是否落入保护范围的审查""补偿期限的确定""药品专利权期限补偿请求的审批""登记和公告"等方面进行规定。在第五部分第九章第 4.1 节根据《专利法》第 42 条规定，举例说明存在专利授权期限补偿或药品专利权期限补偿的专利期限终止日的计算方式。总体上，专利审查指南的修改，在药品专利保护制度的相关规定上，实现了对第四次修正的《专利法》和正在修订中的《专利法实施细则》的一致，同时也与国家食品药品监督管理局、最高人民法院、国家知识产权局就药品专利纠纷早期解决机制相关的实施办法或司法解释一致。但是这些法律法规在具体实践中是否可能出现新的问题，还有待关注。

第二节 药品专利纠纷行政裁决实践

《专利法》第76条规定，药品上市许可申请人与有关专利权人或者利害关系人也可以就申请注册的药品相关的专利权纠纷，向国务院专利行政部门请求行政裁决。《实施办法》第7条规定，专利权人或者利害关系人对四类专利声明有异议的，可以自国家药品审评机构公开药品上市许可申请之日起45日内，就申请上市药品的相关技术方案是否落入相关专利权保护范围向人民法院提起诉讼或者向国务院专利行政部门请求行政裁决。由《专利法》及相关法规的规定可以看出，仿制药申请人与药品专利权人就申请注册的药品相关的专利权产生纠纷的，双方既可以通过司法途径，也可以通过向国务院专利行政部门请求行政裁决的方式来解决争议。

根据国家知识产权局政府信息公开网站公布的数据，截至2022年11月30日，国家知识产权局已经审结并公开了35件涉及药品专利纠纷早期解决机制行政裁决案件，涵盖了13款药物品种，涉及相关专利20件（见表2-1）。

表2-1 已审结药品早期纠纷相关专利信息

药品名称	相关专利
甲磺酸雷沙吉兰片	200680005518.8
乙磺酸尼达尼布软胶囊	200580044703.3
马来酸奈拉替尼片	200880118789.3
	201080060546.6
	201410082103.7
注射用达托霉素	201080062122.3
米拉贝隆缓释片	200380102889.4
托珠单抗注射液	200480011401.1
	201511004468.9
注射用卡非佐米	200580033600.7
甲苯磺酸艾多沙班片	201410468293.6
孟鲁司特钠颗粒	02821212.6
达格列净片	200880016902.7
	201210201489.X
瑞戈非尼片	200480021091.1
尼罗替尼胶囊	200680026444.6
	201080051819.0
盐酸羟考酮缓释片	201010151552.4
	201210135209.X
	201510599477.0

针对上述实际案例，国家知识产权局负责药品专利纠纷早期解决机制行政裁决的工作组就药品专利纠纷行政裁决实践中出现的一些法律问题和法律原则的适用进行了初步探讨，涉及举证责任❶、3 类仿制药是否纳入该机制❷、仿制药用途技术方案的确定❸，以及数值或数值范围特征等同原则的适用❹等。笔者对相关案件的案情和裁决结论进行整理和总结，一方面为专利纠纷双方当事人提供实际案例的借鉴，另一方面为我国药品专利纠纷早期解决制度的完善提供参考。

一、仿制药技术方案认定的举证责任分配

在药品专利纠纷早期解决机制的框架下，药品专利权人与仿制药申请人发生专利纠纷，多数情况是因为仿制药申请人在提交仿制药的上市许可申请时，针对被仿制药作出了第 4 类声明，即中国上市药品专利信息登记平台收录的被仿制药相关专利权应当被宣告无效，或者其仿制药未落入相关专利权保护范围。作为回应，药品专利权人的常规做法是向人民法院起诉或者向国务院专利行政部门请求行政裁决，请求判决或裁定申请上市药品的相关技术方案落入相关专利权保护范围。无论各级法院还是专利行政部门，其在审理或裁决过程中均首先面临如何确定仿制药的技术方案的问题，并在此基础上判断该技术方案是否落入相关专利权的保护范围。

与普通的侵权纠纷案件有所不同，由于确认是否落入专利权保护范围的纠纷发生在药品实际上市之前，被控落入专利权保护范围的仿制药的技术方案并非市面上已经销售的产品，而是基于仿制药企业向国家药品监督管理部门提交的申请注册药品的书面说明中记载的技术方案，该技术方案原则上属于仿制药企业的商业秘密，仿制药申请人倾向于在尽量少提交相应材料的情况下，证明仿制药未落入专利权的保护范围。而专利权人或者原研药上市许可持有人往往认为仿制药申请人提交的材料不够全面，无法反映仿制药技术方案的实际情况，尤其是在仿制药申请人提交的材料不能得出仿制药技术方案落入专利保护范围的情况下。这将引发一系列关于仿制药技术方案认定和举证责任分配的问题。以下通过典型案例对相关观点进行分析。

❶　任晓兰. 药品专利纠纷早期解决机制行政裁决程序中举证责任的探讨［EB/OL］.（2022 – 10 – 27）［2022 – 11 – 29］. https：//www.iprdaily.cn/article_32545.html.

❷　魏聪，任晓兰. 三类化学仿制药引发的专利纠纷是否纳入药品专利纠纷早期解决机制行政裁决范围的探讨［EB/OL］.（2022 – 10 – 31）［2022 – 11 – 29］. https：//www.iprdaily.cn/article_32576.html.

❸　吴通义. 药品专利纠纷行政裁决案件中仿制药用途技术方案的确定［EB/OL］.（2022 – 11 – 11）［2022 – 11 – 30］. https：//www.iprdaily.cn/article_32674.html.

❹　王冬. 数值或数值范围特征等同原则的适用探讨［EB/OL］.（2022 – 11 – 16）［2022 – 11 – 30］. https：//www.iprdaily.cn/article_32716.html.

（一）典型案例

1. 案例一

涉案专利要求保护一种组合物，其中限定原料药中一种特定的杂质 A 的含量低于某一数值。仿制药申请人提交的申报材料包括：①中国药典，表明针对所述药品仅要求单杂和总杂的含量，对该特定的杂质 A 并未作要求。②原料药的来源、制备方法以及原料药供应商英国某公司根据英国药典的要求，对某一批号原料药中杂质 A＋B 的总含量进行检测的证据。该证据显示，一方面，英国药典仅要求对杂质 A＋B 的总含量进行限制，并未对杂质 A 的含量提出特定要求；另一方面，原料药的制备方法与涉案专利中的背景技术基本相同，根据涉案专利的描述，采用该背景技术的方法，杂质 A 的含量不可能低于涉案专利限定的数值。③仿制药申请人委托第三方对该批号原料药中杂质 A 的含量进行检测的证据，该证据显示杂质 A 的含量高于涉案专利限定的数值。专利权人作为行政裁决的请求人，认为只有仿制药申请人举证证明其所使用的原料药中杂质 A 含量不可能是该数值，或者提供全部批次原料药的质量检测证书，以证明其申报所用的全部原料药中的杂质含量均高于该数值，才有可能证明仿制药未落入涉案专利的保护范围。

对此，国家知识产权局的行政裁决没有支持专利权人的观点，理由如下。

首先，仿制药企业申报材料未明确记载成品和原料药中杂质 A 的含量符合常理。仿制药的申报要满足中国药典或者相应药品质量标准的要求，在中国药典针对该药品仅明确要求控制单杂和总杂的含量，对其中所含特定的杂质 A 并未作明确要求的情况下，仿制药申请人无法提前预见专利纠纷中可能出现的所有情况并将与杂质 A 含量有关的事实提前载入申报材料中，因此申报材料中不存在有关杂质 A 含量的记载符合常理。

其次，在案证据表明，原料药中杂质 A 的含量不会过低具有一定的合理性，且这一推论可以得到第三方检测结果的佐证。原料药供应商为英国某公司，其根据英国药典的要求，对某一批号原料药中杂质 A＋B 的总含量进行检测符合交易习惯，同时根据英国药典对于杂质 A＋B 总含量的限定，其中杂质 A 的含量不可能过低。另外，考虑到原料药的制备工艺与涉案专利背景技术相同，而涉案专利明确记载，采用该背景技术获得的产品杂质 A 的含量不可能过低。同时第三方对于该批次样品的检测结果基本可以确认，在仿制药技术方案中，原料药中杂质 A 的含量不会低至涉案专利限定的水平具有高度可能性。

在此情况下，要求仿制药申请人提供全部批次原料药的质量鉴定证书以证明其中确实未记载有关杂质 A 的含量，这一主张显然超出了合理限度。

2. 案例二

涉案专利要求保护一种组合物，涉案专利采用制备方法特征对组合物进行限定，根据涉案专利以及审查档案，该制备方法特征对于克服现有技术的缺陷具有非常重要的作用。在行政裁决程序中，仿制药申请人提交了申报材料的某节相关内容，其中显示，仿制药的制备工艺中不包含涉案专利限定的以上制备方法特征。专利权人作为行政裁决的请求人，认为仿制药申请人的举证不足，并且申请合议组调取仿制药申请人向国家药监局备案的仿制药样品进行检测，以确定仿制药是否确实是按照申报材料中该节记载的制备工艺进行制备的。

对此，行政裁决没有支持专利权人的观点，理由如下。

首先，该制备方法特征是涉案专利不可缺少的特征，按照国家药监局关于《M4：人用药品注册申请通用技术文档（CTD）》格式的要求，确定的药品生产工艺相关内容应当记载在该节，在被请求人已经提交了该节的相关内容，显示仿制药的制备工艺不包含涉案专利的以上制备方法特征，而仿制药申报材料的其他部分推翻该事实认定的可能性又非常小的情况下，基于在案证据已经能够得出仿制药技术方案不具备该制备方法特征具有高度可能性的结论。

其次，专利权人要求调取仿制药样品进行检测实质上是怀疑仿制药申报材料中相应章节所记载内容的真实性。一方面，专利权人的举证未达到相应药品只有通过涉案专利限定的制备方法特征才能制备得到的程度；另一方面，申报材料的真实性属于药品审评审批程序的审查范围。同时，正如裁决书中明确论证的，"根据《专利法》第七十六条提起的确认之裁系在仿制药上市审批过程中的纠纷早期解决机制，与仿制药上市审批'链接'的属性决定了该纠纷的解决应当主要依据仿制药申请人提交给国家药监局的申报材料，尽管裁决结果能够为仿制药上市后是否构成实体侵权提供一定的依据，但其不能完全代替仿制药上市后的实体侵权纠纷的解决。在没有充分事实依据的情况下，调取仿制药申请人提交给国家药监局的仿制药样品，委托第三方进行检测，将会使药品专利纠纷的早期解决机制被不合理拖延而无法实现其程序价值和定位。"

（二）思考与启示

以上案例对于药品专利纠纷的双方提供了如下启示。

第一，提交仿制药相关申报材料以确认仿制药技术方案是否落入涉案专利的保护范围，是法律法规明确规定的仿制药申请人的义务，也是药品专利纠纷早期解决机制运行的必然要求。

根据《实施办法》第6条的规定，化学仿制药申请人提交药品上市许可申请时，应当对照已在中国上市药品专利信息登记平台公开的专利信息，针对登记的每一件相关的药品专利作出声明，并向原研药上市许可持有人发送声明和声明依据。其中，仿制药申请人作出的声明系未落入相关专利权保护范围的，声明依据应当包括仿制药技术方案与专利相关权利要求的对比表及相关技术资料。根据《裁决办法》第7条规定，请求人是药品上市许可申请人的，还应当提交申请注册的药品相关技术方案，该技术方案涉及保密信息的，需要单独提交并声明。根据《最高人民法院关于审理申请注册的药品相关的专利权纠纷民事案件适用法律若干问题的规定》第3条第2款规定，"药品上市许可申请人应当在一审答辩期内，向人民法院提交其向国家药品审评机构申报的、与认定是否落入相关专利权保护范围对应的必要技术资料副本"。

可见，针对涉早期解决机制的药品专利纠纷，无论是行政裁决程序还是司法程序，提交与判断是否落入专利权保护范围所"对应的必要技术资料"均系仿制药申请人之义务。虽然《裁决办法》论及这一义务时，规定的是当"请求人是药品上市许可申请人"时，其应当提交相关仿制药申报材料，但这一义务是由该类纠纷的性质所决定的，并不因仿制药申请人是作为行政裁决的请求人还是被请求人而有所不同。

确定药品专利行政裁决案件中当事人的举证责任，应当从药品专利纠纷早期解决机制的立法目的出发，考虑该机制之下不同程序环节间的关系。一方面，在行政裁决程序启动之前，仿制药申请人已经向国家药监局提出了仿制药上市许可申请，鉴于原研药和仿制药在活性成分、药效评价等方面有着高度密切相关的联系，仿制药技术方案落入原研药登记的专利保护范围通常具有较高的可能性。同时，在仿制药申报阶段，只有仿制药申请人掌握仿制药技术方案的信息，因此，在行政裁决程序中，仿制药申请人有义务也有能力证明这种可能性究竟如何，以便合议组对仿制药技术方案是否落入专利权保护范围作出判断。另一方面，在行政裁决程序启动之前，仿制药申请人已经向国家药监局作出了第4类专利声明，无论是4.1类还是4.2类专利声明，均是对专利权人发起的广义的"挑战"，是仿制药申请人提出的主张。根据《民事诉讼法》第67条第1款的规定，"当事人对自己提出的主张，有责任提供证据"。因此，仿制药申请人的这一在先行为决定了其应当负有提交仿制药申报材料的义务。

第二，未在规定时间内提交仿制药技术方案，仿制药申请人应当承担举证不力的法律后果。仿制药技术方案系仿制药申请人的公司机密不能成为免予其提交证据的正当理由。

《最高人民法院关于民事诉讼证据的若干规定》第95条规定，"一方当事人控制证据无正当理由拒不提交，对待证事实负有举证责任的当事人主张该证据的内容不利于控制人的，人民法院可以认定该主张成立"。参照以上规定，在行政裁决程序中，由于只有仿制药申请人掌握有其向国家药监局提交的仿制药申报材料，其有能力提交相应证据证明其主张，如果其无正当理由而拒不提交，可以认定专利权人/原研药上市许可持有人的主张成立，由仿制药申请人承担举证不力的法律后果。

实践中，部分仿制药申请人担忧其仿制药申报材料中涉及的技术秘密因为相关证据被开示给对方而发生泄露，拒绝提交仿制药技术方案。这种担忧可以被理解，但是不能因此而免除其本应承担的举证责任。事实上，行政裁决程序通过一系列的规定确保当事人的技术秘密不被泄露。首先，根据《裁决办法》第 7 条的规定，仿制药申请人提交仿制药技术方案的，"需要单独提交并声明"，针对该单独提交的文件，国家知识产权局将作出特殊的保密处理。其次，针对该类型案件，国家知识产权局将按照商业秘密案件的审理模式进行审理。比如，对于一方当事人提交的涉密证据，仅允许对方当事人的委托代理人查阅，其既不能复制、拍照，也不能带离指定现场，且查阅该涉密证据的委托代理人还必须签署保密承诺书。最后，该类案件审理程序采用不公开审理的模式，即使按照政府信息公开的要求，该类案件的行政裁决书要被公开，也将删除相关涉密信息。在采用尽可能周全的保密措施的情况下，如果仅基于仿制药技术方案系被请求人的公司机密而免除被请求人的举证责任，将会造成双方当事人权利义务的明显不对等，亦会使《专利法》第 76 条的规定空置。

第三，行政裁决合议组有能力向国家药监局调取仿制药申报材料不能成为仿制药申请人免予提交证据的理由。

行政裁决的本质在于，行政机关根据法律法规授权，依当事人申请居中对与行政管理活动密切相关的民事纠纷进行裁处的行为。"居中"裁处的法律定位决定了合议组在证据的调查收集方面，要参照民事诉讼程序的相关规定。根据《民事诉讼法》第 67 条第 2 款❶和《最高人民法院关于适用〈中华人民共和国民事诉讼法〉的解释》（以下简称"民诉法司法解释"）第 94 条❷的规定，当事人是举证责任的主体，居中裁决机构仅在特定条件下，依照一定的程序才承担有限的补充作用。在该类案件中，仿制药申请人掌握其向国家药监局提交申报材料的副本，不属于当事人及其诉讼代理人因客观原因不能自行收集证据的情形；另外，该类纠纷完全可以通过举证责任的分配来解决，亦不属于必须依赖合议组依职权向国家药监局调取证据才能得到公平公正解决的情形。实践中，合议组为了方便审理，可以向国家药监局调取相应的仿制药申报材料，但调取的相关材料仅限于供双方当事人核对证据的真实性之用，不能因此而成为免除仿制药申请人本应提交仿制药申报材料的正当理由。

第四，药品专利纠纷早期解决机制行政裁决程序中，仿制药申请人的举证应当围绕涉案专利的全部技术特征是否被仿制药技术方案所覆盖进行，在有效解决纠纷的前提下，最大限度地避免仿制药申请人和/或原研药上市许可持有人的技术秘密被泄露，

---

❶ 《民事诉讼法》第 67 条第 2 款：当事人及其诉讼代理人因客观原因不能自行收集的证据，或者人民法院认为审理案件需要的证据，人民法院应当调查收集。

❷ 《最高人民法院关于适用〈中华人民共和国民事诉讼法〉的解释》第 94 条第 1 款：民事诉讼法第六十七条第二款规定的当事人及其诉讼代理人因客观原因不能自行收集的证据包括：（一）证据由国家有关部门保存，当事人及其诉讼代理人无权查阅调取的；（二）涉及国家秘密、商业秘密或者个人隐私的；（三）当事人及其诉讼代理人因客观原因不能自行收集的其他证据。

是药品专利纠纷早期解决机制的本质要求。

药品专利纠纷早期解决机制要解决的是仿制药技术方案是否落入涉案专利的保护范围，根据《最高人民法院关于审理侵犯专利权纠纷案件应用法律若干问题的解释》第 7 条❶和《专利侵权纠纷行政裁决办案指南》第五章第一节的规定❷，在判断仿制药技术方案是否落入涉案专利权保护范围时，应当遵循全面覆盖原则，因此，仿制药申请人的举证亦应当围绕涉案专利的全部技术特征是否被仿制药技术方案所覆盖进行。要求仿制药申请人提供与涉案专利相关技术特征无关的申报材料无助于纠纷的解决，也会增加仿制药申请人的技术秘密被泄露的风险。

与一般的侵权纠纷不同，药品专利纠纷早期解决机制中的仿制药技术方案来源于仿制药申请人向国家药监局提交的申报材料。根据国家药监局关于化学药品注册分类及申报资料要求，仿制药申请人按照《M4：人用药品注册通用技术文档（CTD）》格式的要求需要提交 5 个模块多个章节的资料。一方面，这些资料可能涉及仿制药申请人的技术秘密；另一方面，其中既可能包括与确认仿制药技术方案是否落入涉案专利保护范围相关的技术内容，也可能包括与之无关的技术内容。虽然参与行政裁决程序中的相关人员均需签署保密承诺书，但是，如果将与确认之裁无关的技术内容不恰当地展示在行政裁决程序中，不仅会增加相关人员的保密负担，也会增加仿制药申请人的技术秘密（当然，如果涉及专利登记不准确的异议时，还包括原研药上市许可持有人的技术秘密）被泄露的风险。因此，仿制药申请人的举证应当在有效解决纠纷并避免与确认之裁无关的技术秘密被泄露之间达成平衡。

第五，仿制药申请人的举证应当以仿制药技术方案落入涉案专利的保护范围，或者仿制药技术方案不落入涉案专利的保护范围具有高度可能性为限度。

根据《专利法》第 76 条提起的确认之裁系在仿制药上市审批过程中的纠纷早期解决机制，依托仿制药申报材料，尽可能全面准确地针对仿制药技术方案是否落入专利保护范围得出结论，对于避免仿制药上市后的实体侵权当然具有重要的参考价值。但是，期待在 9 个月的批准等待期内，在该程序中解决双方当事人所有的问题是不现实的，至少在现阶段，纠纷早期解决机制不可能完全代替仿制药上市后的实体侵权纠纷

---

❶ 《最高人民法院关于审理侵犯专利权纠纷案件应用法律若干问题的解释》第 7 条：人民法院判定被诉侵权技术方案是否落入专利权的保护范围，应当审查权利人主张的专利权利要求所记载的全部技术特征。被诉侵权技术方案包含与权利要求记载的全部技术特征相同或者等同的技术特征的，人民法院应当认定其落入专利权的保护范围；被诉侵权技术方案的技术特征与权利要求记载的全部技术特征相比，缺少权利要求记载的一个以上的技术特征，或者有一个以上的技术特征不相同也不等同的，人民法院应当认定其没有落入专利权的保护范围。

❷ 《专利侵权纠纷行政裁决办案指南》第五章第一节之"2. 全面覆盖原则"规定，"……在判定被控侵权技术方案是否落入专利权的保护范围时，应当审查权利人主张的专利权利要求所记载的全部技术特征。如果被控侵权技术方案包含与专利权利要求记载的全部技术特征相同或者等同的技术特征的，应当认定其落入专利权的保护范围；如果被控侵权技术方案与专利权利要求记载的全部技术特征相比，缺少权利要求记载的一个或一个以上的技术特征，或者有一个或一个以上的技术特征不相同也不等同的，应当认定其没有落入专利权的保护范围"。

的解决。因此，采用"有限目标"原则，在保证审理效率的同时尽可能平衡双方当事人的利益，最大程度地促成纠纷早期解决机制立法目标的实现，应当更具现实意义。因而，当仿制药申请人提供的证据足以表明仿制药技术方案落入涉案专利的保护范围，或者仿制药申报材料中不包含相关技术信息从而不落入涉案专利的保护范围具有高度可能性时，要求仿制药申请人无限度地提供更多的申报材料是不现实的也是不公平的。

二、3 类化学仿制药引发的专利纠纷是否纳入行政裁决范围

根据《实施办法》第 6 条、第 7 条的规定，化学仿制药申请人提交药品上市许可申请时，应当对照中国上市药品专利信息登记平台公开的专利信息，针对每一件相关专利作出专利声明，专利权人或者利害关系人对仿制药申请人作出第 4 类专利声明有异议的，可以就仿制药技术方案是否落入专利权保护范围提起诉讼或者请求行政裁决，但《实施办法》对于仿制药的类型未作规定。

根据《国家药监局关于发布化学药品注册分类及申报资料要求的通告》（2020 年第 44 号）的规定，申请化学药品注册时应当根据情况作出分类：1 类为境内外均未上市的创新药，含有新的结构明确的、具有药理作用的化合物，且具有临床价值；2 类为境内外均未上市的改良型新药，在已知活性成分的基础上，对其结构、剂型、处方工艺、给药途径、适应症（证）等进行优化，且具有明显临床优势；3 类为境内申请人仿制境外上市但境内未上市原研药品的药品，该药品应与参比制剂的质量和疗效一致；4 类为境内申请人仿制已在境内上市原研药品的药品，该类药品应与参比制剂的质量和疗效一致；5 类为境外上市的药品申请在境内上市。理论上，上述 3 类和 4 类申报药品均属于化学仿制药的范围，只是依据其仿制的原研药是否已在境内上市进行了区分。

有观点认为，药品专利纠纷早期解决机制仅适用于 4 类化学仿制药，不应将 3 类仿制药纳入药品专利纠纷早期解决机制行政裁决的审理范围；也有人持相反观点，认为现行规定并未排除将 3 类仿制药纳入早期解决机制。以下通过两个典型案例对相关观点进行评析。

（一）典型案例

在下面两个案例中，仿制药申请人申报的仿制药类别均为 3 类化学药。

1. 案例一

原研药与仿制药涉及相同的活性成分，但二者剂型不同，原研药为胶囊剂，而仿制药为片剂，涉案专利登记在原研药项下。仿制药申请人在提交药品上市许可申请时，针对被仿制药作出第 1 类声明，即中国上市药品专利信息登记平台中没有被仿制药的相关专利信息。经查，原研药上市许可持有人针对相应的片剂已经提交 5.1 类化学药

申请，在仿制药提交上市许可申请时，该5.1类化学药申请正处于审评审批中。专利权人提起行政裁决请求，认为仿制药申请人以该原研药片剂为参比制剂，进行了其仿制药片剂的人体生物等效性研究，仿制药申请人在申报3类化学药仿制药时，作出了虚假的第1类专利声明。

行政裁决合议组最终认为，相关专利纠纷不应当被纳入药品专利行政裁决的审理范围。理由是仿制药与原研药虽然有相同的活性成分，但是由于二者的剂型不同，在药品审评审批中将作为两种不同的药品对待，这种情况下，所述3类仿制药不应被作为该原研药真正意义上的仿制药。针对片剂，尚无原研药在中国获得批准，在中国上市药品专利信息登记平台上亦不存在片剂的登记，当然不可能存在登记在片剂项下的专利，专利权人依据登记在胶囊剂项下的专利，针对与其剂型不同的3类仿制药提起行政裁决请求缺乏事实基础和法律依据，相关专利纠纷不应被纳入药品专利行政裁决的审理范围。

2. 案例二

原研药与仿制药涉及相同的活性成分、相同的剂型，二者的区别仅在于规格不同：原研药为60mg，仿制药为30mg。仿制药申请人针对原研药项下登记的涉案专利作出第4类专利声明。专利权人依据《实施办法》提起行政裁决请求；仿制药申请人主张，其提交的是3类仿制药，且与原研药的规格不同，不应当被纳入行政裁决的审理范围。

行政裁决合议组认为，将其纳入药品专利行政裁决的审理范围更为恰当。理由是相关法律法规未明确排除申报3类仿制药时适用《实施办法》的情形。针对仿制药申请人作出的第4类声明，专利权人或者利害关系人提起行政裁决请求系法律给予其的权利。对于与原研药相比，区别仅在于规格不同的3类仿制药而言，如果规格相同的4类仿制药落入涉案专利的保护范围，则该3类仿制药也很大可能因侵犯涉案专利权而无法正常上市。同时，考虑到该3类仿制药可能被按照4类仿制药管理的实践，将该3类仿制药纳入药品专利行政裁决的审理范围有利于实现《专利法》第76条的价值目的和功能定位。

（二）思考与启示

综合国家药监局关于药品注册分类申报及审批的要求，以及不同类别仿制药的专利声明的要求等方面的考虑，针对3类仿制药而言，特别是与已在境内上市的原研药相比在剂型上存在差别的3类仿制药，原则上，因其尚无同样剂型的原研药在境内获得批准，在中国上市药品专利信息登记平台上不会存在同样剂型原研药的登记，亦不可能存在登记在原研药项下的相关专利。在缺少原研药和相关专利信息登记的情况下，以3类仿制药类别申报时原则上不需要作出专利声明，至少不可能作出第4类专利声明。但是，对于与境内获批的原研药区别仅在于规格不同的3类仿制药，实践中可能会被要求按照 4 类仿制药申报，将该 3 类仿制药纳入药品专利行政裁决的审理范围有利于实现《专利法》第 76 条的价值目的和功能定位，既不会对药品审评审批程序产生干扰，也不会因此损害当事人的合法权益。

对于上述案例一，即当 3 类仿制药与原研药剂型不同时，有观点认为，如果涉案专利是活性成分化合物专利，因仿制药必然具有所述活性成分，无论其是何种剂型，均落入化合物专利的保护范围，因此将相关专利纠纷纳入药品专利行政裁决的审理范围，有利于双方当事人更加明确对片剂上市后是否侵犯专利权。然而，药品专利纠纷早期解决机制将专利纠纷的解决从上市后提前到上市审批过程中。一方面，虽然裁决结果对于避免仿制药上市后的实体侵权具有重要的参考价值，但该程序不可能解决双方当事人之间所有的问题，也不可能完全代替仿制药上市后的实体侵权纠纷的解决；另一方面，与国家药监局的上市审批"链接"是该制度的一项不可或缺的要素，如果脱离制度设定的基本框架，可能造成双方当事人利益的失衡。

当然，现行药品专利纠纷早期解决机制运行过程中，无论是专利登记还是专利声明，都是由当事人自行登记并自负其责的，针对同样或者类似的情形，不同当事人可能会根据自己的理解做出不同的选择。比如，针对上述案例二的情形，也有仿制药申请人提出 4 类化学药申请并作出第 1 类专利声明，这种情况如何处理，可能需要相关部门协商解决。

三、仿制药用途技术方案的确定

在行政裁决程序中，判断仿制药技术方案是否落入专利权的保护范围，有两个重要的前提条件：一是仿制药申请人提交表明仿制药技术方案的证据，通常是其提交给国家药监局的药品申报材料；二是确定仿制药技术方案。

实践中，针对化合物和组合物专利，以申报材料中关于原料药、制剂配方部分的内容为基础确定仿制药技术方案，仿制药申请人和原研药专利权人通常没有争议。但是，对于医药用途专利而言，以申报材料的哪些内容为基础，尤其是当仿制药申请人提交的是药品说明书时，如果药品说明书"适应症（证）"部分排除专利适应证，但其他部分记载有专利适应证时，以药品说明书的哪一部分内容为基础确定仿制药技术方案，某些情况下可能存在争议。以下通过典型案例对相关观点进行评析。

（一）典型案例

涉案专利保护的是活性化合物及其盐在制备用于预防或治疗适应证 A 中的用途。原研药上市许可持有人先针对适应证 A 向国家药监局提交上市许可申请，用于适应证 A 的原研药在中国获批后，原研药上市许可持有人又针对适应证 B 和适应证 C 提交了上市许可申请，也得到国家药监局的批准。仿制药申请人申报了与原研药相同的药物制剂，在其向国家药监局提交的药品说明书中，"适应症（证）"部分记载仿制药用于治疗适应证 B 和适应证 C，但在该药品说明书的其他部分记载有与适应证 A 相关的数据和内容。另外，在药品说明书"起草说明"部分明确排除涉案专利的适应证 A。

仿制药申请人提交以上药品说明书作为确定仿制药技术方案的依据，其认为，药品说明书"适应症（证）"部分是对药品用途和使用范围的限定和表述，根据该部分的记载，仿制药明确要求的适应证为 B 和 C，与涉案专利的适应证 A 不同，因此仿制药没有落入涉案专利的保护范围。作为行政裁决的请求人，专利权人主张，判断仿制药技术方案是否落入涉案专利的保护范围，必须考虑药品说明书的全部内容以及仿制药申请人在申请过程中公开作出的全部意思表示，不能仅依据药品说明书的部分内容作出判断。一方面，药品说明书在其他部分记载的信息表明仿制药可以用于治疗适应证 A；另一方面，药品说明书记载的与适应证 A 相关的数据和内容，均积极向社会公众传导仿制药可用于治疗适应证 A。仿制药上市后不可避免地存在超说明书用药的可能，因此应当认定仿制药技术方案落入了涉案专利的保护范围。

该案的实质争议体现在以下两方面：一是针对医药用途专利，以药品说明书的哪些内容为基础确定仿制药技术方案？二是如何考虑超说明书用药的问题？行政裁决合议组认为，在药品专利纠纷早期解决机制行政裁决程序中，原则上应当以药品说明书"适应症（证）"部分载明的适应证为基础确定仿制药技术方案，不宜以存在发生超说明书用药引起的实体侵权的潜在可能为由，而将药品说明书的全部内容作为确定仿制药技术方案的基础。

（二）思考与启示

该案例对于专利纠纷的双方提供了如下两点启示。

第一，当药品说明书的其他部分存在与"适应症（证）"部分不同的适应证时，以"适应症（证）"内容为基础确定仿制药技术方案更有利于双方利益的平衡。

药品说明书作为承载药品全面信息的重要管理文件，向医生、药师和患者传递药物的必要信息，是具有法律效力的文本。❶ 根据《化学药品和治疗用生物制品说明书规范细则》（以下简称《说明书规范细则》）的规定，药品说明书包括药品名称、成分、性状、适应症（证）、用法用量等 23 个不同部分，其中"适应症（证）"部分是对药品用于预防、治疗、诊断、缓解或者辅助治疗某种疾病（状态）或者症状用途的明确界定。据了解，国家药监局对于上市许可申请的药品的"适应症（证）"的审批，原则上也是以申报材料中明确要求的"适应症（证）"为准，经审批后的药品说明书中

---

❶ 王俪霏，肖扬，张佳睿. 药品说明书法律定性及法律效力探讨 [J]. 法制博览，2016，（2）：173-174.

的"适应症（证）"也是指导医生、患者用药的直接依据。

除了"适应症（证）"部分外，药品说明书的"不良反应""药物相互作用""临床试验"和"药代动力学"等部分也可能涉及与仿制药医药用途相关的内容。一方面，药品说明书的上述部分是按照药品注册相关规定要求，对仿制药的临床试验等情况向国家药监局作出的客观说明，是国家药监局评判仿制药能否用于所申报"适应症（证）"的依据；另一方面，根据《说明书规范细则》的规定，对于"药物相互作用""药代动力学"，未进行该项实验且无可靠参考文献的，应当在该项下予以说明。对于"临床试验"，没有进行临床试验的药品不需要书写该项内容。这表明，上述部分的内容并不必须与"适应症（证）"部分完全一一对应。在"适应症（证）"部分已经明确说明仿制药适用的医药用途的情况下，如果脱离"适应症（证）"部分，以药品说明书的其他部分确定仿制药的医药用途，会降低"适应症（证）"部分的确定性作用，导致仿制药技术方案的认定增加不确定性。

采取放弃部分适应证的方式申报药品上市是法律法规所允许的，在药品说明书的"适应症（证）"部分删除与医药用途专利相关的适应证，明确排除受专利保护的医药用途，是实践中常见的规避专利束缚的做法❶，也可以视为仿制药申请人为获得仿制药上市许可做出的明确承诺。在此情况下，如果仿制药上市后，仿制药申请人以其他方式将已经删除的专利适应证纳入仿制药的适用范围内，可能在实体侵权纠纷解决中面临故意侵权的指控，因此不太会选择如此下策。这意味着，在药品专利纠纷早期解决机制行政裁决程序中，以药品说明书中明确要求的适应证为基础确定仿制药技术方案，原则上并不会对原研药企业的利益造成影响。相反，如果在这一程序中不以药品说明书中明确要求的适应证为基础，只要药品说明书的其他部分存在与专利适应证有关的内容，就认为仿制药技术方案包括专利适应证，可能不恰当地阻碍仿制药正常的上市申请审批进程，造成双方利益的失衡。

第二，药品专利纠纷早期解决机制不能完全代替仿制药上市后实体侵权纠纷的解决，以存在超药品说明书用药为由而扩大化地确定仿制药技术方案可能导致双方当事人利益的失衡。

超药品说明书用药是指药品使用的适应证、剂量、疗程、途径或人群等未在药品监督管理部门批准的药品说明书记载范围内的用法。超说明书用药在医疗实践中具有一定普遍性，但也受相关规范的约束。如中国药理学会治疗药物监测研究专业委员会药品风险管理学组拟定的《超说明书用药专家共识》中提出，"超说明书用药的目的只能是为了患者利益，为了保护药品的知识产权，超说明书用药应当限于无合理可替代

---

❶　金春阳. 仿制药替换创新药的排他性壁垒与美国实践突破研究［J］. 中国新药杂志，2021，14：1249 – 1254.

药品的前提下，如果市场存在可替代药品，应当优先选择该药品，而不应当超说明书用药"。《中华人民共和国药品管理法》第 72 条规定，"医疗机构应当坚持安全有效、经济合理的用药原则，遵循药品临床应用指导原则、临床诊疗指南和药品说明书等合理用药，对医生处方、用药医嘱的适宜性进行审核"。《中华人民共和国医师法》第 29 条规定，"在尚无有效或者更好治疗手段等特殊情况下，医师取得患者明确知情同意后，可以采用药品说明书中未明确但具有循证医学证据的药品用法实施治疗。医疗机构应当建立管理制度，对医师处方、用药医嘱的适宜性进行审核，严格规范医师用药行为"。综合以上信息可知，当仿制药获批上市后，是否发生超说明书用药情况不仅受相关药品可及性等因素的影响，也会受到临床用药管理规范的约束，难以提前预知和确定其必然发生。

药品专利纠纷早期解决机制要保护药品专利权人的合法权益，降低仿制药上市后的专利侵权风险，也要兼顾仿制药申请人依法通过药品审评审批、有机会及早上市的期限利益。一方面，超说明书用药的发生具有一定未知性和不确定性，仅依据药品说明书的其他部分记载有与专利适应证有关的信息尚不能确定超说明书用药和侵权发生的必然；另一方面，即使仿制药获批上市后确实因超说明书用药引发了实体侵权纠纷，专利权人仍然可以寻求救济。如果在早期解决机制行政裁决程序中，在确定仿制药技术方案时脱离药品说明书的"适应症（证）"部分而扩大到药品说明书的整体内容，并基于仿制药上市后存在发生实体侵权的潜在可能，即认定仿制药落入涉案专利的保护范围，可能不恰当地阻碍仿制药的正常上市申请审批，偏离药品专利纠纷早期解决机制的价值目的和功能定位。

当然，除了在药品说明书的"适应症（证）"部分排除专利适应证之外，如果在不影响对仿制药申请人明确要求的适应证正常审批的情况下，能够在获批的药品说明书删除与专利适应证有关的内容，将会进一步降低诱导侵权、超说明书使用的可能性，这对于原研药专利权人、仿制药申请人和社会公众都是有益的。

四、数值或数值范围特征等同原则的适用

在药品专利纠纷早期解决机制行政裁决实践中，针对药物组合物专利，仿制药申请人提出 4.2 类声明的比例较高，其中除了在辅料成分上作出改进外，对于包含数值或数值范围特征的权利要求，改变成分含量也是仿制药申请人作出规避设计的选择路径。当仿制药中某一成分的含量不同于专利权利要求中的相应数值或者未落入相应的数值范围内时，两者是否构成等同技术特征往往成为案件的争议焦点。以下通过典型案例对相关观点进行评析。

（一） 典型案例

该案药品上市许可人（以下简称"请求人"）在中国上市药品专利信息平台上登记了相关专利，其中权利要求 1 如下。

1. 一种药物组合物，包含：

（a） 按重量计 3% ~ 20% 的西他列汀或者其药学上可接受的盐；

（b） 按重量计 25% ~ 94% 的二甲双胍盐酸盐；

（c） 按重量计 0.1% ~ 10% 的润滑剂；

（d） 按重量计 0 ~ 35% 的黏合剂；和

（e） 按重量计 0.5% 的表面活性剂。

该案的争议点之一在于，仿制药技术方案中表面活性剂的含量不是"按重量计0.5%"。请求人认为二者构成等同特征。仿制药申请人（以下简称"被请求人"）则认为，涉案专利权利要求 1 中 0.5% 的表面活性剂特征是在授权程序中修改增加的特征，根据禁止反悔原则和捐献原则，不应将仿制药技术方案纳入权利要求 1 的保护范围。

根据涉案专利说明书记载：药物组合物任选含有按重量计 0 ~ 3% 的表面活性剂；药物组合物任选含有按重量计 0.5% ~ 1% 的表面活性剂。说明书记载了 7 个实施例，其中除一个实施例不含表面活性剂外，其他均含有按重量计约 0.50% 的表面活性剂。该案实质审查阶段，专利权人针对权利要求得不到说明书支持的审查意见通知书修改了权利要求书，在权利要求 1 中补入"（e） 按重量计 0.5% 的表面活性剂"。同时认为，"本申请所要解决的技术问题是，制剂应当与单独给药时的西他列汀和二甲双胍是生物等效的。在制剂中加入按重量计 0.5% 的表面活性剂对于解决上技术问题是特别有用的。因此，申请人确信，本申请修改后的权利要求都能够得到说明书的支持"。

行政裁决合议组最终未支持请求人的主张，认定确认仿制药技术方案中的表面活性剂与涉案专利中"按重量计 0.5% 表面活性剂"特征不构成等同特征。裁决结论认为，该案中，专利权人为克服权利要求得不到说明书支持的问题，在权利要求 1 中加入了技术特征"按重量计 0.5% 的表面活性剂"，专利权人同时强调"在制剂中加入按重量计 0.5% 的表面活性剂对于解决上述技术问题是特别有用的"。事实上，说明书除了实施例 1 ~ 3、4 ~ 7 中添加 0.5% 的表面活性剂外，还记载了表面活性剂的不同含量范围，因此，为克服权利要求得不到说明书支持的缺陷，专利权人本有机会将说明书中记载的诸如 0 ~ 3%、0.5% ~ 1% 的表面活性剂等保护范围更大的数值范围补入权利要求 1 中，但专利权人并未在权利要求中采用上述数值范围限定权利要求的保护范围，而是直接将表面活性剂的含量限缩到实施例中 0.5% 的点值。结合其意见陈述"在制剂中加入按重量计 0.5% 的表面活性剂对于解决上述技术问题是特别有用的"，应当认定专利权人通过上述修改明确权利要求 1 仅要求保护含有 0.5% 的表面活性剂的技术方案，放弃了说明书中记载的 0 ~ 3% 和 0.5% ~ 1% 中除 0.5% 以外的其他方案。一方面，专利审查员会仅就包含上述具体点值技术方案进行实质审查，不会就更大保护范围的数值范围进行审查；另一方面，社会公众亦会以 0.5% 作为参考值来安排后续研发和生产，避免落入专利权的保护范围。基于保护社会公众对于数值或数值范围确定性的合理信赖利益，不应再通过等同原则将其他技术方案纳入权利要求的保护范围。

（二）思考与启示

上述案例对于专利纠纷的双方提供了如下启示。

第一，针对数值或数值范围特征应当严格适用等同原则，以强调权利要求的公示作用。

等同原则一般是针对专利权人难以将实现其发明构思的显而易见的等同实施方式全部纳入其权利要求文字所表述的范围这一现实情况而建立的。对于数值或数值范围特征而言，其本身不存在难以将显而易见的等同实施方式纳入其文字表述范围的情况，缺乏适用等同原则的法理基础，故对于数值或数值范围特征，应当严格适用等同原则。

数值及数值范围特征具有确定性，相比具体点值，数值范围特征涵盖的范围更大。当申请人在授权阶段没有选择通过说明书公开的数值范围获得相对较宽的保护范围，而是选择通过具体点值这一更加"稳妥"的方式进行保护，意味着其已经主动限缩了专利权的保护范围；如果允许其通过等同原则扩大权利要求的保护范围，将会人为地将保护边界原本清晰的权利要求变得模糊起来，损害数值或数值范围特征的确定性价值。该案中，说明书已经记载了诸如 0 ~ 3%、0.5% ~ 1% 等保护范围更大的数值范围，在授权阶段也给予了专利申请人通过合理概括以尽可能全面保护其发明创造的机会，但专利申请人并没有要求更大的保护范围，而是将其保护范围限定为说明书实施例相同的具体点值。这足以让社会公众相信专利权人真正想要保护的是含有 0.5% 的表面活性剂的技术方案，已经明确放弃了说明书中记载的其他技术方案。

因此，不论从数值或数值范围特征本身具有的确定性，还是从授权过程来说，数值或数值范围特征能够使得权利要求的保护范围边界清晰、准确，如果不严格适用等同原则，将会进一步扩大其范围，亦会使原本清晰的权利边界模糊化，丧失其确定性价值，并给试图绕开专利权保护范围的竞争者造成困扰，不利于他人在专利文件所公示的临界点之外继续进行研发和创新。

第二，对于测量误差范围内的数值或数值范围不应机械地排除适用等同原则。

因数值或数值范围的测量会存在不可避免的误差，如果对于测量误差范围内的数值或数值范围亦机械地排除适用等同原则的话，将会损害专利权人的利益。因此，当仿制药技术方案的相应数值相较于权利要求的数值或数值范围端点虽然有细微区别，但仍属于相关领域公认的误差范围的，应当认为仿制药技术方案的该数值特征被权利要求所覆盖，避免造成对专利技术方案的恶意仿制，实现对专利权的有效保护。但是，该案中仿制药技术方案表面活性剂的含量与权利要求 1 中"按重量计 0.5% 的表面活性剂"存在明显区别，且该区别显然不在该领域公认的误差范围内。

综上，对于数值或数值范围特征，亦采取严格适用等同原则的态度，这是基于权利要求的公示作用的考虑，但是，也要避免仿制药申请人仅通过在数值或数值范围端点处作出细微差异即逃避专利权约束的恶意仿制行为，即如果仿制药技术方案的相应数值相较于权利要求的数值或数值范围端点虽然有区别，但仍属于相关领域公认误差范围的，应当认为仿制药技术方案的该数值特征被权利要求所覆盖，以期对专利权人的利益进行有效保护。

第三节 药品专利纠纷司法审判实践

2021 年 11 月 8 日，北京知识产权法院受理了第一起涉药品上市审评审批专利纠纷民事案件，原告中外制药株式会社诉被告温州海鹤药业有限公司确认是否落入专利权保护范围纠纷案。该案从北京知识产权法院正式受理到 2022 年 4 月 15 日一审宣判，再到 2022 年 8 月 5 日二审终判，历时 8 个月，是我国药品专利纠纷早期解决机制运行后的第一案，引起业内人士的广泛关注。在该案件审理过程中，双方当事人就专利声明的要求、仿制药申请人的告知义务、仿制药技术方案的确定以及"捐献规则"和"禁止反悔规则"在该案中的适用等问题展开激烈辩论。本节将对案件的诉讼审理过程进行全面梳理和总结。

一、案情回顾

（一）涉案药品"艾地骨化醇软胶囊"

艾地骨化醇，研发代号 ED－71，属于活性维生素 D3 衍生物，用于治疗骨质疏松症。其最早于 2011 年在日本上市，原研药企业为日本中外制药株式会社。2020 年 12 月，艾地骨化醇软胶囊在中国获批上市。研究表明[1]，在预防维生素 D 充足的骨质疏松症患者的椎体和手腕骨折方面，艾地骨化醇疗效优于已上市同类药物阿法骨化醇，且

---

[1] TOSHIO M, ASAKO I, YASUFUMI H, et al. A new active vitamin D3 analog, eldecalcitol, prevents the risk of osteoporotic fractures－A randomized, active comparator, double－blind study [J]. Bone, 2011, 49：605－612.

安全性与阿法骨化醇相似。

自艾地骨化醇软胶囊在国内上市以来，已有包括西藏天晟泰丰药业河南泰丰生物科技有限公司（以下简称"天晟泰丰药业"）、四川国为制药有限公司（以下简称"国为制药"）、温州海鹤药业有限公司（以下简称"海鹤药业"）、南京海融医药科技股份有限公司（以下简称"海融医药"）、大连美创药业有限公司（以下简称"大连美创药业"）、人福普克药业（武汉）有限公司（以下简称"人福普克药业"）等在内的多家国内制药企业提交了艾地骨化醇软胶囊的仿制药上市申请。其中，天晟泰丰药业于2021年2月针对艾地骨化醇软胶囊最早提出上市申请，并于2022年9月30日获得上市批准，成为艾地骨化醇软胶囊的国内首仿企业。

从2021年6月1日起，化学仿制药申请人提交药品上市许可申请时，需要针对原研药登记的每一件相关的药品专利作出声明。此后，共有5家制药企业提出艾地骨化醇软胶囊的上市许可申请，并针对艾地骨化醇软胶囊原研专利作出专利声明，如表2-2所示。

表2-2 仿制药企业针对艾地骨化醇软胶囊仿制药的专利声明

仿制药企业	专利声明类型	专利声明公开日期
国为制药	1类	2021-07-16
海鹤药业	4.2类	2021-08-16
海融医药	3类	2022-02-18
大连美创药业	2类	2022-06-24
人福普克药业	2类	2022-10-11

其中，1类声明为中国上市药品专利信息登记平台中没有被仿制药品相关专利信息。2类声明为中国上市药品专利信息登记平台收录的被仿制药品相关专利权已终止或者被宣告无效，或者仿制药申请人已获得专利权人相关专利实施许可。3类声明为中国上市药品专利信息登记平台收录有被仿制药品相关专利，仿制药申请人承诺在相应专利权有效期届满之前所申请的仿制药暂不上市。4.2类声明为仿制药未落入中国上市药品专利信息登记平台收录的被仿制药品相关专利权保护范围。

其中，海鹤药业在登记平台上明确其仿制的药品为中外制药株式会社的"艾地骨化醇软胶囊"（规格：0.75μg，批准文号：国药准字HJ20200058），并作出4.2类声明，主张仿制药未落入登记平台收录的被仿制药品相关专利权保护范围。原研药上市许可持有人中外制药株式会社依照《专利法》第76条和《实施办法》第7条的规定向北京知识产权法院提起药品专利早期纠纷诉讼，请求法院确认海鹤药业申请注册的仿制药"艾地骨化醇软胶囊"落入中外制药株式会社享有的发明专利ZL200580009877.6的专利权保护范围。北京知识产权法院于2021年11月8日立案受理。

（二）涉案专利 ZL200580009877.6

根据《实施办法》第 4 条的规定，中外制药株式会社将艾地骨化醇软胶囊的相关专利信息登记在中国上市药品专利信息登记平台。其中，在专利信息项下记载了一条相关专利：专利号 ZL200580009877.6，专利名称为 ED-71 制剂，专利权人为中外制药株式会社，授权日期为 2010 年 12 月 8 日。药品与相关专利权利要求的对应关系显示，与艾地骨化醇软胶囊相关的权利要求项编号为 1~7，专利类型涉及化学药品含活性成分的药物组合专利，专利保护期届满日为 2025 年 2 月 6 日。

涉案专利授权公告的权利要求共有 7 项。

1. 一种制剂，其包含：

（1）（5Z，7E）-（1R，2R，3R）-2-（3-羟基丙氧基）-9，10-断胆甾-5，7，10（19）-三烯-1，3，25-三醇（以下简称"ED-71"）；

（2）油脂；和

（3）抗氧化剂；

其中，加入所述抗氧化剂用于抑制 ED-71 降解为 6E-（1R，2R，3R）-2-（3-羟基丙氧基）-9，10-断胆甾-5（10），6，8（9）-三烯-1，3，25-三醇（以下简称"ED-71 的速甾醇型"）和/或（5E，7E）-（1R，2R，3R）-2-（3-羟基丙氧基）-9，10-断胆甾-5，7，10（19）-三烯-1，3，25-三醇（以下简称"ED-71 的反式型"），经遮蔽、室温保存 12 个月后产生的 ED-71 的速甾醇型和/或 ED-71 的反式型的量为 1% 或更少。

2. 根据权利要求 1 的制剂，其中，抗氧化剂是选自 dl-α-生育酚、二丁基羟基甲苯、丁基羟基茴香醚和没食子酸丙酯中的一种。

3. 根据权利要求 1 或 2 的制剂，其中，制剂是软胶囊、硬胶囊或油性液体制剂。

4. 根据权利要求 3 的制剂，其中，制剂是软胶囊。

5. 根据权利要求 1 或 2 的制剂，其中，以重量计，制剂含有相对于油脂为 0.000001%~0.01% 的（5Z，7E）-（1R，2R，3R）-2-（3-羟基丙氧基）-9，10-断胆甾-5，7，10（19）-三烯-1，3，25-三醇和相对于油脂为 0.0001%~12% 的抗氧化剂。

6. 根据权利要求 5 的制剂，其中，制剂是软胶囊、硬胶囊或油性液体制剂。

7. 根据权利要求 6 的制剂，其中，制剂是软胶囊。

案外人四川国为制药和正大天晴药业分别于 2021 年 4 月 15 日和 2021 年 6 月 10 日针对涉案专利向国家知识产权局提出无效宣告请求。2021 年 12 月 30 日，国家知识产权局就涉案专利提出的无效宣告请求，作出了第 53498 号无效宣告决定（以下简称"53498 决定"），宣告涉案专利权全部无效。在该无效宣告程序中，中外制药株式会社对涉案专利的权利要求进行了修改，将原权利要求 2 中的"抗氧化剂是选自 dl – α – 生育酚"加入权利要求 1，删除原权利要求 2，对于其他权利要求的序号进行了相应调整，修改后的权利要求如下。

1. 一种制剂，其包含：

（1）ED – 71；

（2）油脂；和

（3）抗氧化剂；所述抗氧化剂是 dl – α – 生育酚；

其中，加入所述抗氧化剂用于抑制 ED – 71 降解为 ED – 71 的速甾醇型和/或 ED – 71 的反式型，经遮蔽、室温保存 12 个月后产生的 ED – 71 的速甾醇型和/或 ED – 71 的反式型的量为 1% 或更少。

2. 根据权利要求 1 的制剂，其中，制剂是软胶囊、硬胶囊或油性液体制剂。

3. 根据权利要求 2 的制剂，其中，制剂是软胶囊。

4. 根据权利要求 1 的制剂，其中，以重量计，制剂含有相对于油脂为 0.000001% ~ 0.01% 的 ED – 71 和相对于油脂为 0.0001% ~ 12% 的抗氧化剂。

5. 根据权利要求 4 的制剂，其中，制剂是软胶囊、硬胶囊或油性液体制剂。

6. 根据权利要求 5 的制剂，其中，制剂是软胶囊。

从时间来看，无效宣告请求人分别于 2021 年 4 月和 6 月针对涉案专利提出无效宣告请求，无效宣告请求审查决定于 2021 年 12 月 30 日作出。海鹤药业作出专利声明的日期是在 2021 年 8 月 16 日，因而专利权人中外制药株式会社提起专利早期纠纷诉讼的日期应在 2021 年 8 月 16 日之后，即海鹤药业在作出 4.2 类声明时，涉案专利的无效宣告请求审查决定尚未作出，涉案专利处于有效保护期内。

（三）一审案情

中外制药株式会社向北京知识产权法院（一审法院）提起诉讼，请求确认涉案仿制药落入涉案专利权的保护范围，一审法院于 2021 年 11 月 8 日立案受理。

中外制药株式会社主张，涉案仿制药落入其经专利无效宣告程序修改后的权利要求 1 ~ 6 的保护范围，即便涉案仿制药并未使用与涉案专利权利要求 1 相同的技术方案，但涉案仿制药申报材料中使用的 * * *（* * * 为涉及商业秘密，故隐去，下同）与涉案专利中的 dl – α – 生育酚构成等同的技术特征，说明涉案仿制药与涉案专利二者亦构成等同的技术方案。

海鹤公司辩称，涉案仿制药使用的抗氧化剂是 * * *，而非涉案专利权利要求 1 中的 dl – α – 生育酚，故并未落入涉案专利权利要求 1 ~ 6 的保护范围。而涉案专利中以 * * * 作为抗氧化剂的技术方案已被捐献，不能依据等同原则将其纳入权利要求的保护范围内。

一审法院首先就该案的诉讼合法性以及涉案专利存在的无效宣告决定情况进行说明，认为中外制药株式会社为涉案专利的专利权人，其已就涉案专利在登记平台上进行了相关信息登记。海鹤公司的涉案仿制药申请已被受理，且该仿制药相关信息已在登记平台公示。针对涉案专利，海鹤公司在登记平台上作了 4.2 类声明，即涉案仿制药未落入涉案专利权保护范围。基于此，依据《专利法》第 76 条和《最高人民法院关于审理申请注册的药品相关的专利权纠纷民事案件适用法律若干问题的规定》相关条款的规定，中外制药株式会社有权就海鹤公司申请注册的涉案仿制药是否落入涉案专利的保护范围提起诉讼。涉案专利权虽已被国家知识产权局宣告无效，但无效决定仍处于起诉期限内，考虑到案件双方都主张进行实体审理及其他因素，一审法院仍就涉案仿制药是否落入专利权保护范围进行判断。

关于双方的争议焦点问题，一审法院认为，基于海鹤公司提交的涉案仿制药申报材料可以看出，涉案仿制药使用的辅料为＊＊＊，其执行的是＊＊＊进口药品注册标准。将该标准中记载的＊＊＊的结构式与双方已确认的涉案专利权利要求 1 中 dl－α－生育酚的结构式进行对比可以看出，二者并不相同。基于此，涉案仿制药并未使用涉案权利要求 1 中的 dl－α－生育酚。关于涉案仿制药使用的辅料＊＊＊与涉案专利中的 dl－α－生育酚是否构成等同的技术特征，一审法院认为，基于涉案专利说明书第［0029］段的记载，＊＊＊作为抗氧化剂使用的技术方案已被记载于涉案专利说明书中，但该技术方案并未被涵盖在涉案专利权利要求 1 的范围内（权利要求 1 中使用的抗氧化剂是 dl－α－生育酚）。而无论修改前的权利要求是否包括＊＊＊，以及中外制药株式会社是否有捐献的意愿，均不影响捐献规则在该案中的适用。虽然涉案专利权利要求 1 的保护范围可以延及等同的技术方案，但具体到 dl－α－生育酚这一技术特征，其等同的范围不包括涉案仿制药使用的＊＊＊。涉案仿制药使用的＊＊＊与涉案专利权利要求 1 的相应技术特征既不相同，也不等同。

2022 年 4 月 15 日，北京知识产权法院作出一审判决，海鹤公司申请注册的涉案仿制药并未落入中外制药株式会社涉案专利权利要求 1~6 的保护范围。

（四）二审案情

因不服一审判决，中外制药株式会社向最高人民法院（二审法院）提起上诉。

二审期间，双方当事人均未提交新证据，并均对一审判决对于证据真实性、合法性和关联性的认定不持异议。

中外制药株式会社向二审法院提交了两份调查取证申请。第一份调查取证申请为请求二审法院向海鹤公司收集由其生产的、用于药物临床试验的艾地骨化醇软胶囊（规格：0.75μg/粒）。中外制药株式会社认为海鹤公司为规避侵权，故意在药品注册申请文件中将药用辅料 dl－α－生育酚替换为原料药＊＊＊，而其实际使用的药用辅料应为 dl-α-生育酚。为申请注册涉案仿制药，海鹤公司应当已经开展并完成了药物临床试验，故其生产的用于药物临床试验的艾地骨化醇软胶囊能够证明其申请注册的涉案仿制药实际使用的技术方案。第二份调查取证申请为请求二审法院向国家药监局调取海鹤公司提交的关于艾地骨化醇软胶囊（规格：0.75μg/粒）仿制药注册申请文件中涉及辅料 * * * 的资料，包括但不限于一审法院依职权调取的海鹤公司仿制药申报材料目录页载明的药品说明书、样品检验报告书、变更药用辅料种类的补充申请和研究资料、临床试验计划及研究方案。中外制药株式会社认为一审法院依职权从国家药监局调取的证据仅涉及海鹤公司提交的相关证据材料，其中显示海鹤公司并未提交与涉案仿制药所用辅料相关的申报资料，且海鹤公司在其提交的证据材料中故意遮盖与该案相关的药用辅料信息。

中外制药株式会社的上诉理由如下：①海鹤公司违反《实施办法》的规定。第一，海鹤公司仅对涉案专利原权利要求 2 作出 4.2 类声明，对涉案专利其他原权利要求（原权利要求 1 和 3~7）未作任何声明，且在明确知晓其相关专利声明存在错误的情况下，一直不予更正。第二，海鹤公司未将其提交的相应声明及声明依据在法定期限内依法通知上市许可持有人，违反《实施办法》第六条的规定。②中外制药株式会社认可海鹤公司提交的证据 1~5 是节选自海鹤公司提交给国家药监局的涉案仿制药申请材料，但并不认可二者内容完全一致。一审法院从国家药监局调取的证据材料显示，海鹤公司在仿制药临床申报阶段处方中使用的药用辅料（抗氧化剂）是 dl-α-生育酚，但海鹤公司提交的证据中将相关内容覆盖。③涉案仿制药申请注册的处方中实际使用的药用辅料应为 dl-α-生育酚。第一，海鹤公司申请注册的仿制药处方中使用药用辅料 * * * 而非 * * * 作为抗氧化剂。基于国家药监局数据库中登记的药用辅料 * * * 的信息及双方证据，在 * * * 和 dl-α-生育酚两种物质之间，只有 dl-α-生育酚系依法登记用作抗氧化剂的药用辅料 * * *。海鹤公司为规避侵权，故意在其提交的药品注册申请文件中将药用辅料 dl-α-生育酚替换为原料药 * * *，而其实际使用的药用辅料应为 dl-α-生育酚而非 * * *。第二，涉案仿制药注册申请文件中显示，海鹤公司在临床申报过程中使用的药用辅料（抗氧化剂）是 dl-α-生育酚。根据相关规定，海鹤公司申请注册的处方应与其临床阶段使用的处方一致。第三，在我国医药领域，* * * 是一类化合物的统称，包括 * * * 和 dl-α-生育酚。海鹤公司仿制药注册申请的处方中仅指明使用 * * * 作为辅料，这意味着其技术方案包括使用 * * * 和使用 dl-α-生育酚两种方案。④该案不适用于捐献原则。第一，捐献规则旨在解决在专利申请授权阶段未记载于授权权利要求中但被说明书或附图披露的技术方案能否基于等同原则被纳入权利要求保护范围的问题，其在后续专利确权阶段权利要求保护范围发生变化时并无适用余地。第二，涉案专利原权利要求 1 的抗氧化剂包括 * * *，这表明专利权人对使用 * * * 作为抗氧化剂的技术方案主张专利权保护，并未捐献给社会公众，捐献规则在该案中并无适用空间。在涉案专利无效宣告程序中，中外制药株式会社通过修改放弃了原权利要求 2 中的抗氧化剂为二丁基羟基甲苯、丁基羟基茴香醚和没食子酸丙酯的技术方案，但并未放弃抗氧化剂为 dl‑α‑生育酚的技术方案，更未放弃与 dl‑α‑生育酚等同的技术方案（包括采用＊＊＊的技术方案）。第三，在案证据充分证明，＊＊＊与修改后权利要求 1 中的 dl‑α‑生育酚构成等同技术特征。

海鹤公司辩称：①一审法院在庭审中当庭认定中外制药株式会社的第二项诉讼请求于法无据，不能作为单独的诉讼请求。此外，专利声明文件的填写瑕疵系因海鹤公司对《实施办法》理解不到位导致。海鹤公司在该案审理过程中多次致函国家药监局及其相关单位，申请对专利声明中"登记的权利要求项编号"的内容进行修改。并且海鹤公司在收到一审应诉通知书后的第十天即将相关证据和不落入专利权保护范围的侵权比对材料提交给了一审法院。因此，海鹤公司不存在所谓的不诚信行为。②中外制药株式会社已认可海鹤公司提交的仿制药上市注册申请材料和一审法院从国家药监局调取的仿制药上市注册申请材料的一致性。在案证据能够证明海鹤公司申请注册的仿制药中使用的是＊＊＊。需要特别说明的是，海鹤公司在临床申报过程中使用的药用辅料相关材料不是该案的在案证据，且其属于海鹤公司的商业秘密，并非公开信息。中外制药株式会社在毫无依据的前提下，捏造了相关"事实"，并基于臆断作出结论，有违诚实信用原则。③该案适用捐献规则。修改前的权利要求是否包括＊＊＊，以及中外制药株式会社是否有捐献的意愿，均不影响捐献规则在该案中的适用。基于禁止反悔规则，＊＊＊与修改后权利要求 1 中的 dl‑α‑生育酚不构成等同特征。

根据当事人双方的诉辩主张，二审法院确定了该案的争议焦点问题：第一，海鹤公司是否违反《实施办法》的规定及对此应如何处理；第二，涉案仿制药申请中作为该案比对对象的抗氧化剂辅料为何种抗氧化剂；第三，涉案仿制药申请中的抗氧化剂辅料与涉案专利中的 dl‑α‑生育酚是否构成等同技术特征。

（1）关于海鹤公司是否违反《实施办法》的规定及对此应如何处理的问题，二审法院经审理认为：

首先，4.2 类声明的核心在于申明仿制药申请人申请的仿制药技术方案不落入被仿制药品专利权的保护范围。为保证声明的真实性和准确性，仿制药申请人原则上应该针对被仿制药品所对应的保护范围最大的权利要求作出声明。即使已登记的专利权利要求有可能在无效宣告程序中被修改，但只要仿制药申请人在提出仿制药申请时针对被仿制药品所对应的保护范围最大的权利要求作出 4.2 类声明，专利权人在无效宣告程序中对权利要求的修改不会影响声明的真实性和准确性。该案中，海鹤公司申请涉案仿制药上市并作出 4.2 类声明时，涉案专利无效宣告程序尚未进行口头审理，涉案专利的授权权利要求并未发生改变。海鹤公司在作出 4.2 类声明之时，未对被仿制药品当时所对应的保护范围最大的独立权利要求作出声明，仅对保护范围更小的从属权利要求作出声明，不具有正当理由，有避重就轻之嫌，其行为难言正当。中外制药株式会社在涉案专利权的无效宣告程序中修改权利要求，将原权利要求 2 中的部分附加技术特征合并至权利要求 1，删除了原权利要求 2，并相应调整了其他权利要求的序号。海鹤公司作出的 4.2 类声明所针对的原权利要求 2 的保护范围大于修改后独立权利要求的保护范围，故海鹤公司的声明所针对的权利要求的保护范围事实上覆盖了修改后涉案专利权的保护范围。因此，从实际效果来看，海鹤公司作出的 4.2 类声明虽有不当之处，但并未对中外制药株式会社的实体和诉讼权利造成不利影响。

其次，根据《实施办法》第 6 条的相关规定，海鹤公司在作出声明时应当提供相关权利要求对比表及相关技术资料。同时，中外制药株式会社在登记平台上登记涉案药物的相关信息时亦登记了通信地址、联系人、联系方式等信息。海鹤公司将声明及声明依据通知中外制药株式会社不存在任何障碍。但是，海鹤公司延迟至中外制药株式会社提起该案诉讼后才提交相关材料，且并未给出充分而合理的解释，不符合《实施办法》第六条的规定，其行为明显不当。综上，海鹤公司未针对被仿制药品专利保护范围最大的权利要求作出声明，未将声明及声明依据及时通知上市许可持有人，其行为确有不当。

（2）关于涉案仿制药申请中使用的抗氧化剂辅料具体为何种抗氧化剂的问题，二审法院审理认为：

在判断仿制药的技术方案是否落入专利权保护范围时，原则上应以仿制药申请人的申报资料为依据进行比对评判。如果仿制药申请人实际实施的技术方案与申报技术方案不一致，其需要依照药品监督管理相关法律法规承担法律责任；如果专利权人或利害关系人认为仿制药申请人实际实施的技术方案构成侵权，亦可另行提起侵害专利权纠纷之诉。因此，仿制药申请人实际实施的技术方案与申报资料是否相同，一般不属于确认落入专利权保护范围纠纷之诉的审查范围。该案中，一审法院从国家药监局调取的证据以及权威出版物的记载足以证明海鹤公司向国家药监局申报的仿制药技术方案中的抗氧化剂是＊＊＊，而非 dl－α－生育酚。

中外制药株式会社在二审中认为涉案仿制药申报资料中的抗氧化剂不是＊＊＊，二审法院认为，首先，申报资料中记载的实验内容是分别采用＊＊＊与α－生育酚作为抗氧化剂的对比实验，中外制药株式会社主张海鹤公司在临床申报过程中使用的药用辅料是 dl－α－生育酚缺乏依据。其次，该对比实验的相关记载亦说明海鹤公司所申报的作为抗氧化剂辅料的＊＊＊并非生育酚类物质的上位概念，而是与α－生育酚并列的一种具体的抗氧化剂。再次，海鹤公司将登记为原料药的＊＊＊作为涉案仿制药的辅料申报是否符合相关规定，属于国务院药品监督管理部门的审查范围，不影响法院对申报资料真实性和该案比对对象的确认。最后，中外制药株式会社亦无其他证据证明国务院药品监督管理部门审评审批涉案仿制药抗氧化剂的依据发生变化。

对于中外制药株式会社二审提出的两项调查取证申请，二审法院认为，作为涉案仿制药技术方案依据的应当是申报材料所体现的内容，而非仿制药申请人实际实施的技术方案，且在案证据已经足以证明涉案仿制药申报的抗氧化剂辅料为＊＊＊，该案已无必要从国家药监局调取申报材料中的其他信息。

（3）关于涉案仿制药申请中的抗氧化剂辅料与涉案专利中的 dl－α－生育酚是否构成等同技术特征的问题，二审法院审理认为：

捐献规则和禁止反悔规则都可以构成适用等同原则的限制，其目的都是在公平保护专利权人的利益和维护社会公众利益之间实现合理的平衡。如果符合限制适用等同原则的条件，通常无需再判断两特征是否构成手段、功能、效果基本相同以及本领域技术人员是否无需创造性劳动即能联想到。该案中，中外制药株式会社在无效宣告程序中合并原权利要求 2 中的部分附加技术特征至权利要求 1，从而将权利要求 1 的抗氧化剂限定为 dl－α－生育酚，并删除原权利要求 2。该修改方式实质上是放弃了原权利要求 1 的技术方案，保留原权利要求 2 并列技术方案中的一个技术方案，使得独立权利要求的技术方案从可以使用任意一种抗氧化剂，变为仅保护使用 dl－α－生育酚。与此同时，涉案专利说明书列举了包括 dl－α－生育酚、＊＊＊在内的多种抗氧化剂。本领域技术人员结合涉案专利说明书记载的内容及涉案专利权利要求的修改过程可知，中外制药株式会社通过修改权利要求的方式对其要求保护的特定技术方案作出了明确的选择，且其是从原从属权利要求 2 所记载的并列的 4 种抗氧化剂中选择了唯一的一种抗氧化剂，进一步说明其通过修改放弃采用＊＊＊这一特定抗氧化剂的技术方案的意思具体明确。中外制药株式会社并无合理理由或者证据证明其并未通过修改权利要求放弃使用其他抗氧化剂的技术方案，故该案应当适用禁止反悔规则，不宜再将采用＊＊＊作为抗氧化剂的技术方案纳入涉案专利权的等同保护范围内。

综上，最高人民法院依法驳回上诉请求，维持原判。

二、思考与启示

（一）程序问题

1. 关于审理时长

《实施办法》第 8 条规定"收到人民法院立案或者国务院专利行政部门受理通知书副本后，国务院药品监督管理部门对化学仿制药注册申请设置 9 个月的等待期。等待期自人民法院立案或者国务院专利行政部门受理之日起，只设置一次。等待期内国家药品审评机构不停止技术审评"。上述实施办法中的等待期时长是依据我国《民事诉讼法》中对于法院审理民事案件的相关时间规定而设置的。《民事诉讼法》第 152 条和第

183 条分别规定，人民法院适用普通程序审理的案件，应当在立案之日起六个月内审结；以及人民法院审理对判决的上诉案件，应当在第二审立案之日起 3 个月内审结，即一审和二审的总审理时长应当控制在 9 个月之内。

曾有业内人士认为，相较于美国 30 个月的等待期和加拿大 24 个月的等待期，我国设立的 9 个月等待期过短，可能无法满足纠纷解决所需要的实际周期。而该案自 2021 年 11 月 8 日北京知识产权法院受理立案，至 2022 年 8 月 5 日最高法作出二审终审判决，历时 8 个月 28 天，未超出 9 个月等待期的时长范围，对相关化学仿制药注册申请能够及时转入行政审批环节具有积极的意义。该案的审理时效也为《实施办法》所设立的等待期时长提供了有利的实务支持。❶

2. 关于专利声明与药品权利要求的对应性

《实施办法》第 6 条规定，化学仿制药申请人提交药品上市许可申请时，应当对照已在登记平台公开的专利信息，针对被仿制药每一件相关的药品专利作出声明。仿制药申请人对相关声明的真实性、准确性负责。该规定仅对仿制药申请人作出声明所针对的专利提出了要求，并未明确声明所应当针对的药品专利的具体权利要求。

该案中，中外制药株式会社主张海鹤公司仅针对涉案专利修改前的权利要求书中的从属权利要求 2 进行了 4.2 类专利声明，而未针对涉案专利中保护范围最大的权利要求作出声明，违反《实施办法》第 6 条的规定。

对此，最高人民法院认为海鹤公司在作出 4.2 类声明之时，未对被仿制药品当时所对应的保护范围最大的独立权利要求作出声明，仅对保护范围更小的从属权利要求作出声明，不具有正当理由，有避重就轻之嫌，其行为难言正当。但由于中外制药株式会社在涉案专利的无效宣告程序中修改权利要求，使海鹤公司作出的 4.2 类声明所针对的原权利要求 2 的保护范围大于修改后独立权利要求的保护范围，故海鹤公司的声明所针对的权利要求的保护范围事实上覆盖了修改后涉案专利权的保护范围。因此，从实际效果来看，海鹤公司作出的 4.2 类声明虽有不当之处，但并未对中外制药株式会社的实体和诉讼权利造成不利影响。

该案给大家的启示，仿制药申请人作出声明时，应该考虑被仿制药品与登记平台公开的专利权利要求的对应关系。4.2 类声明的核心在于申明仿制药申请人申请的仿制药技术方案不落入被仿制药品专利权的保护范围。为保证声明的真实性和准确性，仿制药申请人原则上应该针对被仿制药品所对应的保护范围最大的权利要求作出声明。由于专利独立权利要求的保护范围最大，如果被仿制药品对应专利独立权利要求，只要仿制药的技术方案不落入独立权利要求的保护范围，必然不落入从属权利要求的保

---

❶ 张旭晟. 全国首例药品专利链接诉讼二审审结：药品专利纠纷早期解决机制作用显现［N］. 中国医药报，2022 - 09 - 21.

护范围。

3. 关于仿制药申请人的通知义务

《实施办法》第 6 条还规定，仿制药申请被受理后 10 个工作日内，国家药品审评机构应当在信息平台向社会公开申请信息和相应声明；仿制药申请人应当将相应声明及声明依据通知上市许可持有人，上市许可持有人非专利权人的，由上市许可持有人通知专利权人。其中声明未落入相关专利权保护范围的，声明依据应当包括仿制药技术方案与相关专利的相关权利要求对比表及相关技术资料。

该案中，中外制药株式会社主张海鹤公司未将其提交的相应声明及声明依据在法定期限内依法通知上市许可持有人，违反《实施办法》第 6 条的规定。

对此，最高人民法院认为中外制药株式会社在登记平台上登记涉案药物的相关信息时登记了通信地址、联系人、联系方式等信息。海鹤公司将声明及声明依据通知中外制药株式会社不存在任何障碍。但是，海鹤公司延迟至中外制药株式会社提起该案诉讼后才提交相关材料，且并未给出充分而合理的解释，不符合《实施办法》第 6 条的规定，其行为明显不当。但批评教育不属于民事责任的承担方式，因而最高人民法院未支持中外制药株式会社有关批评教育的诉讼请求。从该案的判决结果来看，海鹤公司似乎没有因为未在法定期限内提交相关资料而承担不利后果。

《实施办法》第 7 条规定，专利权人或者利害关系人对 4 类专利声明有异议的，可以自国家药品审评机构公开药品上市许可申请之日起 45 日内，就申请上市药品的相关技术方案是否落入相关专利权保护范围向人民法院提起诉讼或者向国务院专利行政部门请求行政裁决。即《实施办法》规定了专利权人需要在公开药品上市许可申请之日起 45 日内提出相关技术方案是否落入相关专利权保护范围的诉讼请求或行政裁决。在该案中，如果仿制药申请人没有在规定的时间内将声明内容和依据通知上市许可持有人，所带来的可能后果是，上市许可持有人不能及时发现仿制药的上市申请，并且由于未提交 4 类声明的依据，上市许可持有人也无法判断仿制药是否落入涉案专利的保护范围，从而严重影响上市许可持有人在规定的时间内提出诉讼请求，不当损害了上市许可持有人和专利权人的合法权益。

4. 专利权被宣告无效对案件实体审理的影响

在该案的审理过程中，案外人对涉案专利提起了专利无效宣告请求。针对该请求，国家知识产权局于 2021 年 12 月 30 日作出了 53498 无效决定，宣告涉案专利全部无效。即涉案专利在二审宣判前，中外制药株式会社发起是否落入专利权保护范围诉讼的权利基础已不存在，此时，二审法院并没有直接驳回中外制药株式会社的诉讼请求，而是对涉案仿制药是否落入无效宣告程序中修改的权利要求的保护范围作出实体审理。一审法院认为，涉案专利权虽已被国家知识产权局宣告无效，但该无效决定仍处于起诉期限内，考虑到案件双方都主张进行实体审理及其他因素，法院仍就涉案仿制药是否落入专利权保护范围进行判断。二审法院认为，"涉案专利权虽已被国家知识产权局宣告全部无效，但中外制药株式会社、海鹤公司均主张本案应进行实体审理，双方当事人均有在涉案仿制药上市前通过本案诉讼解决专利纠纷的意愿。且海鹤公司在本案中仅以涉案仿制药与涉案专利技术方案不同为由进行抗辩，涉案专利权的稳定性对本案争议问题的审理并无必然影响。因此，本院对本案继续进行实体审理"。

然而，针对类似的情形，司法实践中也存在不同的处理方式。在住友制药确认是否落入专利权保护范围纠纷案中，原告住友制药请求确认＊＊＊药业公司申请注册的药品"＊＊＊片"落入发明专利 ZL200680018223.4 专利权的保护范围。上述涉案专利被国家知识产权局宣告专利权全部无效，并且在住友制药提起确认落入保护范围之诉时，上述涉案专利无效审查决定处于行政诉讼阶段。

原告认为专利权无效宣告请求审查决定并非一经发出即发生确定的法律效力，在其产生确定的法律效力之前，专利权仍属有效。住友制药仍可依法提起确认是否落入专利权保护范围纠纷的诉讼。被告主张该案应裁定驳回原告的起诉，尽管涉案专利处于行政诉讼程序中，仍不宜继续审理该案。

对此，北京知识产权法院认为，确认是否落入专利权保护范围纠纷案件与侵犯专利权纠纷案件，两类诉讼在权利基础、是否落入专利权保护范围、现有技术抗辩等审理规则上存在共性，因而法院可以参照使用《最高人民法院关于审理侵犯专利权纠纷案件应用法律若干问题的解释（二）》审理该案。在上述解释的第 2 条中规定，权利人在专利侵权诉讼中主张的权利要求被国务院专利行政部门宣告无效的，审理侵犯专利权纠纷案件的人民法院可以裁定驳回权利人基于该无效权利要求的诉讼。法院裁定驳回权利人基于该无效权利要求的起诉，并不以该无效宣告请求决定必须经生效判决确认为前提条件。基于此，北京知识产权法院依法裁定驳回原告的起诉。

两起确认是否落入专利权保护范围的诉讼中，均存在专利权被宣告无效的情形，然而法院的处理方式完全不同，两起诉讼案件中被告的主张亦不相同。住友制药诉＊＊＊药业公司案中，被告主张以涉案专利被全部无效为由驳回原告的诉讼请求。而在中外制药株式会社诉海鹤公司案中，原告、被告均主张该案应进行实体审理，双方当事人均有在涉案仿制药上市前通过该案诉讼解决专利纠纷的意愿。有业内人士指出，专利权人或利害关系人在确认是否落入专利权保护范围案件中主张的专利权被国家知识产权局宣告无效的，裁定驳回起诉的处理方式有利于平衡双方当事人的利益，也符合药品专利纠纷早期解决机制的制度定位和相关规定。因为裁定驳回诉讼请求后，并不会导致专利权人丧失实体权利，也并非当然有利于仿制药申请人，因为无效决定如果随后被生效判决撤销，则涉案专利将重新恢复有效状态，专利权人也可以根据《专利法》的有关规定，针对已上市销售的仿制药另行提起专利侵权诉讼。❶ 也有观点认为，药品专利早期纠纷诉讼的生效判决对同一专利权和申请注册药品的侵害专利权或者确认不侵害专利权诉讼具有既判力，案件的实体审理能够一劳永逸地解决该品种仿制药可能的专利侵权风险。❷

（二）实体问题

1. 仿制药技术方案的确认

该案为确认是否落入药品专利权保护范围纠纷。该类纠纷是《专利法》第76条规定的特殊类型纠纷，其实体审理的核心是确认被诉技术方案是否落入相关药品专利权保护范围，与侵害专利权纠纷中专利侵权判定部分的审理并无实质不同，均是将被诉侵权的技术方案与专利权保护范围进行比较和判断，因而需要首先明确比较的对象，即专利权的保护范围和仿制药的技术方案分别是什么。

关于权利要求保护范围的确定，根据北京市高级人民法院制定的《专利侵权判定指南》的规定，确定专利权保护范围时，应当以国务院专利行政部门公告授权的专利文本或者已经发生法律效力的专利复审请求、无效宣告请求审查决定及相关的授权、确权行政判决所确定的权利要求为准。权利要求存在多个文本的，以最终有效的文本为准。该案在一审审理过程中，涉案专利的无效宣告请求审查决定已作出，由于专利权人在无效宣告请求阶段对权利要求书进行了修改，导致涉案专利权的保护范围随即发生了改变。在一审过程中，中外制药株式会社主张涉案仿制药落入其在专利无效宣告程序中修改后的权利要求1~6的保护范围，海鹤公司对此也表示认同。

关于仿制药技术方案的认定，《专利法》第76条规定，药品上市审评审批过程中，药品上市许可申请人与有关专利权人或者利害关系人，因申请注册的药品相关的专利权产生纠纷的，相关当事人可以向人民法院起诉，请求就申请注册的药品相关技术方案是否落入他人药品专利权保护范围作出判决。依据上述规定，是否落入专利权保护范围的比对对象是药品上市许可申请人（仿制药申请人）申请注册的药品相关技术方案。由于这类诉讼发生在药品实际上市之前，被控侵权的技术方案并非仿制药申请人实际生产出来的产品，而是基于仿制药企业向法院提交的申请注册药品的相关技术方案，这可能会引发关于仿制药技术方案认定和举证责任的一些问题。理论上，仿制药申请人主张未落入专利权保护范围的技术方案应当与其向国家药监局提交的申请注册药品的技术方案一致，因为国家药监局是基于其所提交的技术方案对是否准许仿制

❶ 许波，李晓蕾，傅晶. 涉案专利被宣告无效后的药品专利纠纷早期解决机制运行实况及建议［EB/OL］.（2022 – 10 – 17）［2022 – 11 – 09］. https：//www. ipeconomy. cn/index/news/magazine – details/id/5964. html.
❷ 贺伊博，张秋林. 首例药品专利链接诉讼案件若干问题探讨［EB/OL］.（2022 – 10 – 17）［2022 – 11 – 09］. https：//www. ipeconomy. cn/index. php/index/article/content/id/6147. html.

药上市予以审批，而仿制药申请人主张未落入专利权保护范围的技术方案应当是其申请上市审批的技术方案。

该案中，为证明涉案仿制药技术方案未落入涉案专利权保护范围，海鹤公司向一审法院提交了涉案仿制药上市注册申请材料中与辅料＊＊＊相关内容的复印件，基于海鹤公司提交的申报材料，一审法院认为涉案仿制药使用的辅料为＊＊＊，并未使用涉案专利权利要求 1 中的 dl－α－生育酚。对此，中外制药株式会社认为海鹤公司为规避侵权，故意在药品注册申请文件中将药用辅料 dl－α－生育酚替换为原料药＊＊＊，而其实际使用的药用辅料应为 dl－α－生育酚。二审阶段，中外制药株式会社还请求法院向海鹤公司收集由其生产的、用于药物临床试验的艾地骨化醇软胶囊，认为用于药物临床试验的艾地骨化醇软胶囊能够证明其申请注册的涉案仿制药实际使用的技术方案。海鹤公司则坚持认为在案证据能够证明海鹤公司申请注册的仿制药中使用的是＊＊＊，海鹤公司在临床申报过程中使用的药用辅料相关材料不是该案的在案证据。可见，对于仿制药技术方案的认定，双方当事人的争议点在于中外制药质疑海鹤药业申请注册处方自身的真实性，并怀疑申请注册的处方和实际使用的处方不一致。

对此，最高人民法院认定，"在判断仿制药的技术方案是否落入专利权保护范围时，原则上应以仿制药申请人的申报资料为依据进行比对评判。如果仿制药申请人实际实施的技术方案与申报技术方案不一致，其需要依照药品监督管理相关法律法规承担法律责任；如果专利权人或利害关系人认为仿制药申请人实际实施的技术方案构成侵权，亦可另行提起侵害专利权纠纷之诉。因此，仿制药申请人实际实施的技术方案与申报资料是否相同，一般不属于确认落入专利权保护范围纠纷之诉的审查范围"。

结合该案，最高人民法院实际上是在基于仿制药申请人实际实施的技术方案与仿制药上市注册申报材料中的技术方案保持一致的情况下，判定仿制药的技术方案未落入专利权的保护范围。就现有的规定而言，这两者是否具有一致性的举证责任的承担并不明晰，既没有明确法院或国家知识产权局核实证据的义务，也没有规定仿制药企业提交技术方案不一致所应承担的责任。有专家指出，这种证据规则将导致事实上无法实现药品专利纠纷的早期解决，在仿制药获批上市后，其仍有可能构成侵权，从而使得我国药品专利纠纷早期解决机制可能并无实现其制度设计的预期目的和效果。❶

2. 捐献规则和禁止反悔规则都可以构成适用等同规则的限制

《最高人民法院关于审理侵犯专利权纠纷案件应用法律若干问题的解释》（以下简称《侵犯专利权纠纷解释》）第 5 条规定，对于仅在说明书或者附图中描述而在权利要求中未记载的技术方案，权利人在侵犯专利权纠纷案件中将其纳入专利权保护范围的，

---

❶ 程永顺，吴莉娟. 关于审理（裁决）是否落入专利权保护范围纠纷相关问题的思考［EB/OL］.（2022－10－17）［2022－11－09］. https：//www. ipeconomy. cn/index. php/index/news/magazine_details/id/5925. html.

人民法院不予支持。上述条款是捐献规则的具体体现，其设立目的用于限制等同规则的不当适用。

该案中，海鹤公司认为＊＊＊作为抗氧化剂使用的技术方案已被记载于涉案专利说明书中，但并未被涵盖在涉案专利权利要求 1 的范围内，并据此认为以＊＊＊为抗氧化剂的技术方案已被捐献，因而涉案仿制药使用的＊＊＊与涉案专利中的 dl－α－生育酚并不构成等同技术特征。而中外制药株式会社主张修改前的权利要求 1 中涵盖了将＊＊＊作为抗氧化剂这一技术方案，这表明专利权人并未将使用＊＊＊作为抗氧化剂的技术方案进行捐献。因此，该案不适用于捐献规则。对此，一审法院认为：虽然《侵犯专利权纠纷解释》适用于专利侵权案件，而该案为确认是否落入专利权保护范围案件，但该解释确定的规则同样适用于该案。专利权人在专利确权程序中虽然可以对权利要求进行修改，但是修改行为并不会使该专利权同时或先后存在两个有效的权利要求，而只是以修改后的权利要求替代修改前的权利要求。修改后的权利要求自始生效。这也就意味着，《侵犯专利权纠纷解释》第 5 条中所称的权利要求只能指向修改后的权利要求。此外，捐献规则保护的是公众基于专利文件的公示效力而产生的合理预期，其与专利权人是否主观有捐献的意愿无关。因此，即使专利权人并无此意愿，亦不影响捐献规则在该案中的适用。由此可知，修改前的权利要求是否包括＊＊＊，以及中外制药株式会社是否有捐献的意愿，均不影响捐献规则在该案中的适用。

《侵犯专利权纠纷解释》的第 6 条进一步规定，专利申请人、专利权人在专利授权或者无效宣告程序中，通过对权利要求、说明书的修改或者意见陈述而放弃的技术方案，权利人在侵犯专利权纠纷案件中又将其纳入专利权保护范围的，人民法院不予支持。该条款是禁止反悔原则的体现，其目的同样是用于限制等同规则的不当适用。

在该案二审中，最高人民法院基于专利权人对权利要求的修改对该案是否应当适用禁止反悔规则作出评判。中外制药株式会社通过修改权利要求的方式对其要求保护的特定技术方案作出了明确的选择，进一步说明其通过修改放弃采用＊＊＊这一特定抗氧化剂的技术方案的意思具体明确。中外制药株式会社并无合理理由或者证据证明其并未通过修改权利要求放弃使用其他抗氧化剂的技术方案，故最高人民法院判定该案适用禁止反悔规则。

值得关注的是，一审和二审判决中虽然均认定涉案仿制药中使用的＊＊＊与涉案专利权利要求 1 中的 dl－α－生育酚不构成等同技术特征，但所依据的法律条款不同。一审法院根据"捐献规则"，而二审法院基于"禁止反悔规则"。一方面表明，最高人民法院认可了海鹤公司同时主张"捐献规则"和"禁止反悔规则"进行抗辩；另一方面也似乎表明，当"捐献规则"与"禁止反悔规则"发生竞合时，应优先适用"禁止反悔规则"。

该案为我国首例药品专利早期纠纷诉讼案件，从该案的审理周期看，早期纠纷解决机制比起后期侵权诉讼，审理周期大大缩短，可以尽早尽快地解决争议，意味着我国药品专利纠纷早期解决机制真正发挥了作用。

但从该案中也可以看出，我国药品专利纠纷早期解决机制还有待进一步完善，例如对于仿制药企业未充分履行专利声明和通知义务的，目前尚缺乏惩戒和规制措施，这就导致仿制药企业有义务没责任，法院也只能评价该行为不当，无法依据法律规定让其承担未尽义务的责任，有可能影响制度的持续性和公正性。

第四节　在相关制度本土化过程中的思考

药品是人类维持生命及保证生命尊严的必需品，实现药品可及性需要同时考虑促进新药研发和降低药品价格两方面因素。前者需要借助相关制度设计，对药品研发成果予以充分保护，为其获得高收益提供关键制度保障，由此推动药品研发的可持续发展，并为仿制药的生产提供基础；后者则需要采取措施提高仿制药企业的研发和生产能力，使其所仿制的药物是能够真正有效替代原研药的、高性价比的仿制药。

医药产业创新发展和药品的安全性、有效性、可及性事关国计民生，是国家政策持续关注的重点和目标。美国 Hatch－Waxman 法案也是建立在用专利制度保护药品创新基础上的，其制度设计也在很大程度上体现了创新与仿制的平衡。首先，通过药品专利期限补偿和试验数据保护充分维护了创新药企业的利益，其次，专利链接制度鼓励并规范仿制药的研发。在专利链接制度中，一方面，通过仿制药企业通知原研药企业，赋予原研药企业以提起专利诉讼的权利及一定时间的遏制期，使其能够及时了解仿制药申请上市的情况，并尽可能在仿制药上市前解决侵权纠纷，以避免仿制药上市后给其市场造成的不利影响；另一方面，通过赋予仿制药在申请的同时提交不侵权或专利无效声明的权利，与原研药之间的专利挑战诉讼以及首仿药胜诉后的市场独占期，鼓励仿制药企业向原研药企业发起专利挑战，推动仿制药尽快上市，实现药品可及性。可以说，在这一"环环相扣"的制度良好运行的状态下，原研药企业和仿制药企业均能够获益，推动双方的共同发展，最终实现整个医药行业的发展和药品安全性、有效性、可及性的提高及人类健康和社会福祉。

我国《专利法》第四次修正中已经确定引入保护专利期限调整制度、药品专利期限补偿制度以及药品专利早期纠纷解决机制（专利链接制度）。其中，PTA 和 PTE 的细化规定在修订中的《专利法实施细则》作了进一步规定，关于药品专利纠纷早期解决机制，国家药监局、最高人民法院、国家知识产权局在《专利法》实施之后陆续发布了相关的实施办法或者司法解释；修订中的《专利审查指南》也有进一步的实施指导；

本章第一节中对上述内容进行了讨论。药品专利纠纷早期解决机制下的行政裁决和司法判决案件也得到公众关注，本章第二节、第三节对于实践案例和相关的观点进行了评析，在药品专利纠纷早期解决机制运行过程中，还存在一些需要明确和考量之处，下面将对相关制度的本土化提供一些新的思考。

一、关于专利信息登记和公示制度

《实施办法》第2条至第4条是对药品专利登记制度的一般性规定。其中，第2条规定，国务院药品监督管理部门组织建立中国上市药品专利信息登记平台，供药品上市许可持有人登记在中国境内注册上市的药品相关专利信息。同时规定了未在中国上市药品专利信息登记平台登记相关专利信息的，不适用本办法。第3条规定，国家药品审评机构负责建立并维护中国上市药品专利信息登记平台，对已获批上市药品的相关专利信息予以公开。第4条规定药品上市许可持有人在获得药品注册证书后30日内，自行登记药品名称、剂型、规格、上市许可持有人、相关专利号、专利名称、专利权人、专利被许可人、专利授权日期及保护期限届满日、专利状态、专利类型、药品与相关专利权利要求的对应关系、通信地址、联系人、联系方式等内容。相关信息发生变化的，药品上市许可持有人应当在信息变更生效后30日内完成更新。药品上市许可持有人对其登记的相关信息的真实性、准确性和完整性负责，对收到的相关异议，应当及时核实处理并予以记录。登记信息与专利登记簿、专利公报以及药品注册证书相关信息应当一致；医药用途专利权与获批上市药品说明书的适应证或者功能主治应当一致；相关专利保护范围覆盖获批上市药品的相应技术方案。相关信息修改应当说明理由并予以公开。

根据《实施办法》，药品上市许可持有人对其登记的相关信息的真实性、准确性和完整性负责，对收到的相关异议，应当及时核实处理并予以记录。即国务院药品监督管理部门组织建立中国上市药品专利信息登记平台并不会对专利信息登记的准确性进行审查。

关于专利信息登记准确性核查程序，国际上主要存在以美国为代表的非严格审查方式和以韩国、加拿大为代表的严格审查方式。美国FDA并不对橙皮书中登记的药品专利信息的准确性进行审查，但设立了公众对相关信息进行异议和当事人对相关信息进行纠正的机制。韩国2015年正式实施药品专利链接制度之前，韩国药品监督管理部门用3年时间完成了韩国专利清单中所有药品与对应权利要求的比对工作，即在韩国专利清单中登记的权利要求已经经过了韩国药品监督部门的严格审查，确认是与该药品直接相关的专利。加拿大药品专利链接制度也规定了由加拿大卫生部负责管理专利登记，加拿大卫生部在登记前也会严格审查每一项登记的专利是否包含了药品中可登记的权利要求，同时还赋予公众通过向加拿大联邦法院提起诉讼而撤销登记的权利。

目前，国内尚未明确针对专利登记是否设置事前的实质性审查制度或事后的纠错或异议机制。实践中，当事人须提交关于申请注册的药品技术方案是否落入相关专利权保护范围的初步证据作为提起此类诉讼的条件。如果药品与登记的专利或权利要求之间没有对应关系，其结果很有可能导致尽管法院完成了对请求确认落入专利权保护范围之诉的审理，但由于权利要求与药品之间的对应关系存在问题，最终导致其判决结果与专利权人和仿制药之间的侵权纠纷并没有直接关系，相关纠纷还是需要留待仿制药上市后解决。

此外，国家药监局发布的《实施办法》第 5 条规定，化学药上市许可持有人可在中国上市药品专利信息登记平台登记药物活性成分化合物专利、含活性成分的药物组合物专利、医药用途专利。从该规定字面上理解，其中似乎并未包含晶型专利，目前主流观点认为，我国并未将晶型专利纳入专利纠纷早期解决机制中，这一点与国外相关规定有所区别。在药物研发实践中，对于化学药固体制剂而言，晶型的确认也是不可缺少的环节。药物晶型是影响药物吸收、分布、代谢和排泄过程，从而对药效产生重要影响的因素，仿制药如果想达到与原研药生物等效，通常倾向于使用与原研药相同的晶型。事实上，我国近年的专利无效行政裁决和司法诉讼程序中，晶型专利的无效宣告案件占有很大比重。如果在药品纠纷早期解决机制中排除晶型专利，那么是否会导致该机制难以真正意义上的尽早解决专利纠纷，也有待进一步思考和讨论。

二、关于等待期

《实施办法》第 8 条规定，收到人民法院立案或者国务院专利行政部门受理通知书副本后，国务院药品监督管理部门对化学仿制药注册申请设置 9 个月的等待期。等待期自人民法院立案或者国务院专利行政部门受理之日起，只设置一次。等待期内国家药品审评机构不停止技术审评。其第 13 条规定，对中药同名同方药和生物类似药注册申请，国务院药品监督管理部门依据技术审评结论，直接作出是否批准上市的决定。对于人民法院或者国务院专利行政部门确认相关技术方案落入相关专利权保护范围的，相关药品在相应专利权有效期届满之后方可上市。其第 14 条规定，化学仿制药、中药同名同方药、生物类似药等被批准上市后，专利权人或者利害关系人认为相关药品侵犯其相应专利权，引起纠纷的，依据《专利法》等法律法规相关规定解决。已经依法批准的药品上市许可决定不予撤销，不影响其效力。

从上述规定来看，我国药品专利纠纷早期解决机制中对化学仿制药设置了 9 个月的等待期，等待期内国家药品审评机构不停止技术审评。对中药同名同方药、生物类似药则并未设置等待期。药品专利早期纠纷解决制度的等待期时长的设定主要考虑法院审理专利侵权诉讼的平均审理时间，《专利法》规定的是根据生效判决作出是否批准上市的决定，按照常规理解，法院需要在 9 个月内作出生效判决。这个等待期比美国（30 个月）和加拿大（24 个月）都要短很多，但是与韩国（9 个月）规定的时长相当。

从韩国的司法实践来看，专利链接案件审理基本上能在 9 个月内审结。根据我国当前的司法实践，在不考虑行政裁决程序的情况下，一审法院审理时长约为 6 个月（涉外案件没有审限），法定上诉期为国内 15 天、涉外 30 天，上诉案件移转周期通常在 1 个月左右、二审法院审理时长约为 3 个月（涉外案件没有审限）。如果根据该时长计算，在 9 个月内完成二审审理并作出生效判决是存在困难的。但是，我国首例药品专利早期纠纷诉讼二审审结案件——中外制药株式会社诉海鹤公司艾地骨化醇软胶囊仿制药落入 ED-71 制剂专利保护范围案，自 2021 年 11 月 8 日一审法院立案受理，到 2022 年 8 月 5 日二审法院作出判决，审理周期合计未超过 9 个月。该案或许可以部分消除公众对于药品纠纷早期解决机制试运行阶段程序期限的担忧。但是，首案毕竟是在审力充裕的情况下作出的，未来进入专利纠纷早期解决机制的案件数量变多，专利行政部门、一审和二审法院是否能继续保持这一速度，还有待实践检验。

三、关于败诉赔偿制度

《最高人民法院关于审理申请注册的药品相关的专利权纠纷民事案件适用法律若干问题的规定》第 12 条规定，专利权人或者利害关系人知道或者应当知道其主张的专利权应当被宣告无效或者申请注册药品的相关技术方案未落入专利权保护范围，仍提起《专利法》第 76 条所称诉讼或者请求行政裁决的，药品上市许可申请人可以向北京知识产权法院提起损害赔偿之诉。这表明在制度设计中包括了"败诉赔偿"的条款。

有业内观点认为，创新药败诉赔偿制度可能使原研药企业对是否提起请求确认落入专利权保护范围之诉保持非常慎重的态度，而且不可能避免因为仿制药企业提起消极的确认之诉而可能面临的败诉赔偿的威胁。目前，在我国《专利法》框架下，其他领域均未设置这样的撤诉或败诉赔偿机制。如果仅针对药品专利早期纠纷机制设置该规定，属于对特定领域的歧视性待遇，并且有可能在其他领域的专利侵权审判实践中造成混乱。同时，这样的设置也有可能导致原研药企业不愿意利用药品专利早期纠纷解决机制解决纠纷，甚至相关药品不在国内上市。此外，鉴于当事人不能保证对权利要求的解释和对证据事实的认定等一定得到人民法院的支持，从而可能因对权利要求解释的差异等原因而导致的败诉，这种情况也是在任何专利侵权诉讼中普遍存在的。即使在该情况下，提起诉讼仍然是《专利法》框架下合法行使专利权的行为，不属于不正当利用专利权的行为。如果将这种合法行使专利权的行为后果完全归于专利权人或利害关系人，则可能削弱专利权人行使合法权利的能力。因此，对于专利权人或者利害关系人滥用权利而构成不正当竞争行为的，更适合依据《反不正当竞争法》处理，不宜单独为药品申请上市相关的专利纠纷单设败诉赔偿的规定，也不宜将任何撤诉或败诉都视为对专利权的滥用。更合适的做法是，严格区分滥用权利的行为和正当行使专利权的行为，对于真正的滥用专利权以获得不正当竞争利益的行为应当予以制止，而对于正当行使专利权的行为，应当鼓励当事人在药品申请上市时进行早期解决。

在药品专利纠纷早期解决机制实施前，仿制药在上市审评审批过程中，专利权人是不能向仿制药申请人提起专利侵权诉讼的。由此带来的结果是，一方面原研药专利权人觉得自己可能遭遇侵权损害，另一方面仿制药即便获得药监部门的行政审批，也并不意味着可以真正上市销售。因为仿制药一旦上市后被判定侵犯原研药相关的专利权，仿制药企业将面临巨额的经济赔偿。在药品专利纠纷早期解决机制下，原研药企业及专利权人与仿制药企业可以在仿制药的审评审批阶段提前处理和解决药品相关的专利纠纷。这一方面保护了原研药专利权人的合法权益，另一方面也为仿制药企业提前确认了侵权风险，通过平衡原研药企业和仿制药企业的利益，最大限度地推动药品的可及性。相信随着业内对更多的实践案例的思考和讨论，我国药品专利纠纷早期解决机制本土化过程中的各个环节会被改进和完善，最终发挥其恰当的作用。

第 三 章
化合物和晶型专利保护实践

第一节　替格瑞洛化合物专利纠纷

替格瑞洛是一种抗血栓药物，用于治疗心肌梗死、心绞痛、急性冠状动脉综合征、血小板聚集性疾病、血栓形成中风、暂时性局部缺血发作、外周血管疾病等。替格瑞洛具有三唑并［4，5－D］嘧啶结构骨架，原研药企业是瑞典阿斯利康制药有限公司（以下简称"阿斯利康公司"）。该药 2010 年 12 月在欧盟获批，2011 年 7 月在美国获批，随后陆续在全球 80 余个国家批准上市，我国 2012 年 11 月对其颁发进口药品许可证，商品名为"倍林达"。临床实践表明，替格瑞洛无须经过肝脏代谢活化，具有快速、强效抑制血小板的特点。目前已被多个国际治疗指南推荐为急性冠状动脉综合征患者的一线或首选抗血小板药物。

替格瑞洛化合物专利的中国同族专利 CN99815926.3 的申请日为 1999 年 12 月 2 日，最早优先权日为 1998 年 12 月 4 日，授权公告日为 2003 年 11 月 26 日。2017 年 4 月，深圳信立泰药物股份有限公司（以下简称"信立泰"）针对替格瑞洛的化合物专利提出无效宣告请求。经过 4 年多的行政裁决、一审、二审、再审程序，最高人民法院知识产权法庭 2021 年 12 月 17 日作出终审判决，维持了国家知识产权局认定专利权无效的审查决定。

该案件的争议焦点是马库什化合物骨架结构的认定、基团的替换是否显而易见，以及补充实验数据能否被接受等，在马库什化合物专利的审查和确权实践中具有一定的代表性。

一、案情回顾

涉案专利 ZL99815926.3 授权公告的权利要求共 12 项，其中权利要求 1 涉及式

（Ⅰ）的马库什通式化合物，限定了式（Ⅰ）的结构和取代基的类型，权利要求 2～4 进一步限定取代基类型，权利要求 5 涉及 9 个具体化合物，其中"[1S－(1α，2α，3β(1S*，2R*)，5β)]－3－[7－[[2－(3，4－二氟代苯基) 环丙基] 氨基]－5－[(3，3，3－三氟代丙基) 硫代]－3H－1，2，3－三唑并 [4，5－d] 嘧啶－3－基]－5－(2－羟基乙氧基)－环戊烷－1，2－二醇"便是替格瑞洛化合物结构式。权利要求 6 涉及一种药物组合物，包含根据权利要求 1～5 中任何一项的化合物以及药学上可接受的稀释剂、辅助剂和/或载体。权利要求 7～9 分别涉及根据权利要求 1～5 中任何一项的化合物作为活性成分，在制备用于治疗或预防心肌梗死、血栓形成中风、暂时性局部缺血发作和/或外周血管疾病的药物中的用途，在制备用于治疗或预防不稳定或稳定心绞痛的药物或在制备用于治疗或预防血小板聚集疾病的药物中的用途。权利要求 10 涉及制备方法，权利要求 11～12 涉及中间体化合物。其中，独立权利要求 1 如下：

1. 一种式（Ⅰ）的化合物

其中 R^1 是由一个或多个卤原子任选取代的 C_{3-5} 烷基；R^2 是由一个或多个氟原子任选取代的苯基；R^3 和 R^4 均是羟基；R 是 XOH，其中 X 是 CH_2、OCH_2CH_2 或键；或其药学上可接受的盐或其溶剂化物；条件为：当 X 是 CH_2 或键时，R^1 不是丙基；当 X 是 CH_2 和 R^1 是 $CH_2CH_2CF_3$、丁基或戊基时，在 R^2 上的苯基必须由氟取代；当 X 是 OCH_2CH_2 和 R^1 是丙基时，在 R^2 上的苯基必须由氟取代。

（一）无效宣告请求阶段

1. 证据和理由

信立泰 2017 年 4 月 27 日向国家知识产权局提出无效宣告请求，提交证据 1～7 如下。

证据 1：WO9828300A1，公开日为 1998 年 7 月 2 日。

证据 2：《基础药物设计学》，陈芬儿主编，华中理工大学出版社，1995 年 11 月第 1 版第 1 次印刷，第 159－174 页。

证据 3：WO9803511A1，公开日为 1998 年 1 月 29 日。

证据 4：第 94191512.3 号中国发明专利申请公开说明书，公开日为 1996 年 3 月 27 日。

证据 5：第 93109282.5 号中国发明专利申请公开说明书，公开日为 1994 年 5 月 18 日。

证据 6：WO9742152A1，公开日为 1997 年 11 月 13 日。

证据 7：WO9418215A1，公开日为 1994 年 8 月 18 日。

无效宣告请求人信立泰认为：①涉案专利说明书记载的效果仅为"举例化合物的 pIC_{50} 值均大于 5.0"，本领域技术人员据此无法获知说明书中的效果实验究竟采用了哪种具体化合物，无法确定涉案专利保护的化合物均具有所述效果，更无法预期其化合物可作为 P2T 受体拮抗剂并进一步用于心肌梗死、血栓形成中风、暂时性局部缺血和/或外周血管疾病的治疗或预防。因此，涉案专利说明书公开不充分，不符合《专利法》第 26 条第 3 款的规定。②证据 1 公开了下式的化合物（Ⅰ）：

其中，X 是 OH 或 NHR^3，R^1 是 C_{1-6} 烷基；R^2 是任选被一个或多个苯基所取代的 C_{3-8} 环烷基，可选苯基进一步任选地被一个或多个卤素原子取代；R^3 是被一个或多个羟基取代的 C_{1-6} 烷基；并公开了具体实例化合物，如实例化合物 77、85、86 和 87。证据 1 公开的化合物作为 P2T 受体拮抗剂，以相对于对照 ADP 反应的抑制率来表示拮抗效力，得到 IC_{50}。该发明化合物的 pIC_{50} 值均大于 5.0。权利要求 1 与证据 1 相比，两者主结构相同，医药用途和效果相同，区别在于：（ⅰ）涉案专利权利要求 1 中 R^2 是由一个或多个氟原子任选取代的苯基；（ⅱ）涉案专利权利要求 1 中 R 是 XOH，其中 X 是 CH_2、OCH_2CH_2 或键。因此涉案专利实际解决的技术问题是提供更多不同取代基的具有 P2T 受体拮抗剂作用的三唑并（4, 5 - D）嘧啶衍生物。对于区别特征（ⅰ），证据 1 公开了苯环可由一个或多个卤素任选取代，并且给出了 4 - 氯代苯基的实例；由此可见，证据 1 教导一个或多个氯或氟取代属于常规等同替换，且相互替换可以保留原有的活性。对于区别特征（ⅱ），由证据 2 ～ 6 可知，不论是与涉案专利相同药物用途的化合物，还是其他药物用途的化合物，—COOH、—$CONHCH_2CH_2OH$ 与—OH、—CH_2OH、—OCH_2CH_2OH 属于常规的等同取代基团已是本领域的公知常识，本领域技术人员认为相互替换可以保留原有的活性。并且，证据 1 公开的化合物 pIC_{50} 值的数值范围与涉案专利权利要求 1 所保护的化合物的 pIC_{50} 值范围相同，即权利要求 1 要求保护的化合物相对于证据 1 公开的化合物并未产生预料不到的技术效果。因此权利要求 1 相对于证据 1 与公知常识的结合不具备创造性，不符合《专利法》第 22 条第 3 款的规定。在权利要求 1 不具备创造性的前提下，权利要求 2 ～ 12 也不具备创造性，不符合《专利法》第 22 条第 3 款的规定。

阿斯利康公司于 2017 年 7 月 31 日针对该无效宣告请求提交了意见陈述书和修改后的权利要求书（共 8 项），并提交了反证 1 ～ 6。

修改后的权利要求书如下。

1. 一种式（Ⅰ）的化合物

（Ⅰ）

其中

R^1 是由一个或多个卤原子任选取代的 C_{3-5} 烷基；

R^2 是 3，4 - 二氟代苯基；

R^3 和 R^4 均是羟基；

R 是 XOH，其中 X 是 CH_2、OCH_2CH_2 或键；

或其药学上可接受的盐或其溶剂化物；

条件为：

当 X 是 CH_2 或键时，R^1 不是丙基。

2. 根据权利要求 1 的化合物，其中 R^1 是 3，3，3 - 三氟代丙基、丁基或丙基。

3. 根据权利要求 1 或 2 的化合物，其中 R 是 CH_2OH 或 OCH_2CH_2OH。

4. 根据权利要求 1 的化合物是：

$[1S-[1\alpha，2\alpha，3\beta（1S^*，2R^*），5\beta]]-3-[7-[[2-（3，4-二氟代苯基）$ 环丙基］氨基］-5-（丙基硫代）-3H-1，2，3-三唑并［4，5-d］嘧啶-3-基］- 5-（2-羟基乙氧基）-环戊烷-1，2-二醇；

或其药学上可接受的盐。

5. 一种药用组合物，其中包含根据权利要求 4 的化合物以及药学上可接受的稀释剂、辅助剂和/或载体。

6. 根据权利要求 4 的化合物，作为活性成分，在制备用于治疗或预防心肌梗死、血栓形成中风、暂时性局部缺血发作和/或外周血管疾病的药物中的用途。

7. 根据权利要求 4 的化合物，作为活性成分，在制备用于治疗或预防不稳定或稳定心绞痛的药物中的用途。

8. 根据权利要求 4 的化合物，在制备用于治疗或预防血小板聚集疾病的药物中的用途。

提交的反证 1~6 如下。

反证 1：The Handbook of Medicinal Chemistry，Principles and Practice，Andrew Davis 和 Simon E Wardy 主编，Roral Society of Chemistry 出版，2015 年，第 699 - 714 页。

反证 2：From ATP to AZD6140：The discovery of an orally active reversible P2Y$_{12}$ Receptor antagonist for the prevention of thrombosis，Brian Springthorpe et al.，Bioorganic &

Medicinal Chemistry Letters，17（2007），第 6013 – 6018 页。

反证 3：P2Y$_1$ – receptors in human platelets which are pharmacologically distinct from P2Y$_{ADP}$ – receptors，M. S. Fagura et al.，British Journal of Pharmacology，124（1998），第 157 – 164 页。

反证 4：《药物设计学》，仇缀百主编，高等教育出版社，1999 年 11 月第 1 版第 1 次印刷，第 101 页。

反证 5：Robert J. Riley 的声明及于涉案专利申请日后完成的涉及代谢稳定性的实验数据。

反证 6：FPL 66096：a novel，highly potent and selective antagonist at human platelet P$_{2T}$ – purinoceptors，R. G. Humphries et al.，British Journal of Pharmacology，113（1994），第 1057 – 1063 页。

阿斯利康公司认为，①关于公开不充分的问题，涉案专利说明书已经公开了化学产物的确认；化学产品的制备；化学产品的用途，而且涉案专利说明书对于药理实验所采用的化合物进行了明确记载，即"所示例的化合物"，因此涉案专利说明书满足充分公开的要求。②关于创造性的问题，第一，涉案专利式（Ⅰ）化合物与证据 1 相比，区别特征在于：（ⅰ）在涉案专利的化合物中，取代基 R 是—OH、—CH$_2$OH 或者—OCH$_2$CH$_2$OH。在证据 1 的化合物中，在环戊基环的相应位置上的取代基是—C（O）OH 或者—C（O）NHR^3，其中列出的可能的 R^3 取代基是大量的，且证据 1 另外指出"最优选地，R^3 是氢"；（ⅱ）在涉案专利的化合物中，通过—N（H）—连接到三唑并嘧啶母核的取代基是 2 –（3，4 – 二氟苯基环丙基）。在证据 1 的化合物中，在相应位置上的取代基 R^2 是 C$_{1-8}$烷基、C$_{2-8}$烯基或 C$_{3-8}$环烷基，其中各个取代基任选地由大量列出的可能取代基取代，且证据 1 另外还提到"最优选地，R^2 是丁基或 2 – 苯基环丙基"；（ⅲ）在涉案专利的化合物中，取代基 R^1 为任选被一个或多个卤原子取代的 C$_{3-5}$烷基。在证据 1 的化合物中，相应位置上的取代基 R^1 是 C$_{1-6}$烷基、C$_{3-8}$环烷基或苯基，其中各个取代基任选由大量列出的可能取代基取代，且证据 1 另外指出，"最优选地，R^1 是丙基或在 4 – 位被 CF$_3$ 取代的苯基"。对于上述区别特征（ⅰ），证据 1 教导了在三唑并嘧啶化合物的环戊基环上应该包含酸性基团或酸性基团衍生的取代基，而涉案专利的化合物在相应的位置要求为中性基团，而且在涉案专利的优先权日之前，本领域技术人员已知的 P2T 受体拮抗剂相对于其他抗血栓剂提供了更为显著的改进，且在寻找具有 P2T 受体拮抗剂活性的新型抗血栓剂时，本领域技术人员所关注的是其结构类似于 ATP，且在其末端需具有酸性基团。对于上述区别特征（ⅱ）和（ⅲ），证据 1 的化合物由通式（Ⅰ）的 4 个变量（X，R^1，R^2 和 R^3）的引入所定义，每个变量都包含大量的可变选项，这样证据 1 实际上公开了数量庞大的化合物。本领域技术人员不会基于证据 1 的内容选择无效宣告请求人引用的实施例 77、85、86 或 87 化合物并进行取代基替换以得到涉案专利的化合物。因此证据 1 根本没有教导或暗示得到化合物替格瑞洛所需的多重改进，或者根本没有提供缺乏酸性基团且具有在替格瑞洛中存在的特定取代基的组合的化合物具有作为 P2T 受体拮抗剂活性的合理预期。第二，如反证 5 所示，涉案专利化合物与比证据 1 结构更接近的化合物相比，显示了更优异的代谢稳定性，本领域技术人员由此可以推断证据 1 的化合物不具有与涉案专利化合物可比的药理学性质。第三，证据 3~6 涉及的化合物与涉案专利化合物相比，具有完全不同的母核结构、取代方式和取代基团以及靶向完全不同的受体，与该案不相关。综上，本领域技术人员基于证据 1~7 不能容易地想到涉案发明的化合物，修改后的权利要求 1~8 具备创造性，符合《专利法》第 22 条第 3 款的规定。

2. 查明事实情况

国家知识产权局 2017 年 9 月 15 日举行了口头审理。在审理过程中，阿斯利康公司当庭提交了权利要求书修改替换页（共 5 项），相比其 2017 年 7 月 31 日提交的权利要求书修改替换页，删除了权利要求 1~3，保留了权利要求 4~8，即修改后的权利要求 1~5。无效宣告请求人对该修改文本没有异议，合议组认为专利权人所作修改为删除式修改，符合《专利审查指南》有关修改方式的要求，因此以该修改文本作为口头审理调查的基础。修改后的权利要求书如下。

1. 一种化合物或其药学上可接受的盐，所述化合物是：

[1S - [1α，2α，3β（1S*，2R*），5β]] - 3 - [7 - [[2 - （3，4 - 二氟代苯基）环丙基] 氨基] - 5 - （丙基硫代） - 3H - 1，2，3 - 三唑并 [4，5 - d] 嘧啶 - 3 - 基] - 5 - （2 - 羟基乙氧基） - 环戊烷 - 1，2 - 二醇。

2. 一种药用组合物，其中包含根据权利要求 1 的化合物以及药学上可接受的稀释剂、辅助剂和/或载体。

3. 根据权利要求 1 的化合物，作为活性成分，在制备用于治疗或预防心肌梗死、血栓形成中风、暂时性局部缺血发作和/或外周血管疾病的药物中的用途。

4. 根据权利要求 1 的化合物，作为活性成分，在制备用于治疗或预防不稳定或稳定心绞痛的药物中的用途。

5. 根据权利要求 1 的化合物，在制备用于治疗或预防血小板聚集疾病的药物中的用途。

无效宣告请求人信立泰当庭明确其无效宣告请求的理由和使用的证据：涉案专利权利要求 1~5 不具备创造性，不符合《专利法》第 22 条第 3 款的规定，使用的证据组合方式为证据 1 + 公知常识（使用证据 3、4、5、7）；放弃说明书公开不充分即不符合《专利法》第 26 条第 3 款的无效宣告请求理由，并放弃使用证据 2 和证据 6。同时，当庭提交了如下公知常识性证据 8 和证据 9。

证据 8：《受体生化药理学》，周廷冲编著，人民卫生出版社，1985 年 6 月第 1 版第 1 次印刷。

证据 9：《有机化学》第三版，廖清江主编，人民卫生出版社，1994 年 10 月第 3 版第 17 次印刷。

其中证据 8 用以说明 IC_{50} 值与 Ki 的线性关系；证据 9 用以说明酰胺基为中性基团。

阿斯利康公司对证据 8、9 未提出异议。另外，阿斯利康公司放弃反证 4 作为证据使用。

无效宣告请求人信立泰认为，反证 1、2 的公开日在涉案专利申请日之后，与该案不具备关联性；反证 5 的证人与该案有利害关系，并质疑反证 5 中实验的完成时间。

3. 无效宣告审查决定要点

国家知识产权局 2017 年 10 月 10 日作出第 33591 号无效宣告请求审查决定，宣告化合物专利全部无效。无效宣告决定中认为，对于结构上与已知化合物接近的化合物，必须有预料不到的用途或者效果，否则不具备创造性。

证据 1 公开了与涉案发明化合物具有同样用途，即作为 P2T 受体拮抗剂且母体结构相同的三唑并［4，5－d］嘧啶化合物，并在其说明书第 72 页具体公开了实施例化合物 86，即［1S－［1α，2α，3β，4α（1S*，2R*）］］－4－[7－[[2－(4－氯代苯基)环丙基］氨基]－5－(丙基硫代)－3H－1，2，3－三唑并［4，5－d］嘧啶－3－基]－2，3－二羟基－环戊烷甲酰胺。将涉案专利权利要求 1 的化合物与证据 1 中公开的实施例化合物 86 相比，其区别特征在于：①苯基上的取代基不同，涉案专利权利要求 1 化合物最右侧苯基上的取代基为 3，4－二氟；而证据 1 实施例化合物 86 相应苯基上的取代基为 4－氯。②最左侧环戊烷上的 R 取代基不同，涉案专利权利要求 1 化合物最左侧环戊烷的 R 取代基为—OCH_2CH_2OH，而证据 1 实施例化合物 86 的相应 R 取代基为—$C(O)NH_2$。从涉案专利说明书及证据 1 说明书最后一页有关技术效果的描述来看，涉案专利化合物与证据 1 化合物均是具有大于 5.0 的 pIC_{50} 值的 P2T 受体拮抗剂，因此，结合上述区别特征，涉案专利权利要求 1 相对于证据 1 所实际解决的技术问题仅是提供具有不同取代基的三唑并［4，5－D］嘧啶化合物。对于区别特征①，氟代或氯代均为卤素取代基，并且证据 1 也公开了其苯基可任选被一个或多个卤素原子取代，这种苯基上卤素原子的取代属于本领域技术人员的常规基团替换。对于区别特征②，无论对于取代基—CH_2OH、—OCH_2CH_2OH 和—OH，抑或取代基—$C(O)NH_2$，在药物化合物的设计中，均被本领域技术人员大量用于对母体化合物的结构修饰，这种基团替换属于本领域技术人员的常规技术手段，无效宣告请求人所提交的证据 3、4、5 或 7 也佐证了这一点，而且这种基团替换也未取得任何预料不到的技术效果。因此，本领域技术人员在证据 1 的基础上结合本领域的公知常识得到涉案专利权利要求 1 的技术方案是显而易见的，故涉案专利权利要求 1 不具备创造性，不符合《专利法》第 22 条第 3 款的规定。在证据 1 中已经公开了包含其化合物与药学上可接受的稀释剂、辅助剂或载体的药物组合物，同时在证据 1 中也已经公开了相同的药物治疗用途，且专利权人也承认涉案专利权利要求 2 ~ 5 的创造性依赖于其所引用的权利要求 1 的化合物的创造性本身。因此在其引用的权利要求 1 的化合物相对于证据 1 不具备创造性的前提下，权利要求 2 ~ 5 也不具备创造性，不符合《专利法》第 22 条第 3 款的规定。

关于化合物结构的非显而易见性，专利权人强调：①在涉案专利的优先权日之前，本领域技术人员在寻找具有 P2T 受体拮抗剂活性的新型抗血栓剂时会关注结构类似于 ATP 且末端具有酸性基团的化合物（参见反证 1、2、3、6），而涉案专利的末端为中性基团；②证据 1 中环戊基上的羰基为化合物的必需基团，而涉案专利权利要求 1 的化合物并不含羰基；③证据 3 ~ 5、7 所涉化合物的母核结构、靶标等与涉案专利化合物不同。

对此，无效宣告决定中认为：①反证 1、2 均为公开在涉案专利申请日后的期刊文章，具有一定的主观性，且其作者与专利权人存在利害关系；反证 3 和反证 6 则涉及 ADP 与 ATP 对 P2T 受体的不同作用机理，其末端虽然具有磷酸基团，但不能据此认为本领域技术人员不会进行其他基团替代的尝试或形成了技术偏见，而且酰胺基与羟基等基团相似，也为中性基团；②虽然证据 1 的通式及其实施例 86 的化合物中环戊基上均含有羰基，但实施例 86 化合物中所含的酰胺基与—CH_2OH、—OCH_2CH_2OH 和—OH 等基团的替换属于本领域的常规技术手段，并不需要付出创造性劳动，也没有取得预料不到的技术效果；③证据 3 ~ 5、7 虽涉及不同母体结构、靶向等的药物化合物，但其上某一基团的取代基均包含酰胺基、羟基、羟基乙氧基等，说明酰胺基、羟基、羟基乙氧基等均被本领域大量用于对药物化合物母体结构的修饰，这种基团替换属于本领域的常规技术手段，并不存在如专利权人所述的技术障碍或偏见。

关于补充实验数据，无效宣告决定中认为，申请人或者专利权人不能通过在后补交实验数据的方式来证明原专利申请文件中未得到确认的技术效果。

尽管专利权人强调，如反证 5 所示，涉案专利权利要求 1 的化合物（反证 5 中的实施例 3 化合物）相比于结构更为接近的实施例 86 化合物显示出显著更高的代谢稳定性。但是，合议组认为，对于反证 5，首先如其证人所言，其完成实验的时间截止于涉案专利申请日之后，应是申请日后完成的实验数据；其次就证人而言，其与涉案专利的专利权人之间存在一定的利害关系；最后，就反证 5 中的实验数据而言，其欲证明涉案专利权利要求 1 的化合物具有相对更好的代谢稳定性，但高代谢稳定性在涉案专利申请文件中仅仅是在背景技术部分有提及，但涉案专利申请文件中通篇没有给出任何涉及代谢稳定性的实验数据，本领域技术人员根据现有技术也不能预期涉案专利化合物具有好的代谢稳定性，因此不应允许专利权人通过在后补交实验数据的方式来证明原专利申请文件中未得到确认的涉案专利化合物代谢稳定性好的技术效果。此外，从其证明的内容来看，其比较对象即实施例 86 化合物事实上也在涉案专利授权的通式

（Ⅰ）的化合物范围之内，即专利权人欲证明通式（Ⅰ）中的一个具体化合物相对于另一个具体化合物具有更好的技术效果。这实际上构成了一种"选择发明"，而且这种信息也是本领域技术人员通过阅读涉案专利文件所不能获得的，因此不能被接受。基于上述理由，权利要求 1~5 相对于证据 1 和公知常识的结合不具备创造性。

（二）一审诉讼阶段

1. 原告的理由和证据

2018 年 1 月 16 日，阿斯利康公司不服国家知识产权局作出的无效宣告请求审查决定，向北京知识产权法院提起诉讼。

原告阿斯利康公司诉称：①信立泰在法定期限内未主张证据 1 实施例 86 为最接近现有技术，其口审当庭变更实施例 86 为最接近现有技术，超出补充证据和理由的期限，应视为未主张。被告国家知识产权局擅自使用证据 1 实施例 86 作为涉案专利权利要求 1 最接近的现有技术，违反请求原则，属于程序违法。②被告认定羟基乙氧基替换证据 1 酰胺基是公知常识，并用证据 3~5、7 证明，但上述证据是专利文献，并非公知常识，不应采信。③涉案专利权利要求 1 与证据 1 实施例 86 结构基本核心部分不同，证据 1 的必需基团还包括羰基。被告未考虑 P2T 受体拮抗剂领域的密切构效关系，对结构近似的认定不符合审查和司法实践。④被告错误排除阿斯利康公司提交的补充数据，该技术效果已明确记载在说明书中，应予采纳，涉案专利有预料不到的技术效果。

2. 被告答辩要点、双方当庭陈述和第三人意见

国家知识产权局在答辩状中辩称，①关于程序问题，信立泰引用证据 1 及其具体实施例（包括实施例 85、86、77 和 87 的化合物）对涉案专利授权公告文本的权利要求 1 的通式化合物进行创造性评述，之后阿斯利康公司对权利要求书进行了两次修改。第二次修改的权利要求 1 为原权利要求 5 的化合物 3，权利要求 5 引用权利要求 1，其要求保护的具体化合物被涵盖于原权利要求 1 的保护范围之中。在口头审理中，国家知识产权局针对该项理由充分听取了双方当事人的意见，并未损害阿斯利康公司的实体权利。②关于公知常识，证据 3~5、7 不是公知常识证据，被诉决定引用上述证据的目的在于佐证和举例说明现有技术中在药物化合物设计过程中上述基团广泛用于对母体化合物的结构修饰。③其他理由坚持被诉决定的意见。

第三人信立泰述称：①信立泰在无效宣告请求阶段提出了采用证据 1 实施例 86 的化合物作为对比，并未增加新的理由，被诉决定并无程序不当情况。②证据 3~5、7 属于现有技术文献，被诉决定以此佐证取代基团替换属于本领域技术人员的常规技术手段，并未认定上述证据为公知常识。

3. 判决要点

北京知识产权法院 2018 年 7 月 30 日作出（2018）京 73 行初 753 号行政判决，驳

回阿斯利康公司的诉讼请求。判决中对争议的焦点问题进行了认定。

关于审理程序问题，判决中指出：信立泰提起无效宣告请求时，已明确以证据1为最接近的现有技术评述涉案专利权利要求1的创造性，并列举了包括证据1实施例86在内的4个具体化合物来说明理由。口头审理过程中，针对阿斯利康公司提交的并被明确为审查文本的权利要求书的修改替换页，信立泰再次明确其权利要求1相对于证据1和公知常识的结合不具备创造性，该无效宣告请求理由并不属于超出法定期限的新无效宣告请求理由。口头审理过程中，双方也就该无效宣告请求理由充分阐述了意见，并行使了各自的程序和实体权利。因此，国家知识产权局将证据1实施例86化合物作为最接近现有技术并未违反请求原则，审理程序并无不当。

关于补充实验数据，判决中指出：接受欲证明涉案专利具备创造性的补充实验数据的前提是，其证明的技术效果在原申请文件中有明确记载。反证5是申请日后完成的证明涉案专利化合物代谢稳定性的实验数据。尽管涉案专利说明书第2页在"本发明的背景"部分记载了"现已发现在国际专利申请WO9905143范围内的某些化合物，但没有特别说明其中化合物显示与预料不到的高代谢稳定性和生物利用率结合的高效能……"，但说明书通篇再未提及涉案专利所述化合物的代谢稳定性，亦未给出任何有关代谢稳定性的实验数据，即阿斯利康公司声称的代谢稳定性方面的技术效果在涉案专利说明书中并未明确记载。本领域技术人员根据现有技术也无法直接地、毫无疑义地得出涉案专利具有预料不到的代谢稳定性的技术效果。且反证5是证人自行完成的实验，由于证人与阿斯利康公司存在利害关系，在其实验条件和实验数据的真实性无其他证据相佐证的情况下，反证5不应予以采纳。因此，国家知识产权局未采纳反证5并无不当。

关于化合物的创造性问题，判决中指出：首先，对于苯基上的取代基，涉案专利权利要求1化合物最右侧苯基上的取代基为3，4-二氟，而证据1实施例86化合物相应苯基上的取代基为4-氯，氟代或氯代均为本领域常见的卤素取代形式，而一个或多个的取代数量也均为卤化修饰时容易选择的。且证据1在其权利要求1和说明书均已公开其化合物的苯基可任选被一个或多个卤素取代。因此，将证据1实施例86化合物上的4-氯取代替换为3，4-二氟取代是本领域的常规选择。其次，对于最左侧环戊烷上的R取代基，涉案专利权利要求1化合物最左侧环戊烷的R取代基为—OCH_2CH_2OH，而证据1实施例86化合物的相应R取代基为—$C(O)NH_2$，证据1实施例86的具体化合物与涉案专利权利要求1的具体化合物均含有与1，2-环戊烷二醇相连的三唑并［4，5-d］嘧啶环结构，即两者有相同的基本核心结构。羟基乙氧基与酰胺基均为药物化学领域对化合物进行结构修饰时常见的取代基团。在基本核心结构不变的情况下，将酰胺基替换为羟基乙氧基是经过有限的实验能够得到的，替换后的化合物对于P2T-受体具有拮抗作用也是可以预期的，根据涉案专利说明书的记载也无法看出由于取代基的变化取得了预料不到的技术效果。最后，对于阿斯利康公司关于 1，2 - 环戊烷二醇上的羰基结构是证据 1 化合物的基本核心部分所以不可替代的主张，一审判决认为，由证据 1 的通式结构及实施例化合物可知，与羰基结构相连的基团是可变的，由此可见，1，2 - 环戊烷二醇上连接羰基结构的位置是一个重要的结构修饰位点。因此，在对证据 1 化合物进行修饰时，为获得相似或更优的 P2T 受体拮抗剂活性，也容易想到进一步尝试将羰基结构用其他基团替换。因此，权利要求 1 ~ 5 相对于证据 1 和公知常识的结合不具备创造性。

（三）二审诉讼阶段

1. 上诉人的理由和证据

阿斯利康公司不服北京知识产权法院作出的一审判决，向北京市高级人民法院提起上诉。其上诉理由为：①一审判决对涉案专利权利要求 1 与证据 1 实施例 86 之间的区别特征认定有误，两者不具有相近似的结构；②一审判决对涉案专利权利要求 1 相对于实施例 86 实际所要解决的技术问题认定错误，涉案专利说明书清楚地记载了涉案专利具有预料不到的技术效果，被告错误排除阿斯利康公司提交的补充数据，该技术效果已明确记载在说明书中，应予采纳。

2. 被上诉人答辩要点和双方当庭陈述

国家知识产权局辩称：一审判决认定事实清楚、适用法律正确、审理程序合法，请求驳回上诉、维持原判。

在庭审中，双方围绕证据 1 实施例 86 是否足以破坏涉案专利权利要求 1 的创造性，以及阿斯利康公司的补充实验数据是否足以证明涉案专利权利要求 1 具有预料不到的技术效果展开辩论。

3. 判决要点

北京市高级人民法院于 2018 年 12 月 24 日作出第（2018）京行终 6345 号二审判决，认为一审判决及被诉决定部分事实认定不清，适用法律错误，依法均应当予以撤销。判决针对庭审中梳理的争议焦点进行了重新认定。

对于化合物的创造性，二审判决认为：在理解技术特征时，应注意把握技术特征在整体技术方案中所起的作用及其与其他特征之间的关系，不能脱离技术方案的整体而对某一技术特征进行单独的考虑。二审判决中对于涉案专利权利要求 1 与证据 1 实施例 86 化合物的区别特征的认定与无效宣告请求审查决定和一审判决相同，对于区别特征①即苯环上取代基的选择属于本领域的常规选择的认定也支持了一审判决及被诉决定的意见。但是，对于区别特征②即通式化合物骨架结构的认定，二审法院认为，应当将证据 1 公开的实施例 86 化合物在证据 1 整体技术方案中进行理解。证据 1 中的权利要求 1 是一个马库什权利要求，而马库什权利要求包括不可变的骨架部分和可改变的马库什要素。在证据 1 整体技术方案中，左上角与苯环相连的羰基属于不可变的骨架，并非可修饰的可变基团。被诉决定对此存在事实认定错误。根据证据 1 的整体教导，本领域技术人员会认为包括羰基在内的骨架部分是产生药理活性的化学结构片段，该骨架结构一旦发生改变，无论改变的是较大的环结构还是较小的羰基，均使得改变后的化合物是否仍具有同样活性无法预期。基于此，本领域技术人员没有动机将证据 1 实施例 86 中的羰基替换为其他基团。被诉决定和一审判决关于将证据 1 实施例 86 化合物的取代基—C（O）NH$_2$ 替换为—OCH$_2$CH$_2$OH 认定为常规技术手段属于认定错误，阿斯利康公司关于一审判决及被诉决定区别特征认定有误的上诉主张成立，且该认定错误直接影响对涉案专利权利要求 1 是否具备创造性的判定。

关于补充实验数据，二审判决认为：一般应当允许专利权人就无效宣告请求人提交的不同于背景技术的对比文件提交补充实验数据，以证明其相对于该对比文件具有预料不到的技术效果，进而证明技术方案具备创造性。但该技术效果应当记载在说明书中，或者本领域技术人员通过阅读说明书即可知晓，且该技术效果不能仅仅是"断言"的，即应当符合充分公开的要求。阿斯利康公司声称的其化合物代谢稳定性的技术效果在涉案专利说明书中并未明确记载，仅仅是专利权人的"断言"，且根据现有技术也无法直接地、毫无疑义地得出涉案专利具有预料不到的代谢稳定性的技术效果。反证 5 所对比的也并非证据 1 实施例 86 的化合物，据此也无法得出涉案专利权利要求 1 在代谢稳定性和生物利用度方面相对于证据 1 实施例 86 具有预料不到的技术效果。因此，一审判决和被诉决定对反证 5 未予采纳并无不当。

综上，基于对马库什化合物通式结构中不可变骨架部分的划定方式不同，二审法院撤销了一审判决和被诉决定。

（四）再审诉讼阶段

1. 申请再审的理由

国家知识产权局不服北京市高级人民法院的判决，向最高人民法院提出再审，未提交新的证据。

国家知识产权局认为：关于化合物的创造性，首先，涉案专利与证据 1 实施例 86 均具有三唑并［4，5－d］嘧啶环，并且其 3 位都具有环戊烷基，7 位都具有环丙基氨基，环丙基上都具有苯基，这些共同结构已经构成了替格瑞洛分子的主体，占据分子结构的绝大部分，而羰基位于环戊基上，远离三唑并［4，5－d］嘧啶环核心，且不存在共轭效应。在没有确凿证据表明羰基属于活性必需基团的情况下，由于涉案专利权利要求 1 和证据 1 实施例 86 均具有占据分子结构的绝大部分的"3－环戊基－7－［（2－苯基）－环丙基氨基］－三唑并［4，5－d］嘧啶"环系结构，可以认为二者属于结构接近的化合物，其具备创造性必须有预料不到的用途或效果。首先，二审判决已认定区别特征①属于本领域的常规选择。对于区别特征②，酰胺基、羟乙氧基以及羟基低级烷氧基等亦为常用的取代基团，在二者结构非常接近的情况下，这种常用基团之间的替换属于常规技术手段，不存在技术障碍，且说明书中记载的效果与证据 1 完全相同，并未产生预料不到的技术效果。其次，二审法院认为通式中出现的所有不变基团均属于所谓"骨架部分"，不符合本领域对于化合物发明的通常认知。最后，二审法院将通式化合物的撰写形式作为确定与具体化合物区别特征的依据，改变了区别特征的事实认定，违反了单独对比原则。

2. 专利权人答辩的理由和证据

阿斯利康公司辩称：首先，证据 1 中的马库什权利要求和所有实施例给出的整体技术信息是该化合物环戊烷上的羰基结构是其不可变结构的重要组成部分，尽管该类化合物中环戊烷上的羰基结构并不属于分子的核心环系结构或与该环系结构紧密结合的基团，但其很可能对该类分子与 P2T 受体的结合产生关键影响。因此，有理由预期实施例 86 中环戊烷上的羰基结构涉及化合物的药理活性，没有修改该羰基结构的动机。其次，通过涉案专利说明书能够明确涉案专利具有预料不到的"高代谢稳定性和生物利用率"，能够具有"在人体内用于长效抑制凝聚作用"。在无效审查程序中提交的涉及实验数据的补充证据应当予以采信，用以证明涉案专利化合物相对于证据 1 实施例 86 化合物具有预料不到的代谢稳定性效果。最后，二审法院引用证据 1 的通式结构，是要结合证据 1 的全部技术信息来理解实施例 86 的技术内容，不违反单独对比原则。同时，阿斯利康公司提交了译文《利用专利说明书中的结构信息进行关键化合物预测》等 12 份文章及国家知识产权局作出的无效宣告审查决定书作为新证据。

3. 判决要点

最高人民法院知识产权法庭 2021 年 12 月 17 日作出（2021）最高法行再 260 号再审。再审判决认定该案的争议焦点为：①阿斯利康公司提交的反证 5 补充实验数据能否采信；②证据 1 是否给出了其实施例 86 的左上角与苯环相连的羰基不可变的整体教导；③涉案专利相比证据 1 实施例 86 化合物具有的区别特征即—C（O）NH$_2$（酰胺基）替换为—OCH$_2$CH$_2$OH（羟基乙氧基）是否显而易见。

再审法院认为：对于焦点①，涉案专利授权公告时的说明书关于"代谢稳定性"的记载仅出现在"本发明的背景"部分，说明书的其他部分未提及"代谢稳定性"的相关情况，也未记载有关代谢稳定性的实验数据。由此无法直接地、毫无疑义地得出涉案专利具有预料不到的代谢稳定性的技术效果。因此，一审、二审法院对涉及代谢稳定性的实验数据反证 5 未予采纳并无不当。对于焦点②，当马库什要素是化合物时，该撰写形式仅仅是对化学结构式的一种概括表达方式，不必然揭示其结构和生物活性之间的关系，仍须本领域技术人员结合现有技术进行判断。该案中，不能仅因为证据1中撰写的马库什化合物权利要求将羰基列为马库什化合物的共同结构，就认为该羰基基团不可修饰并将其作为化合物产生药物活性必不可少的部分，进而认定本领域技术人员根本没有动机将羰基替换为其他基团。仍应考察将证据1实施例86化合物中的取代基—C（O）NH₂替换为—OCH₂CH₂OH是否属于本领域常规技术手段。对于焦点③，对药物化合物发明而言，说明书中记载的药物活性数据是判断该化合物是否具备创造性的重要考量因素。本领域技术人员应根据申请文件中所记载的药效数据，并结合现有技术状况，综合判断该发明是否对现有技术作出了实质性的贡献。该案中，由于涉案专利说明书和证据1中对药物活性数据均记载为其化合物可用作P2T受体拮抗剂且具有大于5.0的pIC_{50}值，据此认为涉案专利相对于证据1实际解决的技术问题为提供一种结构类似的P2T受体拮抗剂。而证据1实施例86化合物与涉案专利权利要求1的化合物均含有与1，2-环戊烷二醇相连的三唑并［4，5-d］嘧啶环结构，即二者具有相同的基本核心结构。在保持基本核心结构不变和技术效果基本相同的情况下，将证据1实施例86化合物上的酰胺基替换为羟基乙氧基是本领域技术人员无须创造性劳动就能够得到的，也能预期修饰得到的化合物同样具有P2T受体拮抗剂的活性。因此，涉案专利权利要求1~5相对于证据1和公知常识的结合不具备创造性。

综上，再审判决认定，二审法院的相关认定缺乏事实和法律依据，国家知识产权局的再审理由成立，依法撤销二审法院的行政判决，维持一审法院行政判决。

二、思考与启示

涉案专利的申请日为1999年12月2日，对涉案专利的审查适用1992年修改的《专利法》及《专利法实施细则》和1993年版《专利审查指南》。回顾涉案专利无效纠纷的整个审理过程，主要有两个争议焦点：一是补充实验数据是否应当被采纳并被用于证明技术方案的创造性，二是在药物化合物创造性的判断过程中，现有技术记载的马库什通式化合物结构中的不可变要素和可变要素是否影响本领域技术人员开展进一步改进研究的动机，以及在此基础上对于取代基的替换是否显而易见的判断。

（一）关于补充实验数据是否能被接受的考量

在该案中，关于补充实验数据（反证5）主要有两个层次的考量，第一是该申请日后完成的补充实验数据是否应予以采纳，第二是该补充实验数据是否能够用于证明技术方案的创造性。

国家知识产权局、北京知识产权法院均认为反证5不应被采纳。国家知识产权局作出的无效宣告审查决定中指出，反证5的证人与专利权人有利害关系，其证言的真实性无法确认，且反证 5 涉及的实验完成时间是涉案专利申请日之后，表明在涉案专利申请日之前并未揭示化合物具有高代谢稳定性的技术效果。一审判决中指出，反证 5 是证人自行完成的实验，由于证人与阿斯利康公司存在利害关系，在其实验条件和实验数据的真实性无其他证据相佐证的情况下，反证 5 不应予以采纳。北京市高级人民法院、最高人民法院在判决并未对反证 5 是否应予采纳进行认定。但是，在替格瑞洛晶型专利无效纠纷案中（具体案情参见本章第二节），针对同样内容的反证 5，最高人民法院在（2019）最高法知行终 33 号终审判决中指出，新药研发的主体相对集中，因而补充实验数据的来源也相对集中。有关补充实验数据的提供者与专利申请人或者专利权人具有雇佣等利害关系，符合研发规律和研发实践，其不应构成对补充实验数据不予采纳的绝对理由。可以看出，对于与诉讼一方具有利害关系的证人证言是否应被采纳，在专利无效行政裁决和司法纠纷审理实践中还存在一定争议。

对此，笔者认为，我国《民事诉讼法》对于证人的适格性仅仅是要求具有感知能力和正确的表述能力。至于证人的身份及其与诉讼中一方的利害关系是否可能影响证人的诚实性，在司法实践中会被质疑，从而影响其证言是否被采纳。对此，应当基于具体行业的运行状况、是否有其他佐证等多种因素综合考量。

在制药行业，新药研发竞争激烈。出于保密等因素，知晓核心技术、参与技术研发的通常都是与制药企业有雇佣关系的机构和人员。而证人的义务在于真实表述所知晓的事实。此时，如果仅仅因为证人与诉讼中一方存在利害关系而对其证言不予采纳似乎有失偏颇。关于该案，专利权人在提交反证 5 的同时也提交了反证 2，该反证 2 是经过同行评议后发表的学术论文，所记载的数据与反证 5 相同，这也可以进一步佐证反证 5 的真实性。因此，在无其他证据表明反证 5 的数据真实性存疑的情况下，不宜基于证人与专利权人存在利害关系而完全不考虑反证 5。当然，虽然应当考虑反证 5 所记载的技术信息，但是该技术信息是否能够用于证据涉案专利权利要求的创造性，则仍需要进一步考量。

关于反证 5 是否能够用于证明涉案专利权利要求的创造性，国家知识产权局、一审法院、二审法院、再审法院的主要观点基本一致，即补充实验数据不能用于证明专利申请文件中既未记载也未明确的技术效果，也不会因为后续补交这样的实验数据而为专利带来创造性。

在该案中，专利权人提交反证 5 意欲证明涉案专利权利要求 1 的化合物即替格瑞洛具有好的代谢稳定性，取得了预料不到的技术效果。国家知识产权局、一审法院、二审法院和再审法院均认可在创造性判断中针对无效宣告请求人提交的不同于背景技术的对比文件，一般应当允许专利权人提交补充实验数据来证明涉案专利相对于对比文件具有预料不到的技术效果。但同时也指出该技术效果应当是本领域技术人员通过阅读说明书能够知晓的且符合充分公开条件的，即该技术效果应当是记载在说明书中且不能仅仅是含糊的、断言性的描述。该案中关于"高代谢稳定性"的内容仅仅是在专利申请文件中的背景技术泛泛提及，并没有记载任何涉及涉案专利化合物具体代谢稳定性的相关内容，根据现有技术也无法直接地、毫无疑义地得出涉案专利化合物具有预料不到的代谢稳定性的技术效果。此时，如果仅仅基于说明书背景技术部分记载且没有直接指向涉案专利化合物的"高代谢稳定性"的简单描述接受补充实验数据，进而基于提出涉案申请时并未完成的技术方案来认可创造性，则可能会导致申请人的不当得利。

同时，北京市高级人民法院在二审判决中指出：反证5所对比的也并非最接近的现有技术，即证据1实施例86的化合物。即便根据反证5也无法得出涉案专利权利要求1在代谢稳定性及生物利用度方面相对于最接近的现有技术取得了预料不到的技术效果。这一观点也比较符合当前的审查实践判定规则，即预料不到的技术效果的比较对象应当是最接近的现有技术。在专利申请的撰写阶段，申请人通常是通过比较专利实施例化合物之间的技术效果数据，凸显其中一个或几个实施例化合物，或其中一类实施例化合物优于其他化合物，或通过比较实施例化合物与自行选择测试的阳性对照药来证明所要保护的化合物具有更优的技术效果。但是，在专利实质审查和后续程序中，在已经明确最接近的现有技术的情况下，为了证明创造性所提交的补充实验数据应当围绕请求保护的技术方案与最接近的现有技术进行对比。如果提交的补充实验数据是将所要保护的技术方案与申请文件记载的其他技术方案进行的比较，或者是与其他现有技术而非最接近的现有技术进行的比较，则不能用于证明请求保护的技术方案具备创造性。

（二）关于药物化合物创造性的判断

该案关于药物化合物创造性判断的争议焦点：现有技术记载的马库什通式化合物结构中的不可变要素和可变要素是否影响本领域技术人员开展进一步改进研究的动机，以及在此基础上对于取代基的替换是否显而易见的判断。

在该案的无效宣告请求程序中，专利权人主动修改权利要求为具体的化合物或其盐，该化合物即替格瑞洛。关于创造性，国家知识产权局、各审级法院使用的最接近的现有技术均相同，即证据1公开的实施例86化合物，在创造性判断过程中，还考虑了证据1公开的马库什通式结构，具体如下。

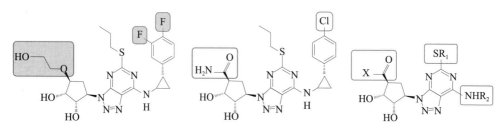

涉案专利权利要求1（替格瑞洛）　　证据1实施例86　　证据1马库什通式结构

　　权利要求 1 的替格瑞洛化合物与证据 1 实施例 86 化合物相比，区别特征在于：①苯基上的取代基不同，替格瑞洛化合物结构中，最右侧苯基上的取代基为 3，4 - 二氟；而证据 1 实施例 86 化合物相应苯基上的取代基为 4 - 氯；②最左侧环戊烷上的 R 取代基不同，替格瑞洛最左侧环戊烷的 R 取代基为—OCH$_2$CH$_2$OH，而证据 1 实施例 86 的相应 R 取代基为—C（O）NH$_2$。这两项区别特征的认定在行政和司法审理均保持一致。但是，国家知识产权局和一审法院认为，区别特征①和②均为本领域技术人员利用常规技术手段替换得到，且从本专利说明书及证据 1 说明书最后一页有关技术效果的描述来看，本专利化合物与证据 1 化合物均是 "具有大于 5.0 的 pIC$_{50}$值的 P2T 受体拮抗剂"，其效果相当，因而权利要求 1 不具备创造性。

　　二审法院并未支持上述观点。二审判决中指出，应当将证据 1 公开的实施例 86 化合物在证据 1 整体技术方案中进行理解。证据 1 中的权利要求 1 是一个马库什权利要求，而马库什权利要求包括不可变的骨架部分和可改变的马库什要素。在证据 1 整体技术方案中，左上角与苯环相连的羰基属于不可变的骨架，并非可修饰的可变基团。根据证据 1 的整体教导，本领域技术人员会认为包括羰基在内的骨架部分是产生药理活性的化学结构片段。该骨架结构一旦发生改变，无论改变的是较大的环结构还是较小的羰基，均使改变后的化合物是否仍具有同样活性无法预期。基于此，本领域技术人员没有动机将证据 1 实施例 86 中的羰基替换为其他基团。被诉决定和一审判决关于将证据 1 实施例 86 化合物的取代基—C（O）NH$_2$替换为—OCH$_2$CH$_2$OH 认定为常规技术手段属于认定错误。

　　但是，最高人民法院的再审判决中认为：当马库什要素是化合物时，该撰写形式仅仅是对化学结构式的一种概括表达方式，不必然揭示其结构和生物活性之间的关系，仍须本领域技术人员结合现有技术进行判断。该案中，不能仅因为证据 1 中撰写的马库什化合物权利要求将羰基列为马库什化合物的共同结构，就认为该羰基基团不可修饰并将其作为化合物产生药物活性必不可少的部分，进而认定本领域技术人员根本没有动机将羰基替换为其他基团。证据 1 实施例 86 化合物与涉案专利权利要求 1 的化合物均含有与 1，2 - 环戊烷二醇相连的三唑并［4，5 - d］嘧啶环结构，即二者具有相同的基本核心结构。在保持基本核心结构不变和技术效果基本相同的情况下，将证据 1 实施例 86 化合物上的酰胺基替换为羟基乙氧基是本领域技术人员无须创造性劳动就能够得到的，也能预期修饰得到的化合物同样具有 P2T 受体拮抗剂的活性。

　　药物化合物创造性的判断一直是医药化学领域发明专利实质审查实践中的难点，在行政裁决和司法程序中也会出现较多的争议。在该案中，要求保护的技术方案和最接近的现有技术均是具体的化合物，其区别特征在于两处基团不同，对于其中卤素原子类型和数量属于常规替换的结论，各方观点均比较一致。但是，对于—OCH$_2$CH$_2$OH 与—C（O）NH$_2$是否属于常规替换，则引发了比较大的争议。

有观点认为，现有技术中涉及马库什通式，但使用其中的一个具体化合物作为最接近的现有技术时，判断其与涉案专利存在的区别特征是否为本领域技术人员通过常规技术手段可以得到时，不仅要看取代基结构上的相似程度，还需要看现有技术中马库什通式具体限定的结构，本领域技术人员的常规认知应当受到马库什通式中不可变部分的限制。❶ 也有观点认为，本领域技术人员在理解实施例 86 时，必然会将其放在证据 1 的整体技术背景下进行。证据 1 中的权利要求 1 是一个马库什权利要求，其在一个权利要求中限定多个并列的可选择要素（也称为"马库什要素"），涉案马库什权利要求中包括不可变的骨架部分（包括羰基结构在内的部分）和可改变的马库什要素（证据 1 权利要求 1 中的 X 等基团）。即证据 1 给出的整体技术信息是羰基是其不可变结构的组成部分，是核心结构的组成部分。与此相对，涉案专利权利要求 1 的化合物中的相应位置不包括该羰基结构。因此，涉案专利权利要求 1 和证据 1 实施例 86 化合物的核心结构不同，即实施例 86 化合物的核心结构包括左侧的羰基（C=O）结构，而涉案专利权利要求 1 的核心结构不包括羰基（C=O）结构，这是二者最大的区别。从证据 1 整体来看，并未给出将实施例 86 结构中的羰基替换的技术启示。❷

上述观点是将证据 1 中的马库什通式结构信息带入非显而易见性的判断中，认为在判断替格瑞洛中的—OCH_2CH_2OH 基团与证据 1 实施例 86 化合物的结构中的—$C(O)NH_2$ 基团两者的替换是否显而易见时，本领域技术人员基于证据 1 的马库什通式结构中将—$C(O)NH_2$ 基团中的—$C(O)$—定义为不可变基团，没有动机对该基团进行替换。这似乎是将马库什通式中的"共同结构"和"可选择要素"与药物化合物构效关系研究中的"不可变结构"和"可变结构"进行了笼统的对应。

药物化合物的构效关系研究是药物研发不可或缺的环节。根据现代药物设计学理论，当针对某一特定靶标发现了先导化合物后，药物研究人员会进一步围绕该先导化合物开展结构修饰和改造研究，并在此基础上总结结构变化与活性变化之间的关系，即构效关系，进而通过构效关系研究确定影响化合物与靶标作用的关键骨架和基团（不可变结构），并通过在不可变结构上尝试更多的取代基的变换（可变结构）从而获得活性和理化性质最优的化合物作为候选药物。一般而言，当确定了不可变结构以后，研究人员会在后续研究中避免对不可变结构的修改，导致活性丧失。❸

在该案中，如果将马库什通式概括的"共同结构"直接对应为通过药物构效关系

---

❶　朱瑞. 起死回生的替格瑞洛专利无效案：马库什通式中常规技术手段的错误认定 [EB/OL]. (2022-06-28) [2022-11-13]. http://www.jjsip.com/index.php/news/details/id/869.html.

❷　刘庆辉. 论专利创造性判断"三步法"中区别特征的认定：基于阿斯利康公司"替格瑞洛"化合物专利无效案的分析 [EB/OL]. (2019-01-02) [2022-11-14]. https://mp.weixin.qq.com/s/nDvX0HmBB1mHfpq2igvBCw.

❸　陈芬儿. 基础药物设计学 [M]. 武汉：华中理工大学出版社，1995.

研究得出的"不可变结构"，那么本领域技术人员似乎不会有动机对该"不可变"的"共同结构"作出改变的尝试。但是，根据《专利审查指南》中对于马库什权利要求的规定❶，马库什通式权利要求中的"共同结构"是以满足单一性要求同时能与现有技术有所区别为目的对于申请文件中记载的实施例化合物的共同特征的概括，并不是对于影响化合物活性的"不可变结构"的概括。当然，马库什权利要求中的"共同结构"与影响化合物活性的"不可变结构"之间是否有关联，本领域技术人员仍需要根据申请文件中记载的信息进行综合判断。

回到该案替格瑞洛化合物的创造性判断。药物化合物创造性的判断同样应遵循经典的"三步法"：第一步，确定最接近的现有技术；第二步，确定发明的区别特征和发明实际解决的技术问题；第三步，判断要求保护的发明对本领域的技术人员来说是否显而易见。

最接近的现有技术即证据 1 实施例 86 化合物。认定区别特征所比较的对象是两个具体化合物。具体而言，这两个化合物具有非常相似的骨架结构，包括三唑并 [4，5 - d] 嘧啶环，其 3 位具有环戊烷基，7 位都有环丙基氨基，环丙基连接取代苯基，这些共同结构已经构成了化合物的主体，而—OCH_2CH_2OH 和—$C（O）NH_2$ 取代基均位于化合物结构的末端，且与上述共同结构之间并未形成环系和/或共轭结构。关于技术效果，涉案专利和证据 1 均仅仅记载了化合物可用作 P2T 受体拮抗剂且具有大于 5.0 的 pIC_{50} 值，即看不出两个化合物在活性上的区别，此时，基于区别特征和说明书中记载的技术效果确定发明实际解决的技术问题是提供一种不同结构的 P2T 受体拮抗剂化合物。

接下来，当判断要求保护的发明对本领域的技术人员是否显而易见时，本领域技术人员通常会想到从证据 1 中寻找启示，并结合公知常识进行综合考量。证据 1 中公开了马库什通式结构，如前所述，其是"共同结构"和"可选择要素"对具体实施例化合物结构的合理概括，该"共同结构"是否不可改变，还需要从证据 1 中获得更多的信息。例如，证据 1 中是否给出了实验数据证明某些骨架结构或基团的替换会导致活性丧失？或者，证据 1 中是否给出了足够多的具体化合物的活性数据，以致本领域技术人员基于这些数据可以总结归纳出化合物结构与活性的变化规律，从而揭示影响化合物活性的重要因素，明确其中的不可变的结构。如果本领域技术人员从证据 1 中能够获得化合物的构效关系信息，进而分析得出马库什通式中的"共同结构"即为影响化合物活性的"不可变结构"，则本领域技术人员在证据 1 实施例 86 化合物

---

❶　《专利审查指南》规定，如果一项申请在一个权利要求中限定多个可并列的可选择要素，则构成马库什权利要求。如果一项马库什权利要求中的可选择要素具有相类似的性质，则应当认为这些可选择要素在技术上相互关联，具有相同或相应的特定技术特征，该权利要求可被认为符合单一性的要求，这些可选择的要素成为马库什要素。

的基础上开展化合物结构改造时，通常不会改变对活性有重要影响的所谓"共同结构"。但是，证据 1 仅仅记载了其化合物可用作 P2T 受体拮抗剂且具有大于 5.0 的 pIC_{50} 值，既未记载哪些化合物具有大于 5.0 的 pIC_{50} 值，也未记载任何化合物的具体 pIC_{50} 数值，本领域技术人员无法从中总结出更多有用的信息，从而无法将马库什通式的概括方式与化合物的构效关系联系起来。这时，本领域技术人员在面对证据 1 实施例 86 化合物时，既无法判断—C（O）NH_2 对于化合物活性的影响，也无法判断其对于保持 P2T 拮抗活性而言是否为必不可少的。而且，涉案专利中同样也并未证明—OCH_2CH_2OH 取代基对于化合物活性的贡献。在这种情况下，对于非显而易见性的判断只能重新回归—OCH_2CH_2OH 和—C（O）NH_2 取代基本身，从而得出"在保持基本核心结构不变和技术效果基本相同的情况下，将证据 1 实施例 86 化合物上的—C（O）NH_2 替换为—OCH_2CH_2OH 是本领域技术人员无须创造性劳动就能够得到的，也能预期修饰得到的化合物同样具有 P2T 受体拮抗剂的活性"的结论。

因此，本领域技术人员固然有动机从最接近的现有技术中寻找更多的技术启示，但是技术启示的认定应当符合药物的研发实践和常规认知，即影响化合物活性的结构通常为不可变结构，但是不可变结构的确认需要基于申请文件中记载的化合物结构和活性数据进行总结和归纳。马库什通式权利要求撰写形式仅仅是对化学结构式的一种概括表达方式，不必然揭示其结构和生物活性之间的关系。在没有充分数据支持的情况下，不宜将马库什通式权利要求中定义的"共同结构"直接认定为影响化合物活性的"不可变结构"。

综上，通过对该案行政程序和司法程序中相关意见的回溯和梳理，可以为补充实验数据在创造性评判中的考量、结构接近的药物化合物的创造性评判中非显而易见性的判断提供更全面的思路和更多元的视角。

第二节　替格瑞洛晶型专利纠纷

作为一种具有良好的临床治疗效果的抗血栓药物[1]，替格瑞洛受到了仿制药企业的重点关注。除了本章第一节讨论的化合物专利以外，替格瑞洛的晶型专利也遭遇了无效宣告请求和司法诉讼。

信立泰 2017 年 6 月针对替格瑞洛的晶型化合物提起了无效宣告请求，经过 3 年多的行政裁决、司法诉讼程序，最高人民法院知识产权法庭作出二审终审判决，维持了

---

[1]　专注药物晶型研究 心血管疾病药物替格瑞洛分析［EB/OL］.（2020 - 09 - 14）［2022 - 10 - 17］. https：//www. cn - healthcare. com/articlewm/20200914/content - 1145484. html.

国家知识产权局认定专利权无效的审查决定。这一案件的争议焦点涉及优先权的认定、补充实验数据能否被接受，以及晶型化合物创造性判断等，在药物晶型专利的审查和确权实践中具有一定的代表性。

一、案情回顾

涉案专利 ZL200610002509.5 授权公告的权利要求共 4 项，其中权利要求 1 涉及一种结晶态形式为晶型 II 的式（I）化合物，其特征在于具有如附图所示的 X - 射线粉末衍射图。权利要求 2 涉及一种药用组合物，该组合物包含权利要求 1 的结晶态形式为晶型 II 的式（I）化合物与药学上可接受的载体。权利要求 3 进一步限定权利要求 2 的药物组合物中的载体选自佐剂和稀释剂。权利要求 4 要求保护权利要求 1 的结晶态形式为晶型 II 的式（I）化合物在生产用于预防具有冠状动脉、脑血管或外周血管疾病的患者的动脉血栓形成并发症的药物中的用途。

（一）无效宣告请求阶段

1. 证据和理由

信立泰 2017 年 6 月 22 日向国家知识产权局提出了无效宣告请求，提交证据 1～6，具体如下。

证据 1：中国专利 ZL200610002509.5（涉案专利的授权公告文本）。

证据 2：GB0013407.2（涉案专利的优先权文件），公开日为 2001 年 6 月 12 日，及其中文译文。

证据 3：WO0034283A1，公开日为 2000 年 6 月 15 日，及其中文译文。

证据 4：《有机化学实验》，奚关根等编著，华东理工大学出版社，1995 年 12 月第 1 版，封面、出版信息页、第 31 - 37 页。

证据 5：涉案专利的欧洲同族专利 EP04015299.3 于 2013 年 12 月 18 日和 2014 年 6 月 20 日的审查意见，及其中文译文。

证据 6：WO9905143A1，公开日为 1999 年 2 月 4 日，及其中文译文。

无效宣告请求人信立泰认为：证据 1、2、5 可以证明专利的权利要求 1～4 不能享有优先权。在此基础上，证据 3 构成了现有技术，因此权利要求 1～4 相对于证据 3 结合证据 4 不具备创造性。并且权利要求 1～4 相对于证据 6 和证据 4 也不具备创造性。

阿斯利康公司不认可信立泰的观点，提供了反证 1～6。阿斯利康公司认为：反证 3 和 4 是欧洲同族专利的审查意见，能够用以佐证涉案专利的替格瑞洛晶型化合物与优先权的晶型相同，可以享有优先权。反证 1、2、5 可以证明专利替格瑞洛化合物获得了预料不到的技术效果。其提供的反证 1~6 如下。

反证 1：The Handbook of Medicinal Chemistry，Principles and Practice，Andrew Davis 和 Simon E Ward 主编，Royal Society of Chemistry 出版，2015 年，封面、版权页、第 699 – 714 页，复印件 18 页，及部分中文译文 17 页。

反证 2：From ATP to AZD6140：The discovery of an orally active reversible P2Y12 Receptor antagonist for the prevention of thrombosis，Brian Springthorpe et al.，Bioorg. Med. Chem. Lett.，17（2007），第 6013 – 6018 页，及部分中文译文 13 页。

反证 3：涉案专利的欧洲同族专利 EP04015299.3 的审查意见，2013 年 12 月 18 日的口审程序的传唤，及其部分中文译文。

反证 4：本专利的欧洲同族专利 EP04015299.3 的审查意见，2014 年 6 月 20 日的口审记录/决定，及其部分中文译文。

反证 5：Robert J. Riley 的声明及其中文译文，复印件共 58 页，及其中文译文 12 页。

反证 6：与证据 6（WO9905143A1）的公开的权利要求 8 中列出的每个化合物的文字化学命名相对应的化学结构。

国家知识产权局于 2017 年 10 月 16 日举行了口头审理。审理中确认，无效宣告请求人放弃证据 5。在此基础上，专利权人放弃反证 3、4，并且确认反证 6 用于更清楚地表示证据 6 中化合物名称和结构的对应关系。在口头审理后，专利权人阿斯利康公司提交了附件 1~6 作为参考资料，用以说明涉案专利的实验方法是现有技术，可以认可反证 5 提供的实验数据能够证明替格瑞洛化合物预料不到的效果。

附件 1：Cheng Y，Prusoff W H. Biochem. Pharmacol，1973 Dec 1，22（23），第 3099 – 3108 页，及其部分中文译文。

附件 2：Martindale 第 32 版（1999 年）及其部分中文译文。

附件 3：Martindale 第 31 版（1996 年）及其部分中文译文。

附件 4：L. Belec，Br. J. Clin. Pharmac，1989，27：387 – 390，及其部分中文译文。

附件 5：David R. Jones，Clinical Pharmacology & Therapeutics，Vol 60，Oct. 1996，第 374 – 384 页，及其部分中文译文。

附件 6：Clin. Pharmacokinet.，1995，29（suppl. 2），第 49 – 61 页，及其部分中文译文。

2. 查明事实

无效宣告请求人信立泰认为：证据 1、2 可以证明专利不能享有优先权，其中证据 1 是涉案专利的授权文本，证据 2 是优先权文本，二者均公开了替格瑞洛晶型化合物的制备方法、XRD 测定方法、XRD 谱图、XRD 衍射峰特征峰、DSC 测定方法和测定结果。二者比对如表 3 – 1 所示。

表 3 - 1 涉案专利授权文本与优先权文本公开内容对比

	涉案专利授权文本（证据1）	优先权文本（证据2）
晶体制备方法	将氯仿（150μl）加入 45mg 式（Ⅰ）化合物中，并在蒸气浴上将该混合物加热至溶解。将所得溶液放置结晶过夜，并在流动氮气下干燥。XRPD 和 DSC 证实形成了基本上纯的多晶形Ⅱ	将氯仿（150μl）加入 45mg 式（Ⅰ）化合物中，并在蒸气浴上加热至溶解。将所得溶液放置结晶过夜，并在流动氮气下干燥。XRD 和 DSC 证实形成了基本上纯的多晶形Ⅱ
XRD 测定方法	用一台 Siemens D5000 型 X 射线衍射仪，以 θ - θ 构型、扫描范围 2°～30°2θ、每增加 0.02°2θ 曝光 4s 获得多晶形Ⅱ的 X - 射线衍射图。通过一个在 45kV 和 40mA 工作的铜长 - 细聚焦管产生 X - 射线。X - 射线的波长为 1.5406Å。用其上放置的约 10mg 所述化合物的零背景收集数据。固定架由一种单晶硅制成，沿非衍射平面切割所述单晶硅，然后磨光使完成一光学平面。通过布拉格消光使射入该平面的 X - 射线不起作用	用一台 Siemens D5000 型 X 射线衍射仪，以 θ - θ 构型、扫描范围 2°～30°2θ、每增加 0.02°2θ 曝光 4s 所获得的多晶形Ⅱ、Ⅲ、Ⅳ和 formα 的 X - 射线衍射图。通过一个在 45kV 和 40mA 工作的铜长 - 细聚焦管产生 X - 射线。X - 射线的波长为 1.5406Å。用其上放置了约 10mg 所述化合物的零背景收集数据。固定架由一种单晶硅制成，沿非衍射平面切割所述单晶硅，然后磨光使完成一光学平面。通过布拉格消光使射入该平面的 X - 射线不起作用
XRD 测定结果		
XRD 衍射峰	当多晶形Ⅱ是实质上纯的且基本上无水的形态时，它具有在 5.5°（±0.1°）、13.5°（±0.1°）、18.3°（±0.1°）、22.7°（±0.1°）和 24.3°（±0.1°）2θ 有特殊的高强度峰的 X - 射线粉末衍射图。更优选实质上纯的且基本上无水的多晶形Ⅱ具有在 5.5°（±0.1°）、6.8°（±0.1°）、10.6°（±0.1°）、13.5°（±0.1°）、14.9°（±0.1°）、18.3°（±0.1°）、19.2°（±0.1°）、22.7°（±0.1°）、24.3°（±0.1°）和 27.1°（±0.1°）2θ 有特殊峰的 X - 射线粉末衍射图	当多晶形Ⅱ是实质上纯的且基本上无水的形态时，它具有在 13.41°、18.22° 和 24.21° 的 2θ 特征峰的 X - 射线粉末衍射图

	涉案专利授权文本（证据1）	优先权文本（证据2）
DSC 测定方法	图 2 显示用一台 Perkin Elmer DSC7 仪器获得的多晶形 I、II、III 和 IV 以及 α 形态的 DSC 图。盘型为具有一个穿孔盖子的铝。样品重量为 1～3mg。在氮气流（30ml/min）下，以每分钟增温 10℃ 的恒定速率进行该程序，并且研究的温度范围为 30～325℃	图 2 显示用一台 Perkin Elmer DSC7 仪器获得的多晶形 I、II、III 和 IV 以及 α 形态的 DSC 图。盘型为具有一个穿孔盖子的铝。样品重量为 1～3mg。在氮气流（30ml/min）下，以每分钟增温 10℃ 的恒定速率进行该程序，并且研究的温度范围为 30～325℃
DSC 测定结果	多晶形 II 的熔融开始是在 136～139℃ 的范围内，例如当它是实质上纯的并基本上无水时大约为 137.5℃ 	多晶形 II 的熔融开始是在 136～139℃ 的范围内，例如当它是实质上纯的并基本上无水时大约为 137.5℃

此外，证据 3 的公开日晚于涉案专利的优先权日，是专利权人的另一项专利。其公开了替格瑞洛化合物。证据 4 是涉及有机化学实验的教科书，其中在第 31 页 "2.3 重结晶及过滤" 一节公开了有关重结晶的基本原理和操作。包括 "固体有机化合物在溶剂中的溶解度随温度变化而改变，一般温度升高溶解度也增加，反之则溶解度降低，如果把固体有机物溶解在热的溶剂中制成饱和溶液，然后冷却到室温或室温以下，则溶解度下降，原溶液变成过饱和溶液，这时就会有结晶固体析出。利用溶剂对被提纯物质和杂质的溶解度的不同，使杂质在热滤时被除去或冷却后被留在母液中，从而达到提纯的目的。重结晶提纯方法主要用于提纯杂质含量小于 5% 的固体有机物，杂质过多常会影响结晶速度或妨碍结晶的生长"。此外，证据 4 在第 32 页表 2-1 中给出了常用的重结晶溶剂，包括水、乙醇、乙酸乙酯、苯、氯仿、四氯化碳等。证据 6 公开了一种作为 P2T 受体拮抗剂的三唑并 [4, 5-d] 嘧啶通式化合物，其实施例 32 和 68 分别公开了具体化合物 [1S-[1α, 2α, 3β, 5β (1S*, 2R*)]]-3-(2-羟基乙氧基)-5-[7-[(2-苯基环丙基) 氨基]-5-(丙硫基)-3H-1, 2, 3-三唑并 [4, 5-d] 嘧啶-3-基]-环戊烷-1, 2-二醇，以及 [1S-[1α, 2β, 3β, 4α (1S*, 2R*)]]-4-[7-[[2-(3, 4-二氟苯基)-环丙基] 氨基]-5-(丙硫基)-3H-1, 2, 3-三

唑并［4，5-d］嘧啶-3-基］环戊烷-1，2，3-三醇，结构式如下：

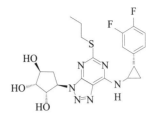

证据 6 化合物 32（与替格瑞洛
相比不含氟取代）

证据 6 化合物 68（与替格瑞洛
相比不含氧乙基）

专利权人提供的反证 1 和 2 是在申请日后公开的期刊文献。作者是专利权人公司的研究人员，其对专利权人公司研究成果进行了评价，其中包含替格瑞洛以及类似化合物的活性。反证 2 直接引用了反证 5 的数据。记载"人体微粒体：相对于右美沙芬对氧化的确定性比值"大于 10 是稳定的，数值越大越稳定，标注"稳定"的比标注数值的更为稳定；"人类体外葡糖醛酸基转移酶测定：相对于齐留通对葡醛酸结合反应的稳定性"大于 20 是稳定的，数值越大越稳定，标注"稳定"的比标注数值的更为稳定。其中替格瑞洛的前一指标是 24，后一指标是"稳定：没有检测到葡糖苷酸"；证据 6 实施例 32 的两指标分别是 13 和 24，证据 6 实施例 68 的两指标分别是"稳定"和 3.9。

反证 5 对专利 US6525060 中实施例 3 化合物（替格瑞洛化合物）与专利 US6251910 中实施例 32 和 68 化合物进行了对比试验。其中，专利 US6525060 是证据 3 的美国同族专利，专利 US6251910 是证据 6 的美国同族专利。因此，比较二者在技术效果上的差异能够在一定程度上反映涉案专利替格瑞洛晶型与证据 6 实施例 32 和 68 的化合物效果差异。反证 5 中针对 P2T-Ki 效力、人类微粒体：相对于右美沙芬对氧化的稳定性和人类体外葡糖醛酸基转移酶测定：相对于齐留通对葡醛酸结合反应的稳定性进行了试验，结果如表 3-2 所示。

表 3-2　替格瑞洛化合物与证据 6 化合物活性对比

实施例号	美国专利或申请	P2T-Ki 效力	人类微粒体：相对于右美沙芬对氧化的稳定性比值	人类体外葡糖醛酸基转移酶测定：相对于齐留通对葡醛酸结合反应的稳定性
实施例 3	Hardern 等	8.7	24	稳定：没有检测到葡糖苷酸
实施例 32	Guile 等	8.3	13	24
实施例 68	Guile 等	8.6	稳定	3.9

3. 无效宣告审查决定要点

国家知识产权局 2017 年 11 月 22 日作出第 33975 号专利复审决定，宣告专利 ZL200610002509.5 全部无效。

关于优先权的认定，信立泰认为：涉案专利申请文件与优先权文件对比，二者在替格瑞洛晶型谱图上存在明显差异，特征峰位置以及峰高均不同。因此涉案专利权利要求 1 请求保护的替格瑞洛晶型 II 在优先权文件中未公开，不享有优先权。

专利复审决定对比了涉案专利和优先权文件中关于晶型化合物的制备方法以及表征信息，认为涉案专利的晶型 II 的具体制备方法与其优先权文件中记载的晶型 II 的制备方法完全相同、XRD 测定方法和谱图结果相同、DSC 测定方法和结果均相同，二者的差别仅在于对 XRD 衍射峰的文字描述不同。涉案专利选取了 5 个峰，而优先权文件只表征了 3 个峰。在原料、实验条件和操作完全相同的情况下，应当认为二者获得了相同的晶体。在此基础上，以同样的方法进行 X 线晶体衍射测定，对应的图谱从整体上来看，二者的峰位置和强度也是基本一致的，DSC 测定结果的一致性也从另一方面印证了晶型相同；至于选取几个特征峰对特定晶型进行定义，通常是基于一定的目的可以进行综合考量的，并无严格限制。例如，本领域技术人员更倾向于选择相对强度较高的峰、相对低角度的峰和峰形较为完整的特征峰，以及选择足以与其他晶体区别的特征峰等，这样才使得特征峰具有被区分、识别和鉴定的意义。因此，证据 2 所示的优先权文件中只选取了 3 个特征峰对晶型 II 进行文字描述，是基于当时的认知，认为这样的表述足以定义该晶体。但这并不意味着该晶型只具有这 3 个特征峰且与证据 1 所示的采用 5 个特征峰进行定义的晶型构成了不同的晶体。因此，优先权中记载的晶型 II 具有与涉案专利保护的晶型 II 相同的特征峰，涉案专利应当享有优先权。

在涉案专利优先权成立的情况下，证据 3 的公开日为 2000 年 6 月 15 日，晚于涉案专利的优先权日 2000 年 6 月 2 日，故不能作为现有技术用于评价涉案专利的创造性。因此，无效宣告请求人主张的"权利要求 1~4 相对于证据 3 结合公知常识证据 4 不符合《专利法》第 22 条第 3 款规定"的无效宣告理由不能成立。

关于补充实验数据的认定，阿斯利康公司在无效审查程序中提交了反证 1、2、5，用以证明涉案专利替格瑞洛化合物比证据 6 实施例 32、68 的化合物具有更优的效果。

对于阿斯利康公司提供的反证 1 和 2，由于其发表时间晚于涉案专利优先权日，不是涉案专利的现有技术；并且，反证 1 和 2 的作者是专利权人阿斯利康公司的研究人员，其对该公司研究成果的评价不可避免地带有主观性。因此，反证 1 和 2 不能作为认定涉案专利相对于证据 6 具备何种技术效果的依据。

反证 5 是关于替格瑞洛化合物效果的补充实验数据。反证 5 的出证人并未出席口头审理接受询问；并且出证人曾经与专利权人阿斯利康公司之间存在一定的利害关系，在没有其他证据印证的情况下，不能单独认定反证 5 内容本身的真实性。即便考虑反证 5 的实验数据，从 P2T - Ki 效力的试验结果来看，替格瑞洛化合物优于证据 6 实施例 32 化合物，但与证据 6 实施例 68 的化合物处于基本相同的水平；人类微粒体：相对于右美沙芬对氧化的稳定性试验中，替格瑞洛优于证据 6 实施例 32 的化合物，但逊于证据 6 实施例 68 的化合物；而人类体外葡糖醛酸基转移酶测定：相对于齐留通对葡醛酸结合反应的稳定性试验中，替格瑞洛优于证据 6 实施例 32 和实施例 68 的化合物。可见，替格瑞洛等化合物在不同的试验中表现各异，没有证据表明本领域技术人员能够根据反证 5 的试验结果直接地、毫无疑义地确定哪个化合物的表现最佳。因此，反证 5 的试验结果不能用于证明涉案专利化合物相对于证据 6 化合物在代谢稳定性和生物利用率方面具有更好的技术效果。

关于技术启示，阿斯利康公司主张：①证据 6 定义的式（Ⅰ）化合物包含众多变量，具体制备的化合物更超过 140 种，没有提供任何教导或暗示使本领域技术人员特定地专注于实施例 32 和实施例 68 的化合物或任何根据需要进一步修饰以获得涉案专利的替格瑞洛。反证 1、2、5 证明替格瑞洛相对于证据 6 实施例 32 和实施例 68 的化合物具有预料不到的技术效果。②证据 4 仅是泛泛记载了用于制备化合物晶体的通常使用的结晶或重结晶方法，其中没有任何针对与替格瑞洛结构相同或相似的化合物进行结晶的记载或暗示。因此，涉案专利相对于证据 6 和证据 4 的组合具备创造性。

无效宣告审查决定认为：涉案专利请求保护的替格瑞洛晶体化合物与证据 6 实施例 32 公开的化合物区别体现在两个方面。一是化合物本身结构存在差异，替格瑞洛的右侧苯环上具有 3，4 - 二氟取代基，证据 6 化合物的右侧苯环上无取代基；二是物理形态的差异，涉案专利的替格瑞洛为具有特定 X - 射线粉末衍射图的晶型 Ⅱ，证据 6 没有提及化合物的形态。虽然涉案专利声称其相对于证据 6 实际解决的技术问题为提高具有作为（P2YADP 或 P2TAc）拮抗剂的效能、代谢稳定性和生物可利用率，并且使化合物在药物制备中更方便操作和加工。但是判断替格瑞洛晶型化合物是否具备创造性，关键在于确定上述技术问题是否存在，同时，上述技术问题通过涉案专利保护的技术方案是否能够得以解决。关于替格瑞洛晶型化合物的效能、代谢稳定性和生物可利用率，说明书中除文字描述之外，并未提供任何实验数据以证实所述技术效果的存在；即便是公开了替格瑞洛化合物的证据 3 也仅记载了"评估拮抗剂的效价作为对照组 ADP 反应的抑制率以获得 IC_{50}，所示例的化合物具有大于 5.0 的 pIC_{50} 值"。因此，证据 3 也没有记载涉案专利化合物在代谢稳定性和生物利用率方面具有何种技术效果，本领域技术人员从证据 3 获得的教导是其 pIC_{50} 应当大于 5.0，即与证据 6 化合物处于相同的拮抗水平上。并且专利权人主张的反证 5 的出证人并未出席口头审理，且与专利权人之间存在一定的利害关系，不能单独认定反证 5 内容本身的真实性，即便考虑反证 5 的效果，也无法说明替格瑞洛相对于证据 6 实施例 32 和实施例 68 的化合物具有预料不到的技术效果。结合上述信息来看，没有证据能够表明替格瑞洛相对于证据 6 化合物在代谢稳定性和生物利用率方面具有更好的技术效果，而仅仅是表明替格瑞洛与证据 6 化合物处于相同的拮抗水平上。因此，请求人主张的证据 6 中存在的上述技术问题并不存在。关于结晶化合物较之无定型化合物稳定性好，便于操作和加工的优点，本领域技术人员公知这是结晶化合物所具备的常规优势，涉案专利说明书也没有提供任何试验数据，以表明涉案专利保护的晶型 II 较之常规结晶化合物具备何种预料不到的技术效果。因此，涉案专利权利要求 1 相对于证据 6 实际解决的技术问题仅为提供一种具有便于操作和加工的结晶化合物。

对于化合物本身结构的差异，证据 6 实施例 68 给出了类似化合物的右侧苯环上具有 3，4 - 二氟取代基的明确教导，在实施例 32 和实施例 68 化合物的主体结构如此接近，并具有相同技术效果的情况下，本领域技术人员有动机进行这种苯基上卤素原子的取代以获得结构类似的化合物，并预期取代后的化合物仍然具有类似的拮抗功能。另外，尽管证据 6 公开了通式化合物，具体制备了 140 余个具体化合物，但综合这些化合物来看，均是围绕相同的核心单元进行周围取代基的变化。在此基础上，本领域技术人员得到的启示是，当保留相同的核心单元，对周围的取代基进行不同的变化组合时，所获得的化合物通常应当具有类似的性能。在这一启示下，本领域技术人员有动机选择结构最接近的化合物进行取代基的置换，将其实施例 32 和实施例 68 结合并没有超出这一启示的范畴。

对于化合物的形态，在制药领域，药物的稳定性和加工性能是药物活性物质被发明后在其最终成为药品的过程中所要解决的技术问题。众所周知，晶体是内部的构造质点（如原子、分子）呈平移周期性规律排列的固体，并具备晶格能，与具有相同化学成分的非晶体相比，晶体更具稳定性，流动性更好，因而更加便于加工。因此，本领域技术人员在面对现有化合物不能令人满意的性能时，有动机对该化合物进行结晶化的实践尝试，继而对所获晶体的具体技术参数（例如 X 射线颜色图谱）进行测定。

证据 4 是涉及有机化学实验的教科书，其公开了有关重结晶的基本原理和操作，并且给出了常用的重结晶溶剂，包括水、乙醇、乙酸乙酯、苯、氯仿、四氯化碳等。可见，本领域技术人员有动机并且有能力利用常规的晶体制备的实验手段来完成将化合物转化为晶型的实践尝试，继而对所获晶体的具体技术参数（例如 X 射线衍射图谱）进行测定，从而获得替格瑞洛晶型 II。因此，权利要求 1 相对于证据 6 和证据 4 的结合不具备创造性，不符合《专利法》第 22 条第 3 款的规定。

（二）一审诉讼阶段

1. 原告的证据和理由

阿斯利康公司不服国家知识产权局作出的无效宣告审查决定，向北京知识产权法院提起诉讼（一审）。在一审阶段，原告阿斯利康公司、被告国家知识产权局以及第三人信立泰围绕核心证据（信立泰无效宣告请求阶段提供的证据4、6），阿斯利康公司无效宣告请求阶段提交的反证2、5，针对补充实验数据是否能被接受、专利实际解决的技术问题的确定、证据6实施例32和实施例68的技术方案是否具备结合启示，以及证据4是否给出了明确的制备替格瑞洛晶型Ⅱ的技术启示的争议焦点展开辩论。

阿斯利康公司认为：权利要求1实际解决的技术问题的确定应当是基于该权利要求最接近的现有技术，即证据6的实施例32化合物进行对比，而根据反证5的实验数据可知，权利要求1的式（Ⅰ）化合物相对于证据6的实施例32化合物，代谢稳定性更高。因此，国家知识产权局认定的涉案专利权利要求1相对于证据6实施例32实际解决的技术问题仅为提供一种具有便于操作和加工的结晶化合物是错误的。并且权利要求1化合物相对于证据6实施例32和实施例68的化合物，在化合物结构上不接近，具有非显而易见性。本领域技术人员没有动机和启示对证据6实施例32的化合物进行改进，并且证据6也未提及化合物具有代谢稳定性的效果。晶体领域是一个不可预期性很大的领域，不同晶型的性质存在明显差异，证据4不但没有向本领域技术人员提供有用的教导或启示，反而指出了本领域技术人员面临的技术障碍和不确定性，因此，涉案专利化合物的新晶体结构相对于证据6与证据4的结合，具备非显而易见性。

2. 被告答辩要点和双方当庭陈述

被告（国家知识产权局）在答辩状中坚持无效宣告审查决定观点，认为补充实验数据不能被认可真实性，也不能证明涉案专利请求保护的替格瑞洛化合物具有优于证据6实施例32化合物的效果，无效宣告审查决定对技术问题的认定正确。并且基于替格瑞洛与证据6实施例32和实施例68化合物结构的相似性，本领域技术人员有动机进行结构调整，并制备合适的晶型化合物形式。因此，证据6和证据4的结合导致涉案专利替格瑞洛晶型化合物不具备创造性。

在一审庭审中，阿斯利康公司表示认可国家知识产权局关于涉案专利权利要求1化合物晶体相对于证据6实施例32的化合物的区别特征的认定，但认为国家知识产权局关于涉案专利权利要求1相对于证据6实际解决的技术问题的认定错误。同时认为权利要求1相对于证据6和证据4的结合具备创造性，并在此基础上，权利要求1的从属权利要求2~4也具备创造性。

3. 判决要点

北京知识产权法院2019年2月25日作出（2018）京73行初2034号行政判决。判决中对争议的焦点问题进行了认定。

对于补充实验数据的认定和实际解决技术问题的确认，北京知识产权法院认为应当基于区别特征所能达到的技术效果来确定。由于原告、被告双方认可无效宣告审查决定中对于区别特征的认定，也即权利要求1请求保护的替格瑞洛晶体化合物与证据6

的实施例 32 化合物之间存在的区别特征为化合物本身结构存在的差异以及物理形态的差异。因此，实际解决技术问题取决于结构差异和物理形态差异具体产生了什么样的效果。

阿斯利康公司称反证 5 的实验数据能够证明权利要求 1 实际解决的技术问题是使化合物的代谢稳定性更高。但是，北京知识产权法院认为涉案专利仅在说明书的"背景技术"部分声称"所述化合物作为 P2T 受体（P2YADP 或 P2TAc）拮抗剂呈现出高的效能，并且具有令人惊讶的高代谢稳定性和生物可利用率"，说明书其他部分均未再提及涉案专利所述化合物的代谢稳定性，亦未给出任何有关代谢稳定性的实验数据，即阿斯利康公司声称的代谢稳定性等方面的技术效果在涉案专利说明书中并未明确记载，本领域技术人员也无法根据现有技术确认涉案专利具有高代谢稳定性等的技术效果。另外，反证 5 系证人自行完成的实验，而其与阿斯利康公司存在利害关系，且实验条件和实验数据的具体情况并无其他证据佐证。因此，不能基于反证 5 所记载的技术效果来确定涉案专利实际解决的技术问题，而应当综合涉案专利说明书所记载的整体内容、现有技术以及本领域技术人员的通常认知来确定涉案专利权利要求 1 实际解决的技术问题。

权利要求 1 请求保护的晶体化合物与证据 6 的实施例 32 化合物在结构上的区别仅在于右侧苯环上是否存在 3，4 - 二氟取代基，而在药物化学领域，用氟等卤素原子对苯基进行取代是常见的修饰方式。并且，证据 6 也记载了实施例 68 的活性化合物其右侧苯环同样存在 3，4 - 二氟取代基。因而，本领域技术人员可以预期通过 3，4 - 二氟取代修饰得到的权利要求 1 式（Ⅰ）化合物具有与证据 6 实施例 32 化合物相类似的活性。而将得到的化合物进一步制备成特定的晶型以便于后续成药的操作和加工也是本领域的公知常识。这在涉案专利说明书背景技术部分也有相关记载。因此，涉案专利权利要求 1 实际上是为了提供一个与证据 6 实施例 32 化合物结构相似的活性化合物并将其制备成特定的晶型以便后续的操作和加工。因此，北京知识产权法院认定无效宣告审查决定关于权利要求 1 相对于证据 6 实际解决的技术问题的认定无误，未支持阿斯利康公司的主张。

对于证据 6 实施例 32 和实施例 68 化合物是否有结合启示，以及证据 4 给出的技术启示的认定，北京知识产权法院认为在药物化学领域，在有机化合物分子的特定位置引入氟原子是常见的修饰方式。并且证据 6 除了公开实施例 32 化合物之外，还公开了与上述两个化合物结构近似的实施例 68 化合物，在实施例 68 化合物的右侧苯环上就具有 3，4 - 二氟取代基。因此，本领域技术人员在证据 6 实施例 68 的教导下，结合本领域的公知常识，有动机在证据 6 实施例 32 化合物的右侧苯基上引入 3，4 - 二氟取代基从而得到涉案专利权利要求 1 的化合物。并且，由于氟原子自身原子半径较小，其所得的碳 - 氟键的键能很高，故相较于碳 - 氢键，其可以选择性地阻碍氧化代谢的发生，

机为提高代谢稳定性而在证据 6 实施例 32 的基础上结合证据 6 的实施例 68。被诉决定和一审判决关于本领域技术人员在证据 6 实施例 32 的基础上基于证据 6 实施例 68 的启示能够获得涉案专利权利要求 1 化合物的认定，属于"后见之明"。被诉决定和一审判决认定证据 4 公开了涉案专利新晶型的获得方法，但证据 4 并非药物研发领域或者晶型药物研发领域的技术资料，本领域技术人员没有动机在证据 6 的基础上根据证据 4 的方法设计实验。即便将证据 6 和证据 4 结合，也无法得到涉案专利晶型。

2. 被上诉人答辩要点和双方当庭陈述

国家知识产权局辩称：一审判决认定事实清楚、适用法律正确、审理程序合法，请求驳回上诉、维持原判。

在庭审中，双方针对被诉决定和一审判决关于权利要求 1 实际解决的技术问题的认定是否正确，被诉决定和一审判决关于涉案专利权利要求 1 化合物结构创造性的认定是否正确，被诉决定和一审判决涉案专利权利要求 1 晶型创造性的认定是否正确，被诉决定和一审判决是否违反了创造性的整体判断原则等问题展开辩论。

3. 判决要点

最高人民法院知识产权法庭 2020 年 10 月 26 日作出终审判决（2019）最高法知行终 33 号。判决针对庭审中梳理的几个争议焦点进行认定。

关于权利要求 1 实际解决的技术问题。二审法院认为：阿斯利康公司提交的补充实验数据是否能够证明权利要求 1 化合物具有"令人惊讶的高代谢稳定性和生物利用率"，是确定权利要求 1 实际解决的技术问题的先决问题。由此主要的争议焦点涉及有关补充实验数据是否应当被接受和是否能够证明待证事实两个问题。

关于阿斯利康公司提交的补充实验数据是否应当被接受的问题。《最高人民法院关于审理专利授权确权行政案件适用法律若干问题的规定（一）》第 10 条规定：药品专利申请人在申请日以后提交补充实验数据，主张依赖该数据证明专利申请符合《专利法》第 22 条第 3 款、第 26 条第 3 款等规定的，人民法院应予审查。二审法院认为：基于对现有技术的认知差异、对技术方案发明点的理解不同、对本领域技术人员认知水平的把握不一致等，申请人在原申请文件中未记载特定实验数据的情形恐难避免。例如，就创造性而言，化合物药品的创造性既可以基于化合物本身的结构或者形态，也可以基于化合物药品的药效。其中，药效既可以是药物用途，即适应证；也可以是药物效果，即药物活性、药物毒性、药物稳定性、控释速度等。上述任何一个方面非显而易见的技术贡献，都可以作为确定技术方案实际解决的技术问题的依据，使技术方案满足专利授权的创造性要求，申请人在申请日或者优先权日准确预知发明点存在困难。即便申请人对发明点作出了准确预判，针对同一技术问题，基于对现有技术的不同理解和对最接近现有技术的不同选择，证明非显而易见技术贡献，所需的事实和数据也可能不同。再如，就充分公开而言，由于审查员或者无效宣告请求人对于专利申请文件的理解以及对本领域技术人员认知水平的把握，均可能与专利申请人不同，故可能质疑专利申请是否满足充分公开的要求。上述情况下，专利申请人均需要依靠在申请日或者优先权日之后提交的补充实验数据证明其专利申请符合授权条件。因此，对于专利申请人在申请日之后提交的补充实验数据，应当予以审查。

允许专利申请人在申请日或者优先权日之后提交补充实验数据并对该补充实验数据予以审查，并不意味着该补充实验数据当然可以被接受。鉴于专利申请人可能通过在申请日或者优先权日之后提交补充实验数据，将申请日或者优先权日未公开或者未完成的内容纳入专利权保护范围，就此部分内容不正当地取得先申请的利益，从而违反先申请原则，或者借此弥补原专利申请文件公开不充分等固有内在缺陷，从而妨碍说明书应该充分公开等内在要求的贯彻，故对于补充实验数据的接受应当注意避免上述问题。

第一，原专利申请文件应当明确记载或者隐含公开了补充实验数据拟直接证明的待证事实，此为积极条件。如果补充实验数据拟直接证明的待证事实为原专利申请文件明确记载或者隐含公开，即可认定申请人完成了相关研究，有关补充实验数据的接受不违反先申请原则。换言之，既不能仅仅因为原专利申请文件记载了待证事实而没有记载相关实验数据，即推定申请人构成以获取不当利益为目的的不实记载，当然拒绝接受有关补充实验数据；也不能以申请人或有可能作不实记载为由，当然地要求其所提交的补充实验数据形成于申请日或者优先权日之前。该案中，原申请文件说明书"背景技术"部分第0005段明确记载了补充实验数据的待证事实，即"令人惊讶的高代谢稳定性和生物利用率"。一审判决以该记载位于"背景技术"部分，且原专利申请文件未记载支持这一技术效果的实验数据为由，对阿斯利康公司提交的补充实验数据不予接受，缺乏依据。

第二，申请人不能通过补充实验数据弥补原专利申请文件的固有内在缺陷，此为消极条件。所谓不能通过补充实验数据弥补原专利申请文件的固有内在缺陷，意在强调补充实验数据通常应当通过证明原专利申请文件明确记载或者隐含公开的待证事实具备真实性，进而对申请人或者专利权人最终要证明的法律要件事实起到补充证明作用，而非独立证明原专利申请文件中未予公开的内容，进而克服原专利申请文件自身公开不充分等内在缺陷。该案中，原专利申请文件记载了"令人惊讶的高代谢稳定性和生物利用率"这一技术效果。但本领域技术人员仅根据原专利申请文件无法确定涉案专利权利要求1的化合物是否确有此效果。阿斯利康公司提供的补充实验数据拟通过证明待证事实的真实性，即涉案专利权利要求1化合物确有"令人惊讶的高代谢稳定性和生物利用率"，来补充证明最终要证明的法律要件事实，即涉案专利权利要求1具备创造性，故该补充实验数据并非用于克服原专利申请文件的内在缺陷，应予接受。

　　一审判决认定不应接受该案补充实验数据的理由还包括反证 5 系与阿斯利康公司有利害关系的证人自行完成的实验，且缺乏其他证据佐证。但二审法院认为：药物研发领域，尤其是新药研发中，研发主体相对集中。因此，补充实验数据的来源也相对集中。有关补充实验数据的提供者与专利申请人或者专利权人具有雇佣等利害关系，符合研发规律和研发实践，其不应构成对补充实验数据不予采纳的绝对理由。

　　综上，二审法院认为阿斯利康公司关于对其补充实验数据应予接受的主张，确有依据，应予支持。

　　关于阿斯利康公司提交的补充实验数据是否能够证明涉案专利权利要求 1 所述晶型的化合物具有预料不到的技术效果的问题。二审法院认为：预料不到的技术效果应当以最接近现有技术为比对对象。被诉决定将涉案专利权利要求 1 化合物、证据 6 实施例 32 和证据 6 实施例 68 三者比较，确有不当。但仅以涉案专利权利要求 1 化合物、证据 6 实施例 32 比较，尽管涉案专利权利要求 1 化合物在"人类微粒体：相对于右美沙芬对氧化的稳定性比值"和"人类体外葡糖醛酸基转移酶测定：相对于齐留通对葡醛酸结合反应的稳定性"两项指标上都优于证据 6 实施例 32，但尚不能由此认定，涉案专利权利要求 1 化合物在代谢稳定性方面的更优效果达到了本领域技术人员预料不到的程度。根据二审法院查明的事实，首先，证据 6 实施例 32 的"人类微粒体：相对于右美沙芬对氧化的稳定性比值"为 13，"人类体外葡糖醛酸基转移酶测定：相对于齐留通对葡醛酸结合反应的稳定性"为 24，前者大于 10 即为稳定，后者大于 20 即为稳定，故此证据 6 实施例 32 已经具备药物稳定性；其次，反证 2 中文译文第 6 页记载了一项"令人惊讶的"技术效果，但第 7 页记载的涉及涉案专利权利要求 1 化合物的代谢稳定性仅为"可接受的"。显然，反证 2 记载的涉及涉案专利权利要求 1 化合物的代谢稳定性与涉案专利说明书的记载在程度上不尽一致。综合考虑上述证据，尽管权利要求 1 化合物的代谢稳定性优于证据 6 实施例 32，但在没有进一步证据的情况下，难以证明该技术效果达到了本领域技术人员预料不到的程度。

　　关于涉案专利权利要求 1 实际解决的技术问题。鉴于补充提交的实验数据，亦不能证明涉案专利替格瑞洛化合物具有"令人惊讶的高代谢稳定性和生物利用率"，故所谓提高具有作为 P2T 受体（P2YADP 或 P2TAC）拮抗剂的效能、代谢稳定性和生物利用率这一技术问题并不存在。涉案专利权利要求 1 实际解决的技术问题仍仅为提供一种具有便于操作和加工的结晶化合物，被诉决定和一审判决对这一问题认定的结论正确。二审判决没有支持阿斯利康公司的主张。

　　关于涉案专利替格瑞洛化合物结构的创造性认定。二审法院认为证据 6 对结构修饰的基本方式给出了启示。证据 6 公开了通式化合物，并围绕相同核心单元，通过变换周围取代基，制备了 140 余个具体化合物，有关化合物可以用作 P2T 受体拮抗剂。本领域技术人员能够由此得到启示。通过保留通式化合物的核心单元、变换周围取代基制得的化合物通常可以用作 P2T 受体拮抗剂。并且根据药物研发的一般规律，为提高药物稳定性，本领域技术人员有动机对证据 6 已公开的具体化合物，遵循上述原则作进一步结构修饰。鉴于证据 6 实施例 68 已经给出了与证据 6 实施例 32 核心单元近似的化合物的右侧苯环上具有 3，4 - 二氟取代基的明确教导，在批量制备和不断筛选药物化合物的过程中，难以认定本领域技术人员缺乏动机对证据 6 实施例 32 和实施例 68 作取代基置换。

关于涉案专利权利要求 1 晶型的创造性认定。二审法院认为新晶型化合物药物创造性判断的落脚点，应当是该新晶型化合物药物相对于非晶体化合物药物而言，是否在药物活性、药物稳定性、生物利用度等药物特性上，发生了本领域技术人员预料不到的变化。该案中，并无证据证明，权利要求 1 化合物的晶型 Ⅱ 具有本领域技术人员预料不到的药物特性效果。并且现有证据不足以证明权利要求 1 化合物的晶型 Ⅱ 的制备方法本身具备创造性。在化学药品领域，制备晶体的可选方法和步骤通常是公知的。本领域技术人员一般通过对现有技术所提供方法和步骤作出选择和组合，摸索实验条件，试制晶体。在这一背景下，证据 4 记载了制备涉案专利权利要求 1 化合物的晶型 Ⅱ 所不需要的其他方法和步骤，或者未能记载制备涉案专利权利要求 1 化合物的晶型 Ⅱ 所需要的全部方法和步骤，尚不足以证明该制备方法本身具备创造性。

关于被诉决定和一审判决是否违反创造性的整体判断原则的问题。二审法院认为，本领域技术人员有动机在完成新化合物研发后，利用结晶手段对其进行纯化并获得稳定晶型。通过化学方法合成得到的固体化合物含有一定的杂质，并且该固体化合物尚未形成稳定的晶型，利用结晶的手段对合成得到的化合物进行纯化并获得稳定的晶型是药物化学领域通常的做法；选择合适的药物晶型可以提升药物的稳定性、药物制剂制备工艺的可实施性和质量可控性，并且能获得良好的生物学活性和临床治疗效果是本领域公知常识。本领域技术人员完成新化合物药物研发后，继续对其作晶型筛选，实属常识。被诉决定和一审判决先讨论化合物的创造性，再讨论该化合物某一晶型的创造性，符合研发实践且符合创造性的整体判断原则。根据药物研发的一般规律，完成化合物研发是开展晶体研发的前提。涉案专利权利要求 1 确系新化合物的新晶体形式，但结构修饰和晶型筛选亦有先后之分，并非同步进行。被诉决定和一审判决均先认定涉案专利权利要求 1 所述新化合物不具备创造性；进而述及该新化合物的新晶体形式针对证据 6 和证据 4 的结合不具备创造性，其中证据 6 主要针对新化合物，证据 4 主要针对新晶体形式。故被诉决定和一审判决不构成对创造性整体判断原则的违反。

二、思考与启示

阿斯利康公司和信立泰关于替格瑞洛晶型的无效宣告行政纠纷案，针对优先权是否成立，补充实验数据什么情况下可以被审查、接受，技术启示的认定等问题产生争议。纵观行政裁决、司法诉讼全过程，国家知识产权局、北京知识产权法院、最高人民法院知识产权法庭的评判标准并不完全相同，在技术事实的认定、法律的适用逻辑方面均有所不同，笔者围绕双方争议焦点问题展开讨论。

（一）关于优先权的适用

在无效宣告请求阶段，信立泰质疑优先权在先文本记载的替格瑞洛晶体的峰形与涉案专利替格瑞洛晶型Ⅱ的峰形不同，前者显示 5 个峰，后者仅显示 3 个峰。通过优先权文本与涉案专利文本的对比表可以看出，即使是 3 个峰，具体的峰值也不完全相同。此种情况下，国家知识产权局没有机械地对特征进行对比，而是结合文本中对晶型化合物的制备方法，其他表征参数进行佐证分析，得出二者相同的结论。根据无效宣告审查决定的判断原则，不能仅仅从文字或附图表征信息，机械地理解专利申请与优先权文件的技术方案，应从本领域技术人员出发，综合文件记载的全部信息以及本领域技术人员的公知常识，对要求享有优先权的技术方案进行解读，基于技术实质判断请求保护的方案是否在优先权文件中予以记载。

（二）关于补充实验数据是否能被接受的考量

在无效宣告请求阶段和诉讼过程中，补充实验数据是否能被接受是争议焦点问题之一。专利权人拟通过反证 5 作为补充实验数据证明涉案专利替格瑞洛化合物的代谢稳定性、生物利用率优于证据 6 实施例 32 的化合物。国家知识产权局对于补充实验数据的考量较为审慎，从补充实验数据的证人是否接受询问、是否与专利权人有利害关系等角度进行了分析评判，认为反证 5 不能单独认定补充实验数据的真实性。一审法院认为涉案专利仅在发明背景部分记载"令人惊讶的高代谢稳定性和生物可利用率"，但并没有实验数据支撑这一结论。由于反证 5 的完成时间晚于申请日，证明人与阿斯利康公司有利害关系，并且实验是证人自行完成，对于实验条件和实验数据的具体情况没有其他证据佐证。一审法院没有接受反证 5 的补充实验数据。可以看出，国家知识产权局与北京知识产权法院的观点相似，慎重对待补充实验数据，防止申请人通过在后提交补充实验数据的方式，将申请日或者优先权日未公开或者未完成的内容纳入专利权保护范围，不正当地取得先申请的利益。

二审法院对补充实验数据的接受标准相对宽松。其没有拘泥于原申请文件记载的内容和补充实验数据证人的身份等要件，而是从制药领域的特点、撰写申请文件时专利权人与审查员对现有技术的掌握情况等不同角度分析补充实验数据究竟是否应当被审查以及是否应当被接受。

首先，二审法院先从申请文件撰写的角度提出基于对现有技术的认知差异、对技术方案发明点的理解不同、对本领域技术人员认知水平的把握不一致等，申请人在原申请文件中未记载特定实验数据的情形恐难避免。在这种情况下，专利申请人均需要依靠在申请日或者优先权日之后提交的补充实验数据证明其专利申请符合授权条件。因此，对于专利申请人在申请日之后提交的补充实验数据，应当予以审查。当然，此种"审查"仅停留在形式上的审查，即需要考察该证据，而不是对该证据"视而不见"。

其次，对补充实验数据实质意义的审查，即其具体数值的高低是否说明了待证的优良效果，仍需要结合涉案专利记载的信息综合判断是否能将该数据纳入替格瑞洛化合物效果的证明中，也就是二审判决中所述的"应当被接受"。二审判决分析了判断补充实验数据是否"应当被接受"的两个前提条件，一个是积极条件，另一个是消极条件。积极条件是原专利申请文件应当明确记载或者隐含公开补充实验数据拟直接证明的待证事实。消极条件是不能通过补充实验数据弥补原专利申请文件的固有内在缺陷。二审判决认为说明书"背景技术"记载的"令人惊讶的高代谢稳定性和生物利用率"已经满足积极条件。不能以反证 5 是在申请日后完成的原因而拒绝接受反证 5 的补充实验数据。二审的判断逻辑似乎是认为原专利文件已经记载了事实，反证 5 并不是单独作为证据证明替格瑞洛化合物的效果，而仅是作为佐证证据证明替格瑞洛化合物的效果。

对此，笔者认为，专利的实质是以公开换保护。虽然在提交申请时，申请人无法预测审查员会引用的证据情况，但申请人有义务通过真实实验充分验证并公开请求保护化合物的效果，而不应仅简单罗列效果，把具体验证义务都留予后续补充实验数据的补充证明。实践中，在撰写申请文件之初，申请人往往把推测的各种可能的效果都记载在说明书里，以增加其授权可能性和获得尽可能大的保护范围。在这种情况下，对于申请人在提出申请时并未完成的技术方案，接受补充实验数据可能导致申请人的不当获益。因此，笔者更倾向于认同本章第一节替格瑞洛化合物专利无效纠纷案件中，最高人民法院（2021）最高法行再 260 号再审判决中的观点。即针对无效宣告请求人提交的不同于背景技术的对比文件，一般应当允许专利权人提交补充实验数据来证明涉案专利相对对比文件具有预料不到的技术效果；但是，该技术效果应当是本领域技术人员通过阅读说明书能够知晓的且符合充分公开条件的，即该技术效果应当是记载在说明书中且不能仅仅是"断言"。前述积极条件的核心因素应该是原专利文件中记载的"待证事实"，是本领域技术人员依据专利记载的信息以及现有技术能够确信的事实，而不应仅仅是在申请文件的任意段落中记载的看上去在形式上满足公开要求的文字；同时，证明创造性所提交的补充实验数据是为了相对于审查员确定的现有技术（不同于申请人掌握的现有技术，或者与申请人的解读不同）作出澄清式说明的信息，而不是对原申请文件中未经证实的技术效果的重新认定。

（三）关于是否产生预料不到技术效果的判断

虽然在无效宣告请求阶段没有接受反证 5 的补充实验数据，但无效宣告审查决定还是分析了该证据的数据，分析了替格瑞洛化合物与证据 6 实施例 32 和实施例 68 公开化合物的效果，认为三个化合物各有优势，因此，不能认定替格瑞产生了预料不到的技术效果。可见，无效宣告审查决定将替格瑞洛与现有技术公开的同类型的化合物进行了综合比较，得出认定结论。

一审没有接受反证 5，也没有针对反证 5 的实验数据所能证明的效果进行分析。二审接受了反证 5 的实验数据，并且不认同无效宣告审查决定中的对比方式。其支持了阿斯利康公司的主张，认为在判断替格瑞洛是否产生预料不到技术效果时，应当将其与最接近的现有技术方案进行比对。也即，将替格瑞洛与证据 6 实施例 32 的化合物效果进行比对。只不过二审判决分析了反证 5 提供的数据，结合其他数据，认为反证 5 提供的实验数据不能说明替格瑞洛的代谢稳定性、生物利用率等效果优于证据 6 实施例 32 的化合物。

分析无效宣告审查决定和二审判决在确定区别特征产生技术效果时的差异可知，二审判决严格按照《专利审查指南》规定的"三步法"判断原则，在找出涉案专利相对于最接近现有技术的区别特征后，根据该区别特征使技术方案实际达到的技术效果确认实际解决的技术问题。此时评判的是技术方案相对于该最接近现有技术是否具备创造性，因此，该实际达到的技术效果也应当是与最接近现有技术相比的效果。对比来看，二审判决的法律逻辑更为合理。但反观无效宣告审查决定的判断逻辑，似乎也有一定的合理性。因为在判断区别特征使技术方案实际达到的技术效果时，有时虽然能找到专利技术方案与最接近现有技术效果上的差异，但该效果差异可能体现在多个方面，或者仅从差异不能明确认定所述效果差异是否属于预料不到的技术效果时，可以引入该领域的普遍化合物效果状况作为参考。如果该领域其他类似化合物的效果普遍在较低水平，最接近现有技术化合物已经达到较高水平，对于本领域技术人员来说，在效果优良的最接近现有技术的基础上继续提高效果，即便提升幅度不是很大，所述效果也可能属于预料不到的技术效果。反之，如果现有技术其他类似化合物的效果与专利技术方案或最接近现有技术化合物效果在相同数量级水平波动，此时即便专利技术方案效果一定程度上优于最接近现有技术，则其也不必然认定为预料不到的技术效果。因此，无效宣告审查决定将替格瑞洛与相似的多个化合物的效果进行综合比较，判断效果是否是预料不到的也有其合理性。

（四）关于创造性的认定

在创造性的判断过程中，需要准确认定专利实际解决的技术问题。在确认实际要解决的技术问题后，创造性判断的关键可能存在争议，即对于结构上与已知化合物接近的化合物，重点考量结构差异还是效果差异。

在这一点上，无效宣告审查决定、一审判决和二审判决观点一致。在技术启示的判断上，首先要观察现有技术公开的不同的化合物是否具备相同的核心单元，是否在相同核心单元周围变换取代基获得不同的化合物。本领域技术人员是否有动机对最接近现有技术也做相似的取代基变换，以及所述取代基是否是本领域技术人员在依据药物研发的一般规律，为提高药物稳定性，对最接近现有技术进一步结构修饰。当本领域技术人员有一定的动机做所示取代基变换时，判断是否有技术启示的关键就在于判断技术效果是否是预料不到的，如果效果是可预期的，则认为不具备创造性。反之，认为具备创造性。

通过替格瑞洛晶型化合物专利纠纷案可以一窥国家知识产权局、北京知识产权法院、最高人民法院知识产权法庭关于补充实验数据能否被接受以及晶型化合物创造性判断的不同观点。对该案件的判决和评析可以为专利申请人、无效宣告请求人以及知识产权服务行业人员等提供参考和借鉴。

第三节　索拉非尼晶型专利纠纷

索拉非尼是德国拜耳健康护理有限责任公司（以下简称"拜耳公司"）研制的第一个口服多激酶抑制剂，其作用机制是从多个靶点抑制肿瘤细胞的增殖和血管形成。该药于 2005 年 12 月在美国获批上市，2006 年 9 月在中国获批，为甲苯磺酸盐片剂形式，商品名为多吉美。这款药物最初获批治疗肾癌，而后适应证扩展到肝癌、肺癌、甲状腺癌等。2017 年，索拉非尼片进入我国国家医保谈判目录，2019 年医保到期后续约谈判再次降价进入医保，市场规模相当可观。拜耳公司 2021 年度报告显示，❶ 尽管受中国市场竞争压力大等因素影响，在销售额下降 42.8% 的情况下，2021 年拜耳公司的索拉非尼片全球销售额仍然达到了 4.35 亿欧元。

索拉非尼在中国上市后，国内仿制竞争非常激烈，共有 20 多家企业提交了仿制药申请。其中，江西山香药业有限公司是第一个获得国家药监局批准的仿制药企业。而复星医药旗下控股公司重庆药友制药有限责任公司（以下简称"重庆药友"）分别于 2015 年、2018 年递交了仿制药申请。2020 年 8 月 12 日，重庆药友申报的甲苯磺酸索

❶ 拜耳官网. Annual Report 2021［EB/OL］.［2022 – 10 – 17］. https：//bayer. com/sites/default/files/2022 – 03/Bayer – Annual – Report – 2021. pdf.

14 得不到说明书的支持，不符合《专利法》第 26 条第 4 款的规定；权利要求 1、5 和 14 不具备新颖性，不符合《专利法》第 22 条第 2 款的规定；权利要求 1~14 不具备创造性，不符合《专利法》第 22 条第 3 款的规定。重庆药友在无效宣告请求阶段提交了证据 II -1~ II -10。

证据 II -1：药物多晶型的研究及其对药效和理化性质的影响，唐素芳，《天津药学》，2002 年 4 月，第 14 卷第 2 期，第 12 -14 页。

证据 II -2：药物多晶型的研究进展，沈建林等，《中国医院药学杂志》，2001 年 5 月，第 21 卷第 5 期，第 304 -305 页。

证据 II -3：WO03068228A1，公开日 2003 年 8 月 21 日，及其部分中文译文。

证据 II -4：WO03047579A1，公开日 2003 年 6 月 12 日，及其部分中文译文。

证据 II -5：《有机化学实验》（第 2 版），北京大学化学学院有机化学研究所编，关烨第等修订，北京大学出版社，2002 年，封面页、封底页、序言页、目录页、书名页、版权页、第 39 -46 页。

证据 II -6：《化学工程手册》（第 2 版，上卷），时钧等主编，化学工业出版社，1996 年 1 月，封面页、序言页、目录页、封底页、书名页、版权页、第 10 -1 至 10 -55 页。

证据 II -7：CN1341098A，公开日 2002 年 3 月 20 日。

证据 II -8：Design and Discovery of Small Molecules Targeting Raf -1 Kinase，Timothy B. Lowinger 等，Current Pharmaceutical Design，2002（8），第 2269 -2278 页，及其部分中文译文。

证据 II -9：Pharmaceutical Application of Polymorphism，Journal of Pharmaceutical Sciences，1969 年 8 月，58（8）：第 911 -929 页，及其部分中文译文。

证据 II -10：药物多晶型——热力学理论与应用，倪维骈译，《世界临床药物》，1981 年，（4），第 29 -40 页。

拜耳公司针对重庆药友提出的无效宣告请求，修改了涉案专利权利要求书，删除了权利要求 2，并提交了反证 II -1 至 II -7。

反证 II -1：Disappearing Polymorphs Revisited，Dejan - Krešimir Bučar 等人，Angewandte Chemie International Edition，2015（54），第 6972 -6993 页，及其部分中文译文。

反证 II -2：涉案专利国际公开文本 WO2006/034797A1 扉页、说明书第 2 页，及其部分中文译文。

反证 II -3：阿尔方斯·格鲁嫩贝格博士针对涉案专利的无效宣告请求程序出具的证言，及其中文译文。

反证 II -3 -1：6 张索拉非尼甲苯磺酸盐热分析图，及其译文。

反证 II -4：J. O. 亨克博士针对涉案专利的无效宣告请求程序出具的证言，及其中文译文。

反证Ⅱ-4-1：亨克博士实验室出具的一张拉曼光谱图，及其中文译文。

反证Ⅱ-5：布丽塔·欧兰尼克博士针对涉案专利的无效宣告请求程序出具的证言，及其中文译文。

反证Ⅱ-6：专利权人在涉案专利欧洲同族专利（专利号 EP1797038B1，申请号 No. 05797740.7）审查过程中答复欧洲专利局（EPO）2010 年 6 月 1 日通知书的意见陈述书，EPO 盖章日期为 2010 年 9 月 28 日，及其部分中文译文。

反证Ⅱ-7：关于 EP1797038B1 在 EPO 的异议决定，及其部分中文译文。

拜耳公司在口头审理过程中，当庭提交反证Ⅱ-8：物理药剂学，苏德森、王思玲主编，化学工业出版社，2004 年 7 月第 1 版，封面、出版信息页、目录、第 10－50 页。

2. 查明事实

针对案件Ⅰ，国家知识产权局于 2018 年 4 月 16 日举行了第一次口头审理，经过第一次口头审理后，杭州中美放弃了关于权利要求 1~14 不清楚的无效宣告请求理由。

2018 年 11 月 5 日，案件Ⅰ的第二次口头审理和案件Ⅱ的第一次口头审理合并举行。经过口头审理确定，拜耳公司在案件Ⅱ中提交的权利要求书修改替换页是在授权公告文本基础上删除权利要求 2 并相应修改后续权利要求的编号，并且主张针对案件Ⅰ也进行相同修改。

在此基础上，杭州中美明确对无效宣告请求理由进行适应性变化。重庆药友明确其无效宣告请求理由为说明书不符合《专利法》第 26 条第 3 款的规定；权利要求 1~13 不符合《专利法》第 26 条第 4 款的规定；权利要求 1 和 4 相对于证据Ⅱ-3、权利要求 1 和 13 相对于证据Ⅱ-4、权利要求 1 相对于证据Ⅱ-8 不具备新颖性；权利要求 1~13 不具备创造性，分别使用证据Ⅱ-3、证据Ⅱ-4 和证据Ⅱ-8 作为最接近现有技术。

证据Ⅱ-3 公开了一种治疗由 VEGF-诱导的信号转导通路介导的疾病的方法。该方法包括施用化合物 N-（4-氯-3-（三氟甲基）苯基）N'-（4-（2-N-甲基氨基甲酰）-4-吡啶氧基）-苯基）脲甲苯磺酸盐（索拉非尼）。并公开化合物在治疗其中血管生成起重要作用（例如在肿瘤生长中）的病症中的用途。

证据Ⅱ-4 公开了化合物 N-（4-氯-3-（三氟甲基）苯基）N'-（4-（2-N-甲基氨基甲酰）-4-吡啶氧基）-苯基）脲甲苯磺酸盐（索拉非尼），并涉及芳基脲与细胞毒或细胞抑制化合物联合治疗癌症。

证据Ⅱ-5 公开了重结晶是提纯固体有机化合物常用的方法之一，介绍了重结晶的操作方法。其在 3.1 重结晶部分第 2 段提及"固体有机化合物在任何一溶剂中的溶解度，均随温度的升高而增加，所以将一个有机化合物在某溶剂中，在较高温度时制成饱和溶液，然后使其冷到室温或降至室温以下，即会有一部分结晶析出……显然，选择合适的溶剂对于重结晶是很重要的一步"。证据Ⅱ-5进一步介绍了溶剂选择的一些规则，并给出了一些常见的溶剂和混合溶剂，包括低级醇、酮、乙腈、甲苯、乙酸乙酯等。证据Ⅱ-5第43页最后一段公开了"为了促进化合物较快地结晶出来，往往采取以下措施，以帮助形成晶核，利于结晶生长……（2）加入少量晶种，使结晶析出，这一操作称为'种晶'"。

证据Ⅱ-6公开了熔融结晶，在第36页右栏"4熔融结晶"部分描述了"区别于溶液结晶，熔融结晶的温度是在结晶成分的熔点附近"。

证据Ⅱ-9涉及多晶型的药物应用。该证据讨论了晶型的稳定性问题，包括"由于使用药物的错误的晶型，就可能发生从亚稳态晶型向稳态晶型的相变。这会产生例如晶体生长、结块等问题……同一化合物的不同结晶相具有不同的化学稳定性……在化学稳定性存在问题的情况下，显然化学制备过程中需要小心控制以保证获得所需的多晶型"。证据Ⅱ-9还提及晶型研究要考虑的10个问题，包括"1. 存在多少种多晶型？2. 亚稳态晶体有多稳定？所有多晶型的相对稳定性程度是怎样的？3. 是否有非晶体玻璃态，考虑作为制剂，它是否足够稳定？4. 是否有一些亚稳态晶体能够稳定？5. 每种晶型的温度稳定范围是什么？6. 每种晶型的溶解度是多少？7. 每种晶型的纯且稳定的晶体如何制备？8. 更易溶解的亚稳态晶型在加工过程中，例如微粉化或压片时，能够留存下来吗？9. 在加工或最终制剂过程中，药物是否与其他化学成分反应形成分子加合物？10. 如果是的话，该加合物的物理性质是什么？例如稳定性、溶解度和熔点；并且它是否能够以一种理想的亚稳多晶型形式或玻璃态存在？"证据Ⅱ-9总结部分指出，"很清楚地，每个有机药物可以存在不同的多晶型，并且选择合适的多晶型将决定药物制剂是否化学或物理学稳定的，或者粉末是否能够很好地压片或无法压片，或者获得的药物血液水平是否是产生所需药理反应的药物治疗水平。因此，正如他们做熔点或其他物理特性研究，作为其处方前研究的一部分，制药公司是时候应该鉴别和研究每个潜在新药不同多晶型的稳定性了"。

证据Ⅱ-10公开了不同晶型相对稳定性经验判别规则，其中列出了一些判别规则。例如转型热规则、熔化热规则、密度规则和红外吸收规则；列出了多晶型相对稳定性经验判别规则的应用实例。

反证Ⅱ-2是涉案专利的国际公开文本，与涉案专利说明书第2页第0010段最后一行相对应的部分为"for example in aqueous granulation or wet grinding"，涉案专利翻译为"例如在水性制粒或湿法制粒中"。拜耳公司认为应当翻译为"湿法研磨"更加合理。

反证Ⅱ-3是阿尔方斯·格鲁嫩贝格博士针对涉案专利的无效宣告请求程序出具的证言，其中附带了晶型Ⅰ和Ⅱ的机械应力试验晶型研究报告，反证Ⅱ-3-1是证言所涉及的晶型Ⅰ和Ⅱ的机械应力试验的原始谱图。

反证Ⅱ-3标注日期为2001年4月3日，其内容涉及"BAY54-9095的多晶型和假多晶型"。其中通过热分析（DSC、TGA）、光谱（IR、FIR、拉曼、NIR、NMR）、X射线衍射、密度测定、吸湿性能和有机溶剂中的结晶性能考察了药物Bay54-9085的多晶型和假多晶型。反证Ⅱ-3记载的相关内容如下："在悬浆转化实验中，为了测定相对热力学稳定性，将Bay54-9085在不同的溶剂中制成悬浮液，之后在不同的温度下搅拌一周。残留物滤出并室温干燥。结果显示，除了使用变体Ⅰ在乙醇、甲醇中处理，得到的残留物是溶剂化物之外，其余获得的残留物均为变体Ⅰ""在储存实验中，将变体Ⅰ、Ⅲ以及甲醇和乙醇溶剂化物在密闭容器中储存，变体Ⅰ在6个月后，变体Ⅲ在3个月后未发生转变，甲醇和乙醇溶剂化物存在质量损失和/或转化""在吸湿实验中，将变体Ⅰ、Ⅲ以及甲醇和乙醇溶剂化物在干燥器中于85%相对湿度和25℃储存，结果显示，6个月储存期内，变体Ⅰ的含水量在0.3%~0.7%，3个月储存期内，变体Ⅲ的含水量在0~0.6%，而甲醇和乙醇溶剂化物存在质量损失。并且在相对湿度达90%时，变体Ⅰ、Ⅲ以及甲醇和乙醇溶剂化物的水蒸气吸附等温线显示，变体Ⅰ吸收约0.4%水分，变体Ⅲ吸收约0.2%，甲醇和乙醇溶剂化物与85%湿度下相似""结合变体Ⅰ、Ⅱ和Ⅲ现有的热力学数据、密度和稳定性检测结果绘制的能量/温度示意图，体现了变体Ⅰ、Ⅱ和Ⅲ以及熔体的焓H与自由能G等压线的基本过程。结果显示，变体Ⅰ和Ⅱ可以互相转化，变体Ⅰ和Ⅲ也可以互相转化，因此，在0℃至223~226℃变体Ⅰ为热力学稳定形式"。在反证Ⅱ-3的"压力下表现"实验中，变体Ⅰ、Ⅲ以及甲醇和乙醇溶剂化物分别置于制造KBr颗粒的压片机中，施加压力后，几种样品均未转变为其他变体。

反证Ⅱ-3译文中，分别以"研磨"和"压片"方式进行的多晶型物Ⅰ机械应力测试是"2011年4月1日实施的"，并且"为了确认检测的样品的结构，于2012年3月9日进行了X-射线粉末衍射（XRPD）分析"。多晶型物Ⅱ机械应力测试是"2010年2月8日进行的"，并且"为了确认检测的样品的结构，于2012年3月9日进行了X-射线粉末衍射（XRPD）分析"。与上述测试对应的反证Ⅱ-1-3的6张谱图显示："数据采集时间"分别是2011年3月31日、2011年4月4日和2010年2月26日。

反证Ⅱ-4是亨克博士关于晶型Ⅰ拉曼光谱试验的证言，反证Ⅱ-4-1是证言中涉及的晶型Ⅰ拉曼光谱试验拟合图。反证Ⅱ-4的内容表明，在2002年7月，专利权人的研究人员"在室温下通过拉曼分析检测了以索拉非尼甲苯磺酸盐多晶型物Ⅰ为活性成分制备的片剂，以鉴定其晶型。图谱显示，片剂中含有的索拉非尼甲苯磺酸盐在经历片剂制备与储存之后依然为多晶型物Ⅰ"，并于8月进行了汇报；反证Ⅱ-4-1是反证Ⅱ-4中拉曼光谱图的局部放大图。

反证Ⅱ-5是欧兰尼克博士关于晶型Ⅲ研磨实验的证言，涉及索拉非尼甲苯磺酸盐多晶型物Ⅲ的机械应力测试过程和所得 X 射线衍射谱图。包括于 2016 年 1 月 13 日，通过研磨的方式实施了索拉非尼甲苯磺酸盐多晶型物Ⅲ的机械应力测试，并在测试前和测试后均对晶型Ⅲ进行了样品 X-射线粉末衍射分析，结论为多晶型物Ⅲ对机械应力不稳定。

反证Ⅱ-6 是专利权人在涉案专利的欧洲同族专利审查过程中向 EPO 提交的意见陈述书。其中同样涉及以研磨方式进行的机械应力测试，试验结论为"与热力学稳定的多晶型物Ⅰ相比，索拉非尼甲苯磺酸盐多晶型Ⅱ对机械应力要敏感得多"。

反证Ⅱ-7 是涉案专利的欧洲同族专利的异议决定。结论显示 EPO 由于认可了研磨稳定性试验结果，从而认定同族专利具备新颖性和创造性。

3. 无效宣告审查决定要点

国家知识产权局 2018 年 12 月 21 日作出第 38424 号无效宣告请求审查决定，宣告涉案专利全部无效。

关于新颖性的认定，杭州中美和重庆药友均主张，涉案专利权利要求 1 虽然限定了多晶型物Ⅰ的 XRD 数据，但是涉案专利说明书并未公开该数据的检测条件和检测方法，因此不能用来准确表征多晶型物Ⅰ。证据Ⅱ-3 并未公开该盐的制备方法，本领域技术人员会采用常规的通用方法进行制备，涉案专利的多晶型物Ⅰ也是采用常规的通用方法制备得到的，权利要求 1 的多晶型物Ⅰ与证据Ⅱ-3 公开的 N-(4-氯-3-(三氟甲基)苯基)N'-(4-(2-N-甲基氨基甲酰)-4-吡啶氧基)-苯基）脲甲苯磺酸盐无法区分。因此，涉案专利权利要求 1 的多晶型物 1 相对于证据Ⅱ-3 不具备新颖性。在此基础上，权利要求 4 相对于证据Ⅱ-3 也不符合《专利法》第 22 条第 2 款的规定。

无效宣告审查决定认为，证据Ⅱ-3 公开的化合物对应于涉案专利权利要求 1 的式（Ⅰ）化合物，二者的区别在于权利要求 1 限定了化合物具有特定的 X-射线衍射图谱，而证据Ⅱ-3 并未提及化合物的是何种形式，也没有公开上述 X-射线衍射图谱。X-射线衍射图谱是本领域常规的晶体的指纹性表征方式，是区别晶体和无定型状态以及不同晶型之间的最重要的指征，测定 X-射线衍射图谱的方法在本领域是已知的。涉案专利说明书尽管未记载检测条件和检测方法，但本领域技术人员根据其所知晓的常识足以明确该晶型 X 射线衍射图谱的整体轮廓、与其他晶体的差别。因此，权利要求 1 中定义的 X 射线衍射图谱对于晶型Ⅰ的保护范围具有限定作用。由于证据Ⅱ-3 未记载任何有关制备方法的信息，即使本领域技术人员认为其是通过常规方法制得的，也不能由此认定获得的是晶型Ⅰ。当没有其他证据足以证明二者实质上相同时，认定二者具有区别，权利要求 1 的晶型化合物具备新颖性。

关于索拉非尼晶型Ⅰ是否具备创造性，很大的争议焦点在于补充实验数据是否可以被接受，其是否能证明索拉非尼晶型Ⅰ具有良好的可加工性。

关于可加工性，无效宣告审查决定中认可依据反证Ⅱ-2。专利说明书将"wet grinding"翻译为"湿法制粒"是不准确的，应当翻译为"湿法研磨"更加合理。但是，无效宣告审查决定中认为涉案专利说明书本身并未记载任何有关晶型Ⅰ在制剂生产中的效果验证数据。反证Ⅱ-3分别以"研磨"和"压片"方式进行的多晶型物Ⅰ机械应力测试是"2011年4月1日实施的"，并且"为了确认检测的样品的结构，于2012年3月9日进行了X-射线粉末衍射（XRPD）分析"，多晶型物Ⅱ机械应力测试是"2010年2月8日进行的"，并且"为了确认检测的样品的结构，于2012年3月9日进行了X-射线粉末衍射（XRPD）分析"；这些测试对应的反证Ⅱ-1-3的6张谱图显示，"数据采集时间"分别是2011年3月31日、2011年4月4日和2010年2月26日。通过反证Ⅱ-3和反证Ⅱ-3-1可以确认机械应力试验均是在优先权日后进行的。因此，反证Ⅱ-3和反证Ⅱ-3-1不能用于证明对于涉案专利晶型Ⅰ湿法研磨和压片方面的技术效果，专利权人在申请日前已经做了实质性的研究工作。

与此同时，无效宣告审查决定中认为反证Ⅱ-5通过研磨方式进行的机械应力试验是在涉案专利优先权日之后进行的，其不能证明"在优先权日之前，涉案专利发现了晶型Ⅲ在机械应力下不稳定"，亦不能由此获得"晶型Ⅰ较之其他晶型，如晶型Ⅲ更具有机械稳定性"的结论。反证Ⅱ-6和反证Ⅱ-7是欧洲审查程序，与该案无关，并且反证Ⅱ-6和反证Ⅱ-7中涉及的事实均发生在涉案专利优先权日之后，不能证明在涉案专利优先权日之前，专利权人进行了相关实际研究。

综上，无效宣告审查决定中认为关于晶型Ⅰ的可加工性补充实验数据不是在优先权日前完成的，不能用以证明晶型Ⅰ的可加工性。

关于实际解决技术问题以及技术启示的认定。拜耳公司认为，反证Ⅱ-2证明涉案专利说明书第2页第0010段最后一行的"湿法制粒"应当是"湿法研磨"，这涉及晶型的可加工性。并且反证Ⅱ-3至Ⅱ-7证明涉案专利化合物在机械应力和制成片剂的过程中具有良好的可加工性。因此，涉案申请晶型化合物不仅具有良好的热稳定性，还具有良好的可加工性。涉案申请实际解决的技术问题是提供一种热力学稳定且具有良好加工性的索拉非尼晶型。

无效宣告审查决定中分析了涉案专利说明书记载的内容以及反证Ⅱ-2至反证Ⅱ-7公开的信息，论述专利实际解决的技术问题。

首先，关于热稳定性。无效宣告审查决定中支持了拜耳公司的主张，认为涉案专利说明书已经记载了多晶型物Ⅰ的熔点为223~231℃，高于晶型Ⅱ和晶型Ⅲ，本领域技术人员可以得出晶型Ⅰ应当比无定型状态、晶型Ⅱ和晶型Ⅲ具有更高的热力学稳定性的结论。并且反证Ⅱ-3标注日期为2001年4月3日的内容涉及"BAY54-9095的多晶型和假多晶型"，其中关于热分析（DSC、TGA）、光谱（IR、FIR、拉曼、NIR、NMR）、X射线衍射的部分与涉案专利说明书的记载一致，结合该反证Ⅱ-3的出具人阿尔方斯·格鲁嫩贝格博士针对相关工作的说明，基本能够确认该研究报告应当是专利权人在涉案专利优先权日之前完成的研究工作。反证Ⅱ-3通过"在悬浆转化实验"证明，在悬浮液状态下，变体Ⅰ的稳定性优于变体Ⅲ；通过"储存实验"证明，在3个月的存储期内，变体Ⅰ和Ⅲ的稳定性相当，均优于甲醇和乙醇溶剂化物；通过"吸湿实验"证明，在3个月的存储期内，变体Ⅰ和Ⅲ的吸水性基本相当，均优于甲醇和乙醇溶剂化物；通过"变体Ⅰ、Ⅱ和Ⅲ能量/温度示意图"，证明在0℃至223~226℃变体Ⅰ为热力学稳定形式。

其次，关于可加工性，无效宣告审查决定中认为反证Ⅱ-3、反证Ⅱ-3-1、反证Ⅱ-5、反证Ⅱ-6、反证Ⅱ-7均是优先权日后完成的测试，不能用以证明晶型1在优先权日时已被公开了所述效果。结合反证Ⅱ-3中优先权日前完成的"压力下表现"实验中，变体Ⅰ、Ⅲ以及甲醇和乙醇溶剂化物稳定性相当。以及反证Ⅱ-4也不能证明晶型Ⅰ的可加工性，其仅表明了与反证Ⅱ-3相似的结论，即索拉非尼晶型Ⅰ是热稳定的。

因此，无效宣告审查决定中认为，涉案专利说明书记载的技术效果中只有熔点、悬浮液稳定性所代表的热力学稳定性得到了实验数据的验证，权利要求1相对于证据Ⅱ-3解决的技术问题提供了一种热力学稳定的索拉非尼甲苯磺酸盐晶体。

证据Ⅱ-9从晶型稳定性会产生的不利问题出发，给出研究晶型需要考虑的问题，最终得出在晶型研究中需要考虑稳定性问题。现有技术中存在研究制备有机药物的多晶型并从中寻找符合药物生产和使用需要的稳定型晶型的普遍动机。本领域技术人员在面对同一药物的多个晶型时，有动机从中筛选合适的稳定的晶型。结合证据Ⅱ-10给出的如何筛选合适的稳定晶型的技术启示，本领域技术人员在希望寻找符合药物生产和使用需要的稳定型晶型时，很容易根据证据Ⅱ-10提供的规则选择合适的方法获得稳定的晶型。因此，涉案权利要求1相对于证据Ⅱ-3、证据Ⅱ-9和证据Ⅱ-10的结合不具备《专利法》第22条第3款规定的创造性。进一步地，权利要求2~13也不具备创造性。

（二）一审诉讼阶段

1. 原告的证据和理由

拜耳公司不服国家知识产权局作出的无效宣告请求审查决定，向北京知识产权法院提起诉讼（一审）。在一审阶段，拜耳公司提交了片剂批次020722的生产记录及其中文译文、高剪切混合机MGT说明书及其中文译文、2006年发表的索拉非尼的发现和研制一文的部分中文译文等。通过上述证据材料，主张在制备片剂剂型时，晶体药物要经历高剪切加工，需要有良好的可加工性。

拜耳公司诉讼理由主要为无效宣告审查决定漏审了涉案专利实际解决的技术问题。

药用多晶型必须具备机械加工稳定性，在涉案专利优先权日前，晶型Ⅰ的可加工性不但已被"真正关注"，而且已被确认，涉案专利实际解决的技术问题应为提供一种热力学稳定及加工稳定的索拉非尼甲苯磺酸盐晶体。拜耳公司指出，无效宣告审查决定忽视了晶型制备的难度及其对多晶型研究的重要性。现有技术对晶型Ⅰ的制备条件没有任何具体指引，被诉决定忽视了制得多个晶型的难度及该项工作对于晶型Ⅰ非显而易见的贡献；因热力学稳定性所致晶型消失现象由来已久，例如艾滋病治疗药物利托那韦出现该现象就是其中一例，被诉决定以晶型消失概率小来否认晶型Ⅰ创造性，于法无据。

2. 被告答辩要点和双方当庭陈述

国家知识产权局坚持无效宣告审查决定观点。第三人杭州中美述称：被诉决定中标题为"加工稳定性"的相关论述是一种基于原告在无效宣告请求程序中提交的证据的归类、评价而进行的上位概括，其概念及表述并未出现在涉案专利原始文本和公告文本中，拜耳公司提交的反证Ⅱ-4、反证Ⅱ-4-1有关片剂中晶型Ⅰ检测的特定实验内容与涉案专利说明书原始披露内容没有对应关系。原告并未举证证明获得索拉非尼这一特定药物晶型的难度，以行业中出现的特例来否定本领域对于晶型制备、获取的普遍性预期缺乏说服力。基于涉案专利原始公开的内容，在无证据能明确支持除热力学稳定性外，晶型Ⅰ尚存其他优势的情形下，应当认定涉案专利不具备创造性。

第三人重庆药友公司述称：从说明书看不出拜耳公司在专利优先权日之前已经真正关注晶型Ⅰ的可加工性。提交的证据不能证明涉案专利的晶型Ⅰ相比于其他晶型具有更优的技术效果。晶型Ⅰ的制备在技术上并无难度，说明书中也从未提及涉案专利的化合物有晶型消失的现象，涉案专利要求保护的是晶型Ⅰ，晶型Ⅱ的获得困难与晶型Ⅰ的创造性判断无关。

3. 判决要点

北京知识产权法院2020年6月1日作出（2019）京73行初3346号行政判决。判决中对于该案涉及的补充实验数据该如何认定、涉案专利实际解决的技术问题以及技术启示等焦点问题进行了认定。

一审判决中指出：通过化学方法合成得到的固体化合物含有一定的杂质，并且该固体化合物尚未形成稳定的晶型。因此，利用结晶的手段对合成得到的化合物进行纯化并获得稳定的晶型是药物化学领域通常的做法，并且本领域公知选择合适的药物晶型可以提升药物的稳定性、药物制剂制备工艺的可实施性和质量可控性，并且能获得良好的生物学活性和临床治疗效果。虽然在多晶型药物中，不同的晶型在理化性质、生物利用度和药效等方面会存在差异，但是，要使得到的化合物晶体获得专利权的独占性保护，该化合物晶体相对于与之结构接近的已知化合物或已知晶体，应当具有预料不到的技术效果。可见，北京知识产权法院认为判定晶型化合物是否具备创造性，通常重点考虑技术效果。

关于涉案专利索拉非尼晶型 I 的技术效果和实际解决的技术问题。一审判决认为：首先，涉案专利说明书仅能够看出，基于晶型 I 的热力学稳定性及其在悬浮状态下的储藏稳定性，其适用于活性成分悬浮于其中的制剂，或加工过程中活性成分以悬浮形式存在的制剂。但是，这并不意味着专利权人已真正关注晶型 I 的机械加工稳定性或以其作为发明目的，且涉案专利说明书亦未记载晶型 I 在制剂生产中的相关效果验证数据。因此，不能根据说明书直接认定其已明确记载可加工性的技术效果。其次，本领域公知，药用多晶型应当具备机械加工稳定性。本领域技术人员显然有动机通过常规的测定方法获得具备机械加工稳定性的晶型。因此，涉案专利权利要求 1 所述晶型 I 基于机械加工稳定性而具备创造性，至少应当体现出其相对其他晶型具有更好的技术效果。但是，考察拜耳公司所提交的证据，包括在一审阶段提交的反证 II-4 和反证 II-4-1 所涉片剂的原始生产记录等，尽管反证 II-4 证明了晶型 I 在片剂生产中的稳定性，但反证 II-3 的结果亦显示，晶型 I 和晶型 III 以及甲醇和乙醇溶剂化物在压片试验中的稳定性相当。也就是说，没有证据表明晶型 I 的压力稳定性优于其他晶型。可见，现有证据不足以证明在涉案专利优先权日之前，原告已验证晶型 I 相对于其他晶型具有更好的"可加工性"技术效果。因此，被诉决定关于涉案专利权利要求 1 相对于证据 II-3 实际解决的技术问题认定为提供一种热力学稳定的索拉非尼晶型化合物，并无不当。

关于索拉非尼晶型 I 的创造性。一审法院认为：如果出于解决本领域中公认的问题或满足本领域普遍存在的需求的目的，使本领域技术人员有动机且能够采用已知技术手段对最接近的现有技术进行改进而获得发明，并可以预期其技术效果，则可以认为现有技术整体上存在技术启示。该案中，分析证据 II-9 可以得出，药物化合物的多晶型筛选，特别是稳定性是本领域技术人员需要重点关注的问题。现有技术中存在研究制备有机药物的多晶型并从中寻找符合药物生产和使用需要的稳定型晶型的普遍动机。在此基础上，本领域技术人员在面对同一药物的多个晶型时，有动机从中筛选合适的、稳定的晶型。涉案专利获得晶型 I 的困难程度与其是否具备创造性并无必然关联；晶型 II 是亚稳定状态，容易转化为晶型 I 或无定型粉末，进而改变药物的疗效，这与利托那韦晶型消失现象存在类似之处。但是，利托那韦与涉案专利化合物不同，且原告所述晶型消失现象恰会教导本领域技术人员筛选获得热力学稳定的晶型。因此，被诉决定认定，权利要求 1 相对于证据 II-3、证据 II-9 和证据 II-10 的结合不具备创造性的结论正确。

（三）二审诉讼阶段

1. 上诉人的证据和理由

拜耳公司不服北京知识产权法院作出的一审判决，向最高人民法院知识产权法庭提起上诉（二审）。

拜耳公司在上诉状中提出了三项主要意见。

第一，一审判决认为多晶型物Ⅰ需较其他非现有技术的晶型有更优的"可加工性"才具备创造性的标准于法无据。首先，该案索拉非尼晶型Ⅰ最接近的现有技术为索拉非尼甲苯磺酸盐本身，而多晶型物Ⅲ以及甲醇和乙醇溶剂化物是与多晶型物Ⅰ同时首次公开于涉案专利的药物晶型，并不属于现有技术。多晶型研究的目的是制得在整个制剂加工及存储过程中始终稳定的晶型，并不要求其各方面性能均优于其他多晶型物。其次，即便按照一审判决的判断逻辑，一审判决关于多晶型物Ⅰ和多晶型物Ⅲ以及甲醇和乙醇溶剂化物在压片实验中的稳定性相当的认定也是错误的。涉案专利说明书所记载的压片实验是红外检测用 KBr 压片，并非制剂生产中的压片，其仅体现压力稳定性，是可加工性涉及的数个方面之一。可加工性的确认还须考虑研磨、制粒、干燥等过程，上述 KBr 压片结果不能体现晶型的可加工性。

第二，多晶型物Ⅰ的可加工性已为优先权日前的片剂实际生产制造过程及检测结果确证，亦为优先权日后检测所再次证明。一审判决将可加工性排除在涉案专利实际解决的技术问题之外明显错误。并且，拜耳公司递交的优先权日后完成的补充实验数据证明多晶型物Ⅰ相较于多晶型物Ⅱ和Ⅲ在研磨或压力下更稳定。根据相关法律规定和实践，上述补充实验数据应予采信，一审判决对上述数据未予置评，导致创造性判断结论错误。

第三，一审判决否定在现有技术基础上制得多个晶型的难度以及该项工作对于多晶型物Ⅰ非显而易见性的贡献，仅仅依据现有技术存在寻找稳定型晶型的普遍动机来认定现有技术给出的启示，属于后见之明，低估了该发明的创造性。晶型研究的难点在于，着手制备晶型前，任何人都无从得知待研究的化合物究竟存在多少种晶型，以及各晶型的具体制备条件及与制药相关的性能如何。依常识可知，溶剂、时间、温度任何一个因素的选择错误，都会导致晶型无法得到。在现有技术对索拉非尼甲苯磺酸盐的晶型制备没有任何具体指引，当时也根本不知道该多晶型物Ⅰ是否存在，以及该使用何种溶剂和结晶温度的情况下，其制备难度可想而知。多晶型物Ⅰ的热力学稳定是相对而言的，须合成出其他亚稳态多晶型方能确定其稳定性，而其他晶型的制得也存在与多晶型物Ⅰ类似的不确定性和难度。如果晶型无法获得，面对多个晶型从中筛选合适的稳定晶型便无从谈起。因此，获得热力学稳定多晶型物Ⅰ的困难程度对创造性的贡献理应被考虑。综上，涉案专利实际解决的技术问题应为提供一种热力学稳定及具备可加工性的索拉非尼甲苯磺酸盐晶体。而就该问题的解决，现有技术并未提供相应的启示，该发明的效果亦非可以预料。故权利要求 1 的多晶型物 I 具备创造性。

2. 被上诉人答辩要点和双方当庭陈述

国家知识产权局辩称：①本领域技术人员有动机寻找适当的晶型，并且现有技术特别是公知常识性证据，已经明确教导了一些常用的原则、方法和适合的试剂。本领域技术人员结合这些教导和常规技能，有能力获得适合药物生产的晶型。现有技术中涉及的药物化合物利托那韦与涉案专利化合物无关，其中的晶型消失现象也是小概率事件，不能用于证明本领域普遍存在这样的突发性事件和难以克服的技术障碍。②热力学稳定性是晶型筛选中重点关注的问题，在几个晶型之间通过一些常规的测定方法选择出热力学稳定的晶型是本领域技术人员具备的常规技能。因此，针对某一已知化合物，仅仅以常规的结晶方法筛选得到其一种热力学稳定的晶型而没有证据表明该晶型在制剂、使用等方面具有何种预料不到的效果，通常并不能给所述晶型发明带来创造性。

3. 判决要点

最高人民法院知识产权法庭 2021 年 12 月 16 日作出终审判决（2020）最高法知行终 456 号，判决针对庭审中梳理的几个争议焦点进行了认定。

首先，二审法院认为：该案的争议焦点包括机械加工稳定性能否作为涉案专利实际要解决的技术问题；拜耳公司提交的补充实验数据是否应当予以接受；现有技术证据是否给出了得到涉案专利多晶型物 I 的技术启示等具体问题。

关于机械加工稳定性能否作为涉案专利实际要解决的技术问题。二审法院认为：根据区别特征重新确定发明实际要解决的技术问题时，应当以说明书直接公开或者隐含公开的、由该区别特征所带来的技术效果为依据。如果说明书没有直接或者隐含公开某一技术效果，或者本领域技术人员根据说明书公开或者隐含公开的内容，也不能够确认该技术效果与区别特征之间存在直接的因果关系，那么该技术效果不能作为发明实际要解决的技术问题的依据。具体到该案：关于涉案专利说明书有无明确公开多晶型物 I 具备可加工性的技术效果。涉案专利说明书第［0010］段记载了多晶型物 I 室温下是热力学稳定的，基于此，特别适合于悬浮液等剂型，也可以用于湿法研磨制剂。说明书第［0011］段记载了防止晶型物 I 的不希望的晶型转化，但没有明确提及不希望的晶型转化是由于加热、溶剂溶解抑或是机械加工产生的。此外，涉案专利说明书的实施例具体制备了晶型物 I 、Ⅱ、Ⅲ等，并制作了晶型物的热分析图和 X 射线衍射图谱，在实施例中也没有关于晶型物 I 的机械加工稳定性的相关数据。因此，从说明书本身记载的内容来看，并没有清楚、客观地记载晶型物 I 具有机械加工稳定性，本领域技术人员也不足以根据说明书记载的内容断定多晶型物 I 可用于湿法研磨制剂是由于其本身具备更优的机械加工稳定性而带来的技术效果。因此，涉案专利说明书并未明确记载多晶型物Ⅰ具备可加工性的技术效果。关于拜耳公司在一审中提交的涉及涉案专利的片剂生产记录等证据。虽然拜耳公司在申请日前已经制备了片剂，并在后证明经过储存，片剂没有发生晶型转换。但本领域公知，研究已知活性化合物的晶体形式并选择合适的晶型将其制备常规剂型是化合物药物开发中的常规做法。因此，拜耳公司将晶型物Ⅰ制备成片剂的证据，无法实现在涉案专利说明书中已经清楚、客观地记载了晶型物Ⅰ相比于现有技术化合物药物具有好的机械加工稳定性的证明目的。综上，本领域技术人员并不能够确认，在涉案专利优先权日之前，拜耳公司已经关注涉案专利的晶型物Ⅰ具备机械加工稳定性的技术效果。

关于补充实验数据是否应当予以接受的问题。二审法院认为：专利权人或者专利申请人在申请日之后提交的补充实验数据是否可以接受，应当满足以下两个条件。①积极条件：原专利申请文件明确记载或者隐含公开了补充实验数据拟直接证明的待证事实。②消极条件：申请人不能通过补充实验数据弥补原专利申请文件的固有内在缺陷。该案中，虽然反证Ⅱ-3、反证Ⅱ-3-1、反证Ⅱ-4、反证Ⅱ-4-1所记载的实验数据涉及晶型物Ⅰ的机械加工稳定性，但前已述及，由于涉案专利说明书中并未明确记载或者隐含公开晶型物Ⅰ具有机械加工稳定性这一待证事实，故上述形成于涉案专利优先权日之后的关于多晶型物Ⅰ具备可加工性的技术效果的补充实验数据，不应予以接受。

关于现有技术是否给出了得到涉案专利多晶型物Ⅰ的技术启示的问题。二审判决中首先论述了在通常情况下，关于药物晶型专利创造性判断标准。二审判决认为：本领域公知，同一化合物在分子层面具有两种或两种以上的晶格空间排列属于常见的自然现象，许多化合物药物都存在多晶现象。药物的活性和疗效通常取决于该药物活性成分（通常是化合物）的分子结构，同一化合物药物的不同晶型通常并不会直接改变该药物的化学性质，而仅可能在该药物化合物制药过程中以及成药后的机械强度、熔点、溶解度等物理性质方面存在差异，进而影响到该药物的可加工性、热稳定性、存储稳定性、溶出度等理化综合性质，并最终影响该药物的生物利用度和用药效果。基于药物晶型的上述特点，某一药物晶型发明是否具备创造性，判断重点应当是该药物晶型发明在其实际要解决的技术问题方面。例如提高可加工性、热稳定性、光照稳定性等是否取得了预料不到的技术效果。如果药物晶型是通过常规的制备手段获得，且其取得的技术效果并未超出本领域技术人员的可预期范围，则应当认定，现有技术已经给出了得到该药物晶型的技术启示，该药物晶型发明不具备创造性。

其次，二审法院判决认定涉案专利多晶型物Ⅰ的获得是显而易见的。由于证据Ⅱ-9给出了化合物的多晶型研究中需要关注存在多少种晶型、所有多晶型的相对稳定性程度、每种晶型的温度稳定性、溶解度等问题，并且指出制药公司应该鉴别和研究每个潜在新药不同多晶型的稳定性，尤其需要关注制成药剂所需的稳定性，故证据Ⅱ-9给出了涉案专利多晶型物Ⅰ对应的药物化合物进行晶型研究的启示；证据Ⅱ-10提及不同晶型相对稳定性经验判断规则，其中列出了一些判断规则，例如转型热规则、熔化热规则、密度规则和红外吸收规则，并列出了多晶型相对稳定性经验判断规则的应用实例。在此基础上，本领域技术人员在希望寻找符合药物生产和使用需要的稳定型晶型时，很容易根据证据Ⅱ-10提供的规则选择合适的方法获得稳定的晶型。因此，本领域技术人员在证据Ⅱ-9、证据Ⅱ-10给出的技术启示的基础上，容易想到对证据Ⅱ-3公开的药物活性化合物进行晶型研究，寻找稳定的晶型并制成合适的药剂。而事实上，根据涉案专利说明书的记载，涉案专利使用了现有技术中已经公开的溶剂结晶法获得多晶型物Ⅱ，经过温度转晶、溶剂转晶等常规的结晶方法获得了涉案专利权利要求1保护的多晶型物Ⅰ。并且，在上述过程中，对于具体溶剂的选择、反应条件的选择是本领域技术人员通过高通量方法容易确定的，故涉案专利制备多晶型物Ⅰ的方法并没有突破常规的晶体制备工艺，涉案专利多晶型物Ⅰ的获得是显而易见的。

最后，二审判决认为，涉案专利多晶型物Ⅰ在热力学稳定性方面并未取得预料不到的技术效果。多晶型物Ⅰ发生熔化分解的温度范围为223～231℃，与多晶型物Ⅱ（转化点194℃）、多晶型物Ⅲ（熔点187～190℃）相比，熔点有所提高；从拜耳公司提交的与热稳定性有关的储存、吸湿等补充实验数据来看，多晶型物Ⅰ和多晶型物Ⅲ在存储稳定性、吸水性方面基本相当；在热稳定性方面，多晶型物Ⅰ较之多晶型物Ⅱ和多晶型物Ⅲ热力学稳定熔点更高，多晶型物Ⅰ比多晶型物Ⅲ在悬浮状态下更稳定，与涉案专利说明书的记载基本一致。因此，虽然多晶型物Ⅰ在热稳定性方面较之涉案专利说明书所记载的多晶型物Ⅱ和多晶型物Ⅲ具有一定改进，但对于本领域技术人员而言，上述热稳定性效果改善程度，仍在本领域技术人员对于将无定型的药物化合物制备成药物晶型后热稳定性通常会有所提高的认知的范围之内，并未达到预料不到的程度。涉案专利权利要求1保护的多晶型物并未达到专利法对于药物晶型发明所要求的创新高度，故不具备创造性。

二、思考与启示

拜耳公司和杭州中美、重庆药友的专利无效行政纠纷案，针对新颖性的判断，补充实验数据什么条件可以被审查、接受，可以作为认定实际解决技术问题的技术效果的依据以及技术启示的认定等问题产生争议。纵观行政裁决、司法诉讼全过程，国家知识产权局、北京知识产权法院、最高人民法院知识产权法庭的审查、判决结论虽然相同，但详细分析其裁判逻辑，还是存在不同之处。三者在该案的技术事实认定方面基本相同，细微不同之处主要体现在法律适用逻辑方面。笔者围绕该案的无效宣告请求人和专利权人的争议焦点问题展开讨论。

（一）关于新颖性的认定

在无效宣告请求阶段，杭州中美、重庆药友认为：由于涉案专利中没有明确X-射线衍射图谱的检测条件和参数，不能准确表征索拉非尼晶型Ⅰ化合物，同时证据Ⅱ-3也没有明确表征索拉非尼化合物，并且，证据Ⅱ-3中公开的化合物是通过常规方法制备的，则其既有可能是无定形化合物形式，也可能是晶体形式。当不能排除证据Ⅱ-3公开的化合物是晶体Ⅰ时，推定涉案专利的晶型Ⅰ化合物与证据Ⅱ-3相同。无效宣告审查决定认为涉案专利明确为索拉非尼晶型Ⅰ，其与证据Ⅱ-3的区别在于涉案专利限定了晶型Ⅰ的X-射线衍射图谱，由于X-射线衍射图谱是可以将结晶化合物与其他化合物区分的结构表征方式，在没有明确证据表明证据Ⅱ-3确实为索拉非尼的晶型Ⅰ时，即便二者均采用常规的制备方法，也不能认定二者是无法区分的。分析杭州中美和重庆药友以及国家知识产权局的观点可以看出，双方主要分歧在于究竟应该由谁举证涉案专利索拉非尼晶型Ⅰ与证据Ⅱ-3是否相同的问题。杭州中美、重庆药友的逻辑在于没有证据证明二者不同，理应推定二者相同，此时举证责任似乎转嫁给专利权人拜耳公司，若拜耳公司能够证明二者不同，即可使涉案专利索拉非尼晶型Ⅰ具备新颖性。但根据民法解释，谁主张谁举证的原则，杭州中美、重庆药友是提出二者相同的主张者，应该负有举证责任。无效宣告审查决定的判断逻辑基于这个原则，当无效宣告请求人杭州中美和重庆药友不能举证证据Ⅱ-3的索拉非尼是晶型Ⅰ结构时，不能推定二者相同。

（二）关于作为确定实际解决技术问题依据的技术效果的认定

该案中，对于可加工性技术效果、热稳定性效果的确认，是无效宣告请求人和专利权人的争议核心焦点问题。而要解决这一核心焦点问题，首先要解决补充实验数据是否能被接受，用以证明索拉非尼晶型Ⅰ的技术效果的问题，其次需要判断索拉非尼晶型Ⅰ的技术效果是否属于预料不到的技术效果。

专利权人拜耳公司认为：原专利说明书中记载了"湿法研磨"，其体现了索拉非尼晶型Ⅰ的可加工性，在原专利说明书有该记载的情况下，现有技术证据Ⅱ-4、证据Ⅱ-4-1进一步说明晶型Ⅰ制成的片剂可以长期保持稳定性，补充实验数据证据Ⅱ-3、证据Ⅱ-3-1、证据Ⅱ-5、证据Ⅱ-6、证据Ⅱ-7中对可加工性效果验证的实验虽然是优先权日后完成的，但其佐证了索拉非尼晶型Ⅰ的良好的可加工性。而相对于索拉非尼化合物本身，晶型Ⅰ的热稳定性和可加工性属于预料不到的技术效果。拜耳公司指出：在判断技术效果是否属于预料不到的技术效果时，应当将晶型Ⅰ的效果与最接近的现有技术索拉非尼化合物对比，而不应将晶型Ⅰ与其他晶型效果进行对比。

无效宣告请求阶段对于补充实验数据采用了比较严格的认定标准。认为说明书中没有提及可加工性，拜尔公司对原始文件"湿法研磨"的解读不成立，说明书中并没有提供湿法研磨制粒的效果，并且对于优先权日后形成的实验数据不应予以接受。仅考虑现有技术实验数据，证据Ⅱ-4、证据Ⅱ-4-1制备的晶型Ⅰ片剂长时间保存稳定，也仅能说明其具有一定的热稳定性，并且证据Ⅱ-3中优先权日完成的实验数据也进一步说明几种索拉非尼晶型可加工性相当。而对于热稳定性的技术效果，无效宣告审查决定认为证据Ⅱ-9和证据Ⅱ-10给出了从化合物产品制备晶体化合物并寻找热稳定的晶型的技术启示，所述效果不属于预料不到的技术效果。

北京知识产权法院在一审判决中没有明确优先权日后的补充实验数据是否应当予以接受，但其认定结合原专利说明书以及现有技术证据Ⅱ-4、证据Ⅱ-4-1，不足以证明在涉案专利优先权日之前，拜耳公司已验证晶型Ⅰ相对于其他晶型具有更好的"可加工性"技术效果。可见，虽然一审判决没有对补充实验数据进行认定，但其底层逻辑仍然是没有接受补充实验数据。但不同于无效宣告审查决定，一审判决针对可加工性的技术效果进行了评述，其认为涉案专利索拉非尼晶型Ⅰ至少应当体现出其相对其他晶型具有更好的技术效果，方可基于机械加工稳定性而具备创造性。如前所述，涉案专利及现有技术证据不足以证明晶型Ⅰ相对于其他晶型具有更好的可加工性，与热稳定性效果相同的判断标准，均不属于预料不到的技术效果。一审判决明确了在确定技术效果是否是预料不到的技术效果时，应当基于晶型Ⅰ与其他晶型效果的比较结果来判断，这明显与拜耳公司以索拉非尼化合物本身作为比较对象的观点不相同。这两种观点的差异在专利实质审查程序中较多出现，各有其合理性。

最高人民法院知识产权法庭对补充实验数据认定给出了判断原则，目前该原则也是二审法院的主流观点。例如在替格瑞洛晶型专利纠纷案件中，法院也采用了相同的判断标准，即积极条件和消极条件。其判断核心是原始文件中是否记载了待证事实。该案中，由于原专利说明书中没有对可加工性的相关记载，缺少积极条件所述的待证事实，不能依赖补充实验数据证明新的待证事实。因此，补充实验数据不能被接受。但在替格瑞洛晶型专利无效行政纠纷案件中，原专利说明书记载了待证的"令人惊讶的代谢稳定性"事实，补充实验数据不是证明新的事实，而是佐证说明书已经记载的待证事实。因此，接受优先权日后的补充实验数据。

通过两个案件的分析，行政裁决阶段和司法诉讼阶段对于补充实验数据的认定尚存在分歧，专利申请人在撰写专利文件时，尽量充分地记载效果数据，而不是更多地依赖补充实验数据，这是规避该风险的方法。

三、对晶型专利创造性评判标准的思考

近年来，在化学和医药领域的专利申请和专利权无效宣告请求案件中，药物晶型专利日益成为制药产业关注的热点，《专利法》第 22 条第 3 款成为针对化合物晶型专利提起无效宣告请求理由中的常见条款。那么在创造性是否成立的判断中，什么是重点考量因素？如何考量技术启示、技术效果成为专利审查、行政诉讼中的重点和难点问题。

在甲磺酸索拉非尼晶型专利无效纠纷案中，北京知识产权法院给出了较为明确的判断原则，即通过化学方法合成得到的固体化合物含有一定的杂质，并且该固体化合物尚未形成稳定的晶型。因此，利用结晶的手段对合成得到的化合物进行纯化并获得稳定的晶型是药物化学领域通常的做法，并且本领域公知选择合适的药物晶型可以提升药物的稳定性、药物制剂制备工艺的可实施性和质量可控性，能获得良好的生物学活性和临床治疗效果。虽然在多晶型药物中，不同的晶型在理化性质、生物利用度和药效等方面存在差异，但是要使得到的化合物晶体获得专利权的独占性保护，该化合物晶体相对于与之结构接近的已知化合物或已知晶体，应当具有预料不到的技术效果。这个判断标准表明两层含义。第一层含义是，认为通常由化合物或结构相近的化合物制备晶型药物是本领域技术人员普遍需求，本领域技术人员有动机制备晶型药物，当所述晶型制备方法不存在困难或技术障碍时，认为现有技术存在寻找稳定性高的晶型的技术启示。第二层含义是，虽然存在技术启示，但不意味着由现有技术化合物制备晶型药物必然不具备创造性，关键在于判断晶型药物是否产生预料不到的技术效果。

在判断晶型药物的技术效果是否属于预料不到的技术效果时，通常需要"三步法"。一是确认专利公开的晶型化合物的技术效果，二是确认最接近现有技术的效果，三是将二者进行对比分析。该案中，由于原专利说明书中仅记载了索拉非尼晶型 I 的热稳定性高，而没有记载其可加工性，确认索拉非尼晶型 I 的技术效果为具有良好的热稳定性。最接近现有技术没有记载索拉非尼化合物的热稳定性，将晶型 I 与化合物对比，所述技术效果是有益的。但是否构成预料不到的技术效果，无效宣告审查决定和一审、二审判决均表明，由于寻找热稳定性高的晶型是普遍需求，使用常规的制备方法选择出相对热稳定的晶型不属于预料不到的技术效果。可见，无论是行政裁决抑或是司法诉讼阶段，对于晶型简单的熔点高等热稳定性指标，通常不认可其属于预料不到的技术效果。那么究竟什么样的技术效果能够达到预料不到的技术效果？可以参考沃替西汀氢溴酸盐 β 晶型专利无效宣告纠纷案。

沃替西汀能提升前额叶多巴胺、去甲肾上腺素及乙酰胆碱活性，有助于恢复抑郁相关的认知损害，也是改善抑郁症患者功能的关键。沃替西汀是由丹麦灵北制药有限

公司和日本武田制药有限公司共同开发，2013 年 9 月经美国 FDA 批准，用于治疗重度抑郁症。[●]

沃替西汀晶型专利 ZL200780022338.5 历经 5 次无效宣告请求挑战依然权利稳定，可称其为最稳的晶型专利。无效宣告请求理由涉及《专利法》第 26 条第 3 款、第 26 条第 4 款、第 22 条第 2 款以及第 22 条第 3 款等。笔者以国家知识产权局第 48337 号无效宣告审查决定为例，分析在该案中，国家知识产权局对沃替西汀氢溴酸盐 β 晶型的技术效果的认定。

扬子江药业集团有限公司（以下简称"扬子江药业"）针对沃替西汀晶型专利提起无效宣告请求，其引用的最接近现有技术证据 1 公开了"作为血清素再摄取抑制剂用于治疗情感障碍，如抑郁症……本发明提供通式 I 化合物……本发明的酸加成盐优选本化合物和无毒的酸形成的药学上可接受的盐……这样的无机盐的例子为盐酸盐、氢溴酸盐、磷酸盐、氨基磺酸盐、磷酸盐和硝酸盐"。实施例 1e 的化合物为沃替西汀游离碱。被提起无效宣告请求的专利请求保护沃替西汀氢溴酸盐 β 晶型，说明书中记载了包括沃替西汀氢溴酸盐在内的 9 种盐型，其中氢溴酸盐公开了 5 种结晶，优选氢溴酸盐的 β 晶型，其具有较高的熔点、更稳定、溶解度更低，其具有低吸湿度和溶解度的结合适合制成片剂的优点。说明书实施例记载的沃替西汀游离碱和不同盐型晶体的熔点、吸湿性和溶解度数据如表 3 - 3 所示。

表 3 - 3 沃替西汀游离碱和不同盐型的熔点、吸湿性和溶解度数据

实施例编号	物质名称	熔点/℃	吸湿性（吸水）	溶解性/（mg/ml）
3c	游离碱晶体	117	非吸湿性	0.1
4b	氢溴酸盐 a 晶体	226	0.3%	2
4d	氢溴酸盐 β 晶体	231	0.6%	1.2
4f	氢溴酸盐 γ 晶体	220	4.5%	—
4h	氢溴酸盐半水合物	—	水含量约3.7%	—
4j	氢溴酸盐乙酸乙酯溶剂化晶体	去溶剂化：75	—	—
5b	盐酸盐晶体	236	1.5%	3
5d	盐酸盐一水合物晶体	脱水：50，熔融：230	不吸湿	2
6b	甲磺酸盐晶体	163	8%	>45
7b	富马酸盐晶体	194	—	0.4

● 周成凯，姜开元，岳慧，等. 沃替西汀有关物质的合成 [J]. 中国医药工业杂志，2021，52（7）：895 - 900.

实施例编号	物质名称	熔点/℃	吸湿性（吸水）	溶解性/（mg/ml）
8b	马来酸盐	152	—	1
9b	内消旋酒石酸盐晶体	164	—	0.7
10b	L-（+）-酒石酸盐晶体	171	—	0.4
11b	D-（-）-酒石酸盐晶体	175	—	0.4
12b	硫酸盐晶体	166	—	0.1
13b	磷酸盐晶体	224	—	1
14b	硝酸盐晶体	分解：160	—	0.8

扬子江药业认为，氢溴酸是成盐常用的酸，证据1也给出了可以转化成沃替西汀氢溴酸盐的启示。对于沃替西汀氢溴酸盐β晶型的吸湿性，由于涉案专利实施例3c记载了沃替西汀游离碱结晶是非吸湿性的，且公知有机盐类药物的吸湿性较有机碱强，可以推断沃替西汀氢溴酸盐β晶体的吸湿性应高于证据1的沃替西汀游离碱。因此，吸湿性的技术效果不能构成实际解决技术问题的判断依据。涉案专利实际解决的技术问题仅仅是提供了一种溶解度改善和熔点增加的沃替西汀的盐型和晶型。而盐的熔点、水溶性均大于游离碱是已知的，涉案专利没有证明沃替西汀氢溴酸盐β晶体具有预料不到的技术效果。因此涉案专利请求保护的沃替西汀氢溴酸盐β晶型不具备创造性。对此，无效宣告审查决定中认为，在现有技术的教导下，本领域技术人员有动机尝试获得沃替西汀的各种不同的盐型晶体，对于沃替西汀氢溴酸盐β晶型是否具备创造性关键在于其是否产生了预料不到的技术效果。涉案专利说明书记载了氢溴酸盐β晶体的熔点为231℃，吸湿性能为将该氢溴酸盐β晶体曝露于相对湿度高的环境中时吸收大约0.6%的水，且其在水中的溶解度为1.2mg/ml。根据《中华人民共和国药典》关于药物引湿性和溶解性的说明，沃替西汀氢溴酸盐β晶体的吸湿性为"略有引湿性"级别，溶解性为"微溶"级别。可以确认，涉案专利沃替西汀氢溴酸盐β晶体兼具较高热稳定性同时可达到《中华人民共和国药典》规定的"略有引湿性"和"微溶"级别的技术效果。涉案专利在沃替西汀游离碱化合物的基础上，还研究制备了游离碱的晶型、多种不同盐型晶体，测定了各物质的熔点、吸湿性和溶解性数据。分析比较各种盐型晶体的熔点、吸湿性和水溶性数据，沃替西汀氢溴酸盐的α晶型和β晶型相比其他盐型，在保持较高熔点（表明具有较高稳定性）的基础上，保持了基本相当的较低的吸湿性和较高的水溶性，这一综合性能是本领域技术人员基于专利所列举的诸多盐型晶体所无法预料到的。结合证据1以及其他证据不足以确定证据1所述沃替西汀游离碱的形态、性能和效果。沃替西汀氢溴酸盐的α晶型和β晶型具有预料不到的技术效果，可知，涉案专利具备创造性。

　　根据无效宣告审查决定的观点，从涉案专利记载的效果数据能够认定沃替西汀氢溴酸盐的 α 晶型和 β 晶型同时具有热稳定性、低吸湿以及保持一定的可溶解性，同时具备三种好效果属于预料不到的技术效果。

　　反观甲磺酸索拉非尼晶型专利无效宣告纠纷案，涉案专利说明书中仅证明了热稳定性效果，而这种性质往往是制备晶型药物中常规的选择因素，仅凭热稳定性提高难以支撑技术效果预料不到的结论。这也提示专利申请人，在从事晶型药物技术研发时，只有尽量多层面、多角度发掘晶型效果，尤其是影响制剂性能的效果，择优选取晶型，才能在后续的创造性判断中提高被认定为预料不到技术效果的概率，获得稳定的专利权利。

第四章
药物制剂和组合物专利保护实践

第一节 他氟前列素滴眼液专利纠纷

他氟前列素滴眼液是日本参天制药株式会社（以下简称"参天制药"）研发的一款新型不含防腐剂的前列素类似物滴眼药，能有效降低青光眼患者的高眼压。该产品于 2008 年在德国首次上市，2012 年获得美国 FDA 的上市批准。2015 年，他氟前列素滴眼液在中国获批上市销售，2019 年通过医保谈判纳入国家医保目录，按乙类目录进行管理。凭借其显著的治疗效果、良好的患者依从性、极高的安全性以及较低的用药成本，他氟前列素滴眼液已经成为近年来青光眼治疗领域的明星产品。

江苏恒瑞医药股份有限公司（以下简称"江苏恒瑞"）的子公司成都盛迪医药有限公司 2020 年 1 月递交了他氟前列素滴眼液的仿制药上市申请，该申请以"临床急需、市场短缺的药品"为由被国家药监局药品审评中心纳入优先审评，并于 2021 年底完成审评审批。江苏恒瑞的他氟前列素滴眼液也成为该产品的首仿药。早在仿制药上市申请递交之前，江苏恒瑞在 2016 年即针对原研药的两件授权专利（见表 4 - 1）发起无效宣告请求，旨在化解仿制药上市后潜在的侵权风险。江苏恒瑞与原研专利权人参天制药就两件专利的有效性展开了多轮较量，经历了无效宣告请求、一审、二审程序后，两件授权专利最终被全部无效。

两件专利案件的争议焦点分别涉及用途特征限定的方法权利要求的创造性考量和组合物发明的创造性判断，在药物制剂、药物组合物类型专利的审查和确权实践中具有一定的借鉴意义。

表 4 - 1　他氟前列素滴眼液的两件专利无效宣告请求信息

著录项目	专利 1	专利 2
发明名称	滴眼液	用于治疗高眼压和青光眼的方法和组合物

续表

著录项目	专利 1	专利 2
申请号	CN01815617.7	CN200980119724.5
申请日	2001 年 9 月 13 日	2009 年 5 月 28 日
授权公告号	CN1243548C	CN102083413B
授权公告日	2006 年 3 月 1 日	2013 年 11 月 6 日
专利权人	参天制药株式会社、旭硝子株式会社	
无效宣告请求人	江苏恒瑞医药股份有限公司	
决定号	第 31135 号	第 31128 号
争议焦点	用途特征在方法权利要求保护范围中的理解以及在新颖性、创造性判断时的考量	对于药物组合物发明，当权利要求与现有技术的区别在于各组分的具体用量时的发明创造性的考量

一、专利 1 案情回顾

涉案专利 ZL01815617.7 授权公告的权利要求共 20 项，其中独立权利要求 1 涉及一种抑制滴眼液中 16 - 苯氧基 - 15 - 脱氧 - 15，15 - 二氟 - 17，18，19，20 - 四去甲前列腺素 F2α 异丙酯（以下简称为"他氟前列素"）含有率降低的方法。在含有他氟前列素作为活性成分的滴眼液中，通过加入非离子性表面活性剂抑制了他氟前列素在树脂类容器上的吸附，且通过配合抗氧化剂，抑制了他氟前列素的分解，从而抑制该滴眼液中他氟前列素含有率的下降。从属权利要求 2 ~ 20 分别进一步限定了他氟前列素的浓度、非离子表面活性剂的种类和浓度、抗氧化剂的种类和浓度以及树脂类容器的材料。

（一）无效宣告请求阶段

1. 证据和理由

江苏恒瑞于 2016 年 6 月 24 日向国家知识产权局提出了无效宣告请求，并提交了如下证据清单。

证据 1：公布号为 CN1187486A 发明专利申请公开说明书，公布日 1998 年 7 月 15 日。

证据 2：公布号为 WO0003736A1 的发明专利申请公开文本，公布日 2000 年 1 月 27 日，及其中文译文。

证据 3：公布号为 CN1249687A 的发明专利申请公开文本，公布日 2000 年 4 月 5 日。

证据4：公布号为 CN1457256A 发明专利申请公开说明书，公布日 2003 年 11 月 19 日。

无效宣告请求人江苏恒瑞认为：

（1）权利要求 6、7、10、11、15、16、18~20 中乙二胺四乙酸或乙二胺四乙酸盐的浓度范围未记载在原申请文件中，其超出了原申请文件记载的范围，不符合《专利法》第 33 条的规定。

（2）依据说明书的记载无法确定非离子表面活性剂抑制了树脂类容器对他氟前列素的吸附，也无法确定抗氧化剂能够抑制他氟前列素的分解，说明书未对权利要求 1~20 的技术方案作出清楚、完整的说明，不符合《专利法》第 26 条第 3 款的规定。

（3）权利要求 1~20 的技术方案未被说明书充分公开，且其上位概念的概括以及缺省浓度限定包含了专利权人推测的内容，权利要求 1~20 的技术方案得不到说明书的支持，不符合《专利法》第 26 条第 4 款的规定。

（4）权利要求 1~3、5、9 相对于证据 1 不符合《专利法》第 22 条第 2 款有关新颖性的规定。

（5）权利要求 1~20 相对于证据 1 至证据 3 不符合《专利法》第 22 条第 3 款有关创造性的规定。

针对无效宣告请求，专利权人参天制药、旭硝子株式会社于 2016 年 8 月 16 日提交了意见陈述书、证据 2 的译文订正以及权利要求书修改替换页，同时提交了反证 1。

反证 1：公布号为 US5631287A 的美国发明专利申请公开文本及部分中文译文，公布日为 1997 年 5 月 20 日。

专利权人认为，反证 1 能够说明证据 2、证据 3 缺乏与证据 1 结合的动机。

国家知识产权局 2016 年 11 月 9 日举行了口头审理。口头审理过程中，专利权人再次修改了权利要求书，仅保留了授权公告文本中权利要求 20 中树脂类容器为聚丙烯的技术方案，口头审理中修改的权利要求 1 如下。

一种抑制滴眼液中 16 - 苯氧基 - 15 - 脱氧 - 15，15 - 二氟 - 17，18，19，20 - 四去甲前列腺素 F2α 异丙酯含有率降低的方法，在含有 16 - 苯氧基 - 15 - 脱氧 - 15，15 - 二氟 - 17，18，19，20 - 四去甲前列腺素 F2α 异丙酯作为活性成分的滴眼液中，通过加入非离子性表面活性剂抑制了 16 - 苯氧基 - 15 - 脱氧 - 15，15 - 二氟 - 17，18，19，20 - 四去甲前列腺素 F2α 异丙酯在树脂类容器上的吸附，且通过配合抗氧化剂，抑制了 16 - 苯氧基 - 15 - 脱氧 - 15，15 - 二氟 - 17，18，19，20 - 四去甲前列腺素 F2α 异丙酯的分解，从而抑制该滴眼液中 16 - 苯氧基 - 15 - 脱氧 - 15，15 - 二氟 - 17，18，19，20 - 四去甲前列腺素 F2α 异丙酯含有率的下降，其中，16 - 苯氧基 - 15 - 脱氧 - 15，15 - 二氟 - 17，18，19，20 - 四去甲前列腺素 F2α 异丙酯的浓度为 0.00005%~0.05%，非离子性表面活性剂是浓度为 16 - 苯氧基 - 15 - 脱氧 - 15，15 - 二氟 - 17，18，

19, 20 – 四去甲前列腺素 F2α 异丙酯浓度的至少 5 倍的聚山梨酯 80, 抗氧化剂是浓度为 0.01% ~0.1% 的乙二胺四乙酸或乙二胺四乙酸盐, 树脂类容器是聚丙烯。

在上述修改基础上, 无效宣告请求人放弃新颖性的无效宣告请求理由, 明确其无效宣告请求理由: ①权利要求 1 修改超范围, 不符合《专利法》第 33 条的规定; ②权利要求 1 的技术方案在说明书中公开不充分, 不符合《专利法》第 26 条第 3 款的规定; ③权利要求 1 得不到说明书的支持, 不符合《专利法》第 26 条第 4 款的规定; ④权利要求 1 不具备创造性, 不符合《专利法》第 22 条第 3 款的规定。创造性评价中证据组合方式: 以证据 1 为最接近的现有技术, 结合公知常识和/或证据 2 和/或证据 3; 以证据 2 为最接近的现有技术, 结合证据 1, 或进一步结合公知常识或证据 3 和公知常识的组合; 以证据 3 为最接近的现有技术, 结合证据 1, 或进一步结合公知常识。

2. 查明事实的情况

复审请求人提供了证据 1 ~4, 其中, 证据 1 在涉案专利的实质审查阶段中被引用, 作为对比文件 1 评述涉案专利的创造性。证据 1 公开了包含化合物 D (对应于涉案专利中的活性药物他氟前列素) 和吐温 80❶、浓甘油、磷酸二氢钠二水合物等成分的眼用溶液配方 (实施例 22)。涉案专利权利要求 1 与证据 1 的特征对比如表 4 –2 所示。

表 4 –2 涉案专利权利要求 1 与证据 1 的特征对比

技术特征	权利要求 1	证据 1 实施例 22
主题名称	抑制滴眼液中他氟前列素含有率降低的方法	一种他氟前列素眼用溶液
非离子表面活性剂及其用量	聚山梨酯 80, 浓度为他氟前列素的至少 5 倍	吐温 80, 浓度为他氟前列素的 200 倍
非离子表面活性剂的作用	抑制他氟前列素在树脂类容器上的吸附	—
抗氧化剂及其作用	浓度为 0.01% ~0.1% 的乙二胺四乙酸或其盐, 抑制他氟前列素的分解	—
他氟前列素的浓度	0.00005% ~0.05%	0.01%
储存容器	聚丙烯	—

证据 2 公开了用聚丙烯容器包装的含水性前列素组合物的局部眼用药品, 且用聚丙烯包装的水性前列腺素组合物较用聚乙烯容器包装的水性前列腺素组合物更稳定, 并公开可用于该发明的前列腺素包括所有药用前列腺素, 它们的衍生物及类似物, 以及

---

❶ 聚山梨酯 80 也称吐温 80, 为与原专利表述一致, 未作修改。——编辑注

它们的药用酯和盐。证据 2 明确记载了前列腺素具有水溶性低、通常不稳定的特性。为了适应眼部局部给药制剂中前列腺素的稳定及在组合物中的分散，水性组合物中还包含表面活性剂，表面活性剂还能抑制或阻止容器壁对前列腺素的吸附。此外，水性组合物还任选包含其他配方成分，如多剂量眼部局部给药配方中抗菌防腐剂可以是乙二胺四乙酸二钠，含量为 0.001% ~ 1.0%，也包括等渗调节剂、缓冲剂等。

证据 3 公开了含有前列腺素的眼用组合物，含有乙二胺四乙酸或其盐作为防腐增强剂。证据 4 为涉案专利的公开文本。

对于修改后的权利要求书，无效宣告请求人认为：若以证据 1 为最接近的现有技术，权利要求 1 与其相比，区别在于：①权利要求 1 要求保护抑制滴眼液中他氟前列素含有率降低的方法，而证据 1 未明确其滴眼液能够抑制他氟前列素含有率降低；②权利要求 1 限定所加入的吐温 80 抑制了他氟前列素在树脂类容器上的吸附，而证据 1 滴眼液中虽然有聚山梨酯 80，但未明确其效果；③权利要求 1 制备滴眼液时还加入了抗氧化剂乙二胺四乙酸或乙二胺四乙酸盐，并且抗氧化剂抑制了他氟前列素的分解，而证据 1 的滴眼液中没有抗氧化剂；④权利要求 1 的树脂类容器为聚丙烯，而证据 1 没有公开容器。

然而，证据 1 公开的制剂隐含公开了制剂的制备方法，且其中含有吐温 80，只是没有明确提及效果。区别特征①和②是吐温 80 的固有性质，其客观产生的效果相同，因此已被证据 1 所公开。证据 2 中公开了非离子表面活性剂能够抑制或阻止容器对前列腺素的吸附。对于区别特征③，由证据 1 说明书第 20 页第 14 ~ 18 行记载可知配制滴眼液中可加入乙二胺四乙酸钠等稳定剂，尽管其被称为稳定剂，但客观效果也相同。本领域技术人员容易据此教导在实施例 22 滴眼液中加入乙二胺四乙酸钠，且其浓度为常规的，并可进一步结合证据 3，区别特征④的聚丙烯容器为常规容器，且被证据 2 所公开，证据 2 明确给出聚丙烯容器包装的产品更稳定的教导。

针对上述理由，专利权人辩称：①对于方法权利要求，方法所实现的目的、所包含的步骤、步骤中使用的物质及其用途是创造性判断中必须考虑的技术特征，涉案专利方法加入吐温 80 及乙二胺四乙酸或其盐有特殊目的，而现有技术没有公开这样的目的；②乙二胺四乙酸或其盐抑制他氟前列素的分解并不是公知的，证据 2 和证据 3 的活性成分与涉案专利不同，涉案专利选择特定的组合和特定的浓度范围本身就具备创造性，常用辅料针对特定物质的配合是很困难的，反证 1 中使用证据 2 的化合物 2，加入了吐温 80 和乙二胺四乙酸无法抑制残余率的降低，可见加入表面活性剂后其效果并不是必然的；③依据涉案专利说明书实施例稳定性试验 1，涉案专利制剂使用聚丙烯能达到更好的效果。

3. 无效宣告审查决定要点

国家知识产权局 2017 年 1 月 5 日作出第 31135 号无效宣告审查决定，宣告第

01815617.7 号发明专利权全部无效。

国家知识产权局在无效宣告审查决定中认为，在进行新颖性、创造性判断时，方法权利要求中的用途特征均应予以考虑，但每个特征的实际限定作用应最终体现在权利要求保护的整体技术方案上，并且应当区分该用途特征属于基于发现产品新的性能而做出的特定用途发明的技术特征，还是仅为已知产品或组分某种固有性质或使用效果的描述。如果方法权利要求中的用途特征仅是机理的分析阐释或者技术效果的描述，则无法使发明具备突出的实质性特点。

结合该案来说，涉案专利权利要求 1 的主题为一种抑制他氟前列素含有率降低的方法，采用的技术手段是通过加入非离子表面活性剂抑制该成分在树脂类容器上的吸附，且通过配合抗氧化剂抑制其分解，从而达到抑制他氟前列素含有率降低的技术效果。通过涉案专利说明书中记载的试验可以看出，其稳定性实验均是在他氟前列素滴眼液中加入非离子表面活性剂和/或抗氧剂并将产品存储一段时间后，测定容器中化合物的存余率，即权利要求中记载的"抑制含有率降低"在说明书中实际体现为存储稳定性提高，而"抑制活性成分在树脂类容器上的吸附""抑制活性成分的分解"仅是对产生上述效果的原因的阐释，并未得到直接验证。

证据 1 实施例 22 中公开了他氟前列素滴眼液中含有非离子表面活性剂聚山梨酯 80。基于所加入物质本身的特性，其客观上会产生涉案专利权利要求所述滴眼液中聚山梨酯 80 的效果，即不论证据 1 是否测定了活性成分的存余率，或者揭示其原因或机理与否，在客观上都已经公开了这种抑制他氟前列素含有率降低的技术手段，并带来相应的技术效果。因此，权利要求 1 与证据 1 实施例 22 所公开的技术方案相比，区别在于：①权利要求 1 加入抗氧化剂乙二胺四乙酸或其盐；②权利要求 1 的树脂类容器为聚丙烯。基于上述区别特征所能实现的效果确定涉案专利实际解决的技术问题是提供一种适宜存储的他氟前列素滴眼液的配制方法。然而，证据 1 还教导了滴眼液配制的通用方法中可以加入乙二胺四乙酸等稳定剂，稳定剂的作用本身即在于稳定活性成分以避免存余率降低。因此由该物质本身的性质可知其被证据 1 所指示或教导的效果与其在涉案专利权利要求 1 中的效果相同。证据 2 公开用聚丙烯包装的水性前列腺素组合物较用聚乙烯包装的水性前列腺组合物更稳定。证据 2 还明确记载了前列腺素具有水溶性低、通常不稳定的特性，为了适应眼部局部给药制剂中前列腺素的稳定及在组合物中的分散，水性组合物中还包含表面活性剂，表面活性剂还能抑制或阻止容器壁对前列腺素的吸附。此外，水性组合物还任选包含其他配方成分，如多剂量眼部局部给药配方中抗菌防腐剂可以是乙二胺四乙酸二钠，含量为 0.001% ~ 1.0%，也包括等渗调节剂、缓冲剂等。以上内容一方面印证本领域技术人员既能意识到前列腺素制备滴眼液时存在稳定性问题，也知晓解决该问题的思路和手段，如采取表面活性剂、抗菌防腐剂等；另一方面也说明，证据 1 与证据 2 尽管具体组方有所不同，但是滴眼液的主要成分种类大致是相同的，为了制备证据 1 实施例 22 的眼用溶液的成品，可以从证据 2 中获得启示，将其灌装于聚丙烯容器中。因此，本领域技术人员在证据 1 实施例 22 的基础上进一步结合证据 1 其他部分公开的内容以及证据 2 可以显而易见地得到权利要求 1 的技术方案，权利要求 1 不具备创造性。

对于专利权人提出的争辩理由，无效宣告审查决定认为：首先，证据 1 也是将聚山梨酯 80 和乙二胺四乙酸等用于他氟前列素滴眼液的制备，以改善产品的稳定性，涉案专利不属于利用产品的新性能而作出的用途发明。权利要求 1 的主题是抑制滴眼液中他氟前列素含有率降低的方法，该方法的本质是抑制储存过程中有效成分含量的降低，从而获得一种较为稳定的产品，而抑制活性成分被容器吸附、抑制活性成分分解是对各组分如何实现预期效果的机理阐释。聚山梨酯 80 和乙二胺四乙酸在证据 1 滴眼液中所实现的效果与其在涉案专利滴眼液中所实现的效果是一样的，权利要求 1 并不会因为"含有率降低"这样效果的描述，以及"抑制……被容器吸附""抑制……分解"这样对效果实现方式的阐述而具备创造性。其次，尽管存在反证 1 的教导，但他氟前列素与聚山梨酯 80 的组合已经是证据 1 所公开的内容，本领域技术人员以证据 1 作为改进的起点时，无须重新考虑选用哪种非离子表面活性剂稳定特定的前列腺素。而乙二胺四乙酸的加入在证据 1、证据 2 以及反证 1 中均给出了启示。涉案专利中聚山梨酯 80 与乙二胺四乙酸仅是技术特征的集合，即并未因二者组合在一起而起到某些超出本领域技术人员认识范围的效果。

（二）一审诉讼阶段

1. 原告的证据和理由

参天制药、旭硝子不服国家知识产权局作出的无效宣告请求审查决定，向北京知识产权法院提起行政诉讼（一审）。

原告在一审诉讼阶段没有提交新的证据，并坚持其在无效审查阶段的主要观点，认为：①涉案专利的实质在于选择特定成分滴眼液与特定材料容器之间的选择配合，这种选择配合不仅未被现有技术所公开，且产生了预料不到的技术效果。②被诉决定在确定涉案专利权利要求 1 相对于证据 1 的区别时，遗漏了区别特征，属于事实认定错误。③被诉决定所认定的涉案专利所要解决的技术问题错误。涉案专利所要解决的技术问题是提供一种抑制活性成分他氟前列腺素在滴眼液产品中含有率降低的方法，而不仅是提供一种滴眼液的配制方法。④被诉决定中有关证据 1 给出了使用乙二胺四乙酸作为抗氧化剂的技术启示错误，证据 1 着眼于包括他氟前列腺素在内的一系列新的前列腺素衍生物，其并未涉及如何抑制他氟前列腺素被树脂容器吸收，以及抑制分解的技术内容。此外，证据 1 没有公开滴眼液采用何种材料的容器，也就不存在将特定成分的滴眼液与特定材料的容器配合的选择过程。⑤被诉决定中关于证据 2 给出技术启示的认定错误，证据 2 中优选的表面活性剂不是涉案专利中的聚山梨酯 80，证据 2 事实上构成了一个反证，说明现有技术中以"前列腺素"作为活性成分的滴眼液，虽然使用聚丙烯作为容器材料，但使用的是与涉案专利完全不同的"滴眼液"成分。⑥被诉决定有关原告提交的反证 1 不能证明权利要求 1 具备创造性的认定错误。

2. 被告答辩要点

被告国家知识产权局认为：原告的诉讼理由不能成立，请求法院驳回其诉讼请求。

3. 判决要点

北京知识产权法院 2018 年 1 月 26 日作出（2017）京 73 行初 2889 号行政判决。判决中对原告、被告争议的焦点问题进行了认定。

关于涉案专利说明书实施例记载的稳定性试验。被告国家知识产权局在无效宣告审查决定中认为上述试验并未直接验证"抑制活性成分在树脂类容器上的吸附""抑制活性成分的分解"，仅是对产生上述效果的原因的阐释。对此，北京知识产权法院认为：综合稳定性试验 1、2、3、4 的试验结果可以看出，涉案专利已经验证了非离子表面活性剂聚山梨酯 80 具有"抑制他氟前列素活性成分在树脂类容器上的吸附"的作用，以及乙二胺四乙酸盐具有"抑制他氟前列素活性成分的分解"的作用。

关于证据 1。北京知识产权法院认为证据 1 的实施例 22 虽然涉及聚山梨酯 80，但未涉及聚山梨酯 80 是否可以抑制他氟前列素在聚丙烯树脂容器上的吸附问题，即证据 1 实施例 22 并未公开加入聚山梨酯 80 可以抑制他氟前列素在聚丙烯树脂容器上的吸附，更未公开涉案专利权利要求 1 中特定浓度配比的聚山梨酯 80 可以抑制他氟前列素在聚丙烯树脂容器上的吸附。此外，证据 1 实施例 22 中并未涉及乙二胺四乙酸盐，在证据 1 其他部分为"稳定剂"，而在证据 2 中是"抗菌防腐剂"，作用并不相同。证据 1、证据 2 均未涉及特定浓度的乙二胺四乙酸盐具有抑制他氟前列素分解的作用，且无证据证明乙二胺四乙酸盐作为"抗氧化剂"具有抑制他氟前列素分解作用属于本领域公知常识。

国家知识产权局在无效宣告审查决定中：证据 1 客观上已经公开了这种抑制他氟前列素含有率降低的技术手段，并带来相应的技术效果。北京知识产权法院认为涉案专利为方法专利，其要求保护的是抑制滴眼液中有效成分他氟前列素存余率降低的方法。该方法发明的做出需要基于聚山梨酯 80 具有抑制聚丙烯容器对他氟前列素的吸附、乙二胺四乙酸盐具有抑制他氟前列素分解作用这两种性质的发现而成立。不能因为在所述组合物滴眼液中聚山梨酯 80 和乙二胺四乙酸盐两种成分分别必然具有的由其固有性质决定的技术效果，即认为方法中所利用的相关性能或用途已经被发现。

关于证据 2。北京知识产权法院认为证据 2 并未直接涉及权利要求 1 中的特定成分他氟前列素及其存储中所涉及的技术问题，更未涉及针对这些技术问题如何抑制滴眼液中特定的他氟前列素存余率降低的具体技术方法的教导和启示，本领域技术人员无法从证据 2 中获得启示，针对特定的他氟前列素滴眼液，从而显而易见地获得权利要求 1 的技术方案。

综上，北京知识产权法院判定被诉决定认定事实及法律适用有误，撤销了国家知识产权局作出的被诉决定。

（三）二审诉讼阶段

1. 上诉人的证据和理由

国家知识产权局和江苏恒瑞不服北京知识产权法院的一审判决，向北京市高级人民法院提起上诉。

上诉人国家知识产权局与江苏恒瑞的上诉理由主要有以下几点：①一审判决中关于涉案专利权利要求 1 的论述违反审判程序；②一审判决中认定的"被诉决定错误地将涉案专利作为产品专利与证据 1、2 进行对比"的事实认定错误；③一审判决中关于权利要求 1 与证据 1 的区别特征的认定事实不清、适用法律错误；④一审判决中关于稳定性实验的论述存在认定事实不清；⑤一审判决关于证据 1 没有给出使用乙二胺四乙酸盐的技术启示的认定错误；⑥一审判决关于权利要求 1 中通过加入聚山梨脂 80 抑制他氟前列素在树脂类容器上的吸附和通过加入乙二胺四乙酸或其盐抑制他氟前列素分解，是基于新性质而提出的新手段、新用途的认定错误；⑦一审判决中关于证据 2 是否给出技术启示的认定事实不清、适用法律错误。

2. 判决要点

北京市高级人民法院 2018 年 9 月 27 日作出二审判决（2018）京行终 2194 号，判决针对庭审中梳理的几个争议焦点进行认定。

关于涉案专利稳定性试验的验证内容。二审法院认为：涉案专利说明书实施例共记载了四个稳定性试验和一个溶解实验，这五个实验均是以产品中活性成分的浓度为指标，即考察一系列的制剂过程，对其中活性成分浓度的影响，从而评价产品的稳定性。其中，稳定性实验均是在他氟前列素滴眼液中加入非离子表面活性剂和/或抗氧化剂并将产品存储一段时间后，测定容器中化合物的存余率，即活性成分的浓度变化，考察上述物质的加入对产品存储稳定性的影响。本领域普通技术人员均知晓，药物制剂的降解存在多种途径，仅仅基于制剂中活性成分的浓度变化无法直接确定这样的变化是由于何种途径而导致，即"抑制活性成分在树脂类容器上的吸附""抑制活性成分的分解"实质上在涉案专利制剂稳定性得到改善的情况下，并未得到直接验证。

关于证据 1。二审法院认为：不论证据 1 是否测定了活性成分的存余率，或者揭示其原因或机理与否，在客观上都已经公开了这种抑制他氟前列素含有率降低的技术手段，并带来相应的技术效果。不能因为技术方案未明确说明物质本身所固有的作用机理而使披露该作用机理的技术方案产生新颖性或创造性。况且，证据2明确公开了表面活性剂还能抑制或阻止容器壁对前列腺素的吸附，这说明表面活性剂能抑制或阻止容器壁对前列腺素的吸附并非涉案专利技术方案的新用途。关于乙二胺四乙酸的加入动机，二审法院认为：证据1除实施例22的眼用溶液处方外，还普遍教导了二氟前列腺素衍生物滴眼液配制的通用方法，其中包括，加入乙二胺四乙酸钠等稳定剂。为了获得适宜存储需要的滴眼液产品，本领域技术人员据此教导，有动机在证据1实施例22的滴眼液中再添加乙二胺四乙酸等，浓度宜选择其在滴眼液中的常规使用浓度。稳定剂的作用本身即在于稳定活性成分以避免存余率降低，因此由该物质本身的性质可知其被证据1所指示或教导的效果与其在涉案专利权利要求1中的效果相同。

关于证据2。二审法院认为：证据2明确记载了前列腺素具有水溶性低、通常不稳定的特性。为了适应眼部局部给药制剂中前列腺素的稳定及在组合物中的分散，水性组合物中还包含表面活性剂，表面活性剂能抑制或阻止容器壁对前列腺素的吸附。此外，水性组合物还任选包含其他配方成分，如多剂量眼部局部给药配方中抗菌防腐剂可以是乙二胺四乙酸二钠，也包括等渗调节剂、缓冲剂等。以上内容一方面印证本领域技术人员既能意识到前列腺素制备滴眼液时存在稳定性问题，也知晓解决该问题的思路和手段，如采取表面活性剂、抗菌防腐剂等；另一方面说明，证据1与证据2尽管具体组方有所不同，但是滴眼液的主要成分种类大致是相同的。由此，为了制备证据1实施例22的眼用溶液的成品，可以从证据2中获得启示，将其灌装于聚丙烯容器中。

综上，北京市高级人民法院支持了国家知识产权局和江苏恒瑞的上诉主张，撤销了北京知识产权法院的一审判决。

二、专利1的思考与启示

涉案专利权利要求保护的主题是一种方法，除物质组成及其含量的特征外，权利要求中还出现了如"抑制滴眼液中……含有率降低的方法""抑制了……在树脂类容器上的吸附""抑制了……的分解"等表示功能或效果的特征。在无效宣告审查阶段和司法审判阶段，该案件的争议焦点始终围绕在表示功能、效果的特征对权利要求保护范围是否具有限定作用，以及具有怎样的限定作用，能否为权利要求带来创造性的问题。

《专利法》第59条规定：发明或者实用新型专利权的保护范围以其权利要求的内容为准。根据《专利审查指南》的规定，按照性质划分，权利要求可分为两种基本类型，即产品权利要求和方法权利要求。而在类型上区分权利要求的目的是确定权利要求的保护范围。《专利审查指南》进一步规定：通常情况下，在确定权利要求的保护范围时，权利要求中的所有特征均应当予以考虑，而每一个特征的实际限定作用应当最终体现在该权利要求所要求保护的主题上。即无论权利要求的类型是产品还是方法，判断其保护范围的基本原则是一致的，就是确定技术特征的限定对保护主题产生了何种影响。

如果权利要求的主题为产品，当权利要求中出现功能或效果特征限定时，要考虑所述功能或效果特征对产品的结构和/或组成产生何种影响，以判断该技术特征对权利要求保护的主题是否具有实际的限定作用。例如，在第53498号无效宣告审查决定中，专利权利要求保护的主题为一种制剂，其限定了所包含的三种成分：(5Z，7E) - (1R，2R，3R) -2-(3-羟基丙氧基) -9，10-断胆甾 -5，7，10 (19) -三烯 -1，3，25 -三醇、油脂和抗氧化剂 dl - α - 生育酚，还限定了"加入所述抗氧化剂用于抑制……（速甾醇型和/或反式型杂质）的量为1%或更少"的技术效果特征。无效宣告审查决定认为，该技术效果特征不是产品权利要求中常见的对组分和含量的直接限定，但是其表明了加入抗氧化剂 dl - α - 生育酚的量应达到足以抑制两种杂质在所述储存条件下含量小于1%的程度，从而隐含了对制剂产品中 dl - α - 生育酚含量的限定。

如果权利要求的主题为方法，由于方法权利要求有时可能隐含了产品的某种用途，此时，判断功能、效果特征是否对方法产生了实质性影响则更为复杂。在该案中，权利要求保护的主题是一种方法，"抑制他氟前列素在树脂类容器上的吸附"和"抑制他氟前列素的分解"属于对聚山梨酯80和乙二胺四乙酸两种成分功能的描述，而抑制滴眼液中他氟前列素含有率降低则属于效果或用途特征的描述。最接近的现有技术分别在两部分内容中公开在他氟前列素眼用溶液中可以加入聚山梨酯80，并根据制剂需要加入稳定剂乙二胺四乙酸钠，但并未公开这两种物质具有"抑制吸附"和"抑制分解"的作用。专利权人始终强调，涉案专利的实质改进在于发现了这两种物质在特定前列素滴眼液制造中的新用途。一审法院也认为涉案专利属于"方法权利要求中基于新性质而提出的新手段、新用途"。那么涉案专利是否是基于发现了聚山梨酯80和乙二胺四乙酸二者新的性质而完成的新用途发明，还是仅为已知产品固有性能的效果描述？

涉案专利说明书记载"因为一些前列腺素衍生物溶于水时易于分解，所以将这些前列腺素衍生物配制在滴眼液中还需要解决稳定性的问题。因为药物在滴眼器上的吸附和药物在滴眼液中的分解导致滴眼液中药物浓度的降低，所以解决这些问题是制备滴眼液的一个重要课题"。纵观说明书记载内容，涉案专利始终致力于解决制备滴眼液过程中遇到的产品稳定性问题，其所采用的技术手段是在制备滴眼液过程中加入吐温80和乙二胺四乙酸或其盐，从而得到一种稳定的他氟前列素滴眼液产品。因此，从涉案专利的发明目的、所要解决的技术问题以及技术手段判断，权利要求所述方法即是制备滴眼液上，目的在于保持其稳定性，其并不属于用途发明，不是基于新性质而提出的新手段和新用途。由于抑制滴眼液中活性成分含有率降低的本质是解决产品的稳定性问题，其中"抑制吸附"和"抑制分解"仅仅是为了实现产品稳定效果的机理或原因的阐释。而无论最接近的现有技术是否解释在滴眼液中加入各物质的原因或机理与否，客观上都已经公开了权利要求所述抑制他氟前列素含有率降低的技术手段，并带来了相应的技术效果。

通过以上分析，在对权利要求的保护范围进行解读时，权利要求中的功能、效果特征均应予以考虑，而每个特征的实际限定作用应最终体现在权利要求保护的整体技术方案上。当权利要求的主题涉及方法时，还应当区分该功能、效果特征是属于基于发现产品新的性能而做出的特定用途发明的技术特征，还是仅为已知产品或组分某种固有性质或使用效果的描述。如果方法权利要求中的功能、用途特征仅是机理的分析阐释或者技术效果的描述，则难以使发明具备创造性。

三、专利 2 案情回顾

涉案专利 ZL200980119724.5（专利 2）是参天制药针对他氟前列素滴眼液布局的另一件专利，其授权公告的权利要求共 30 项，包括 6 项独立权利要求。其中，独立权利要求 1 涉及一种用于治疗高眼压和青光眼的滴眼水性溶液制品，仅由滴眼水性溶液和基本上由聚乙烯组成的容器构成，并限定了滴眼水性溶液的组成。独立权利要求 19～21 分别涉及一种滴眼水性溶液制品，限定了滴眼水性溶液的组成和盛放所述滴眼水性溶液的容器材料。独立权利要求 25 涉及一种增加滴眼水性溶液中 PGF2α 类似物的水溶性和改善其稳定性的方法。独立权利要求 28 涉及 PGF2α 类似物在制备用于治疗高眼压和青光眼的滴眼水性溶液制品中的用途。

（一）无效宣告审查阶段

1. 证据和理由

江苏恒瑞 2016 年 6 月 24 日向国家知识产权局提出了针对涉案专利的无效宣告请求，并提交了如下证据清单。

证据 1：公布号为 CN1457256A 发明专利申请公开说明书，公布日为 2003 年 11 月 19 日。

证据 2：公布号为 CN1272063A 发明专利申请公开说明书，公布日为 2000 年 11 月 1 日。

证据 3：公布号为 WO2007042262A2 发明专利申请公开说明书，公布日为 2007 年 4 月 19 日，及其部分内容译文。

证据 4：布兰德，"眼药第一股"再创新第一，《中国医药报》，第 80 期（总第

2993 期），B4 版，公布日为 2005 年 6 月 2 日。

证据 5：公布号为 CN1187486A 发明专利申请公开说明书，公布日为 1998 年 7 月 15 日。

证据 6：公布号为 US5614172A 发明专利申请公开说明书，公布日为 1997 年 3 月 25 日，及其部分内容译文。

证据 7：罗明生、高天慧主编，《药剂辅料大全》，四川科学技术出版社，1993 年 3 月第 1 版，封面页、版权页，正文第 178 – 179 页，公布日为 1993 年 3 月。

证据 8：公布号为 CN1438898A 发明专利申请公开说明书，公布日为 2003 年 8 月 27 日。

证据 9：公布号为 CN1249687A 发明专利申请公开说明书，公布日为 2000 年 4 月 5 日。

证据 10：公布号为 CN101072568A 发明专利申请公开说明书，公布日为 2007 年 11 月 14 日。

证据 11：Current Eye Research，In Vitro Effects of Preservative – Free Tafluprost and Preserved Latnoprost，Travoprost，and Bimatoprost in a Conjunctival Epithelial Cell Line，Emmanuelle Brasnu 等，公开日为 2008 年 4 月，第 33 卷第 4 期，第 303 – 312 页，及其部分内容译文。

证据 12：公布号为 US5807892A 发明专利申请公开说明书，公布日为 1995 年 9 月 15 日，及其部分内容译文。

证据 13：公布号为 US6096783A 发明专利申请公开说明书，公布日为 2000 年 8 月 1 日，及其部分内容译文。

证据 14：公布号为 WO0018316A2 发明专利申请公开说明书，公布日为 2000 年 4 月 6 日，及其部分内容译文。

无效宣告请求人提出的无效宣告请求理由包括以下内容。

（1）权利要求 1~24 中记载的"滴眼水性溶液制品，其仅由滴眼水性溶液和基本上由聚乙烯组成的容器构成"和权利要求 28~30 记载的"滴眼水性溶液"超出了原申请文件记载的范围，不符合《专利法》第 33 条的规定。

（2）权利要求 1~15、17~22、24~30 保护的技术方案的容器形式包括多剂量形式，其中省略了必须添加的防腐剂，但对于多剂量形式的滴眼剂所必须解决的微生物污染问题，说明书并未给出任何解决该问题的技术手段，同时未提供证据证明。故说明书未对上述权利要求保护的技术方案作出清楚、完整的说明，不符合《专利法》第 26 条第 3 款的规定。

（3）权利要求 1~30 的技术方案得不到说明书的支持，不符合《专利法》第 26 条第 4 款的规定。具体理由：①由证据 2、7、8、12~14 可知依地酸二钠是防腐剂，说明书实际上并未制备任何"基本上不含防腐剂"的制剂，权利要求1～30得不到说明书的支持；②权利要求1～15、17～22、24～30未限定制品的形式，得不到说明书的支持；③权利要求1中记载的"非离子表面活性剂""稳定剂""PGF2α类似物选自拉坦前列素、异丙基乌诺前列酮、曲伏前列素、比马前列素或它们与他氟前列素中两种以上的混合物"以及非离子表面活性剂的含量均概括了较宽的保护范围，并且未限定稳定剂和PGF2α类似物的含量，其得不到说明书的支持，同理，权利要求2～20、22～30也得不到说明书的支持；④权利要求1～30中的容器材料得不到说明书的支持。

（4）权利要求11、12、20～24中均限定滴眼水性溶液基本不含防腐剂，但如前所述其中的依地酸二钠是防腐剂，且由证据8、9可知乙二胺四乙酸（依地酸）也是防腐剂，因此权利要求所限定的技术特征自相矛盾；权利要求28～30要求保护PGF2α类似物在制备用于治疗高眼压和青光眼的滴眼水性溶液制品中的用途，其中对滴眼水性溶液进行了限定，但并未限定所述制品，故权利要求11、12、20～24、28～30的保护范围不清楚，不符合《专利法实施细则》第20条第1款的规定。

（5）权利要求25和26的技术方案已被证据1所公开，不符合《专利法》第22条第2款有关新颖性的规定。

（6）以证据1为最接近的现有技术，权利要求1～30相对于证据1～6、11的组合不具备创造性；以证据10为最接近的现有技术，权利要求1～30相对于证据1～6、10、11的组合不具备创造性。

针对无效宣告请求，专利权人参天制药、旭硝子于2016年8月16日提交了意见陈述书，同时修改了权利要求书，将权利要求4和12合并形成新的权利要求1，删除授权公告文本中的权利要求1、11、19、25～30，并适应性修改了权利要求的编号及引用关系。

国家知识产权局于2016年11月9日举行了口头审理。在口头审理过程中，专利权人再次提交了权利要求的修改文本，仅保留了授权公告文本中引用权利要求21的权利要求23，形成新的权利要求1，其余权利要求均予以删除。口头审理中修改的权利要求书如下。

一种滴眼水性溶液制品，其仅由滴眼水性溶液和基本上由聚乙烯组成的容器构成，所述滴眼水性溶液包含：0.0015% w/v 他氟前列素，0.075% w/v 聚山梨酯80，0.05% w/v 依地酸二钠，2.25% w/v 甘油，0.2% w/v 磷酸二氢钠二水合物，pH调节剂，并且基本上不含防腐剂，所述滴眼水性溶液在基本上由聚乙烯组成的容器中或与基本上由聚乙烯组成的容器材料接触，基本上由聚乙烯组成的容器是指仅由聚乙烯组成的容器，或者由聚乙烯和相对于全部容器材料5%～10%的其他材料组成的容器，基本上不含防腐剂是指溶液完全不含有防腐剂，或者溶液含有检测不到的浓度的防腐剂或者不提供防腐效果浓度的防腐剂，所述滴眼水性溶液制品为单剂量或单位剂量形式。

无效宣告请求人放弃证据9，当庭提交证据7′替换证据7，二者内容一致，仅版本不同，并补充提交公知常识性证据15，补充的证据7′和15如下。

证据7′：罗明生、高天慧主编，《药剂辅料大全》，四川科学技术出版社，1995年1月第1版，封面页、版权页、目录页，正文第178-179页，公开日1995年1月。

证据15：陆彬主编，《药剂学》，中国医药科技出版社，2003年1月第1版，封面页、版权页、目录页，正文第334-342页，公开日2003年1月。

无效宣告请求人放弃之前的部分无效宣告请求理由，明确其无效宣告请求的理由：①权利要求1修改超范围，不符合《专利法》第33条的规定；②权利要求1得不到说明书的支持，不符合《专利法》第26条第4款的规定；③权利要求1保护范围不清楚，不符合《专利法实施细则》第20条第1款的规定；④权利要求1相对于证据1~6、15的组合或者证据1~6、10、11、15的组合不具备创造性。

2. 查明事实

无效宣告请求人提供了多篇证据。其中，证据1为前述他氟前列素滴眼液专利无效纠纷案件（专利1，CN01815617.7）的公开文本，涉及将前列腺素衍生物配制在滴眼液中的方法。证据1的同族文献（EP1321144A）曾在涉案专利的实质审查过程中被引用，作为对比文件1评述涉案专利的新颖性和创造性。涉案专利权利要求1与证据1的特征对比如表4-3所示。

表4-3 涉案专利权利要求1与证据1的特征对比

技术特征	权利要求1	证据1制剂5
他氟前列素的含量	0.0015% w/v	0.01%
聚山梨酯80的含量	0.0075% w/v	0.05%
依地酸二钠的单位	0.05% w/v	0.05%
其他组分	2.25% w/v甘油，0.2% w/v磷酸二氢钠二水合物和pH调节剂	—
储存容器	聚乙烯或由聚乙烯和相对于全部容器材料5%~10%的其他材料组成	聚丙烯
滴眼液的形式	单剂量形式	—

证据2涉及一种包括水性前列腺素配方产品，水性前列腺素配方在聚丙烯容器中比在聚乙烯容器中的稳定性更高；证据3涉及含前列腺素的眼用乳剂；证据5涉及含氟前列腺素衍生物以及相关的滴眼剂，配制滴眼剂时可根据需要使用浓甘油等渗液、吐温80等表面活性剂、乙二胺四乙酸钠等稳定剂；证据6涉及用于眼药水的液体分配器；证据7公开乙二胺四乙酸二钠盐作为抗氧增效剂和稳定剂的用途；证据8公开含

有乙二胺四乙酸或其盐的防腐剂；证据 9 涉及含有前列腺素活性剂的眼用组合物，包括非离子型表面活性剂、防腐剂以及螯合剂乙二胺四乙酸或其盐；证据 10 公开将分子内具有氟原子的前列腺素衍生物的水性液体制剂保存于经灭菌处理的树脂制容器中时，能够抑制水性液体制剂中前列腺素衍生物的含有率降低；证据 11 公开了一种无防腐剂的他氟前列素制剂；证据 12 公开了治疗青光眼和高眼压的前列腺素衍生物；证据 13 和证据 14 分别公开依地酸二钠可以作为防腐剂；证据 15 公开使用一次性滴眼剂或改革滴眼剂包装，除去其中的防腐剂，尽量减少由于防腐剂所带来的不良反应，是眼用制剂的研究方向之一。

对于修改后的权利要求书，无效宣告请求人认为：当以证据 1 制剂 1 或制剂 2 为最接近的现有技术时，权利要求 1 与其相比，区别在于：①权利要求中他氟前列素的量与证据 1 不同；②权利要求中还含有依地酸二钠，且依地酸二钠的量为 0.05% w/v；③权利要求中聚山梨酯 80 的量与证据 1 不同；④权利要求中还含有 2.25% w/v 甘油，0.2% w/v 磷酸二氢钠二水合物，pH 调节剂；⑤权利要求中容器还可以是由聚乙烯和相对于全部容器材料 5%～10% 的其他材料组成的容器；⑥权利要求中明确为单剂量形式。区别①至⑤已被证据 1 其他部分内容所公开，或可进一步结合公知常识在证据 1 所教导的宽范围内通过有限次的实验而得到。此外，区别①可进一步结合证据 11，区别③可进一步结合证据 2，区别④可进一步结合证据 5，区别⑥可进一步结合证据 15 和/或证据 4 进行评价。当以证据 1 制剂 5 作为最接近的现有技术时，区别特征中增加了容器材料的区别，但已被证据 1 其他部分的内容所公开，上述区别②不再是区别，其他区别特征评述方式同前。基于现有技术的教导获得涉案专利权利要求的技术方案是显而易见的，且涉案专利并未取得比证据 1 更好的技术效果，因此不具备创造性。

针对创造性的无效宣告请求理由，专利权人辩称：①请求人的评价方式是将区别特征叠加，而涉案专利不含防腐剂的单剂量产品很难得到，其克服了他氟前列素被聚乙烯容器吸附的问题，需要通过权利要求限定的特定成分与特定含量的配合才可实现；②证据 1 是产品的开发阶段，旨在考虑特定成分，其通常会做成多剂量的制剂，须加入防腐剂。而单剂量的产品更容易被容器吸附，涉案专利说明书实施例的图 3（略）表明表面活性剂 0.075% 的用量比 0.05% 的用量在抑制容器吸附的方面效果更好，其超出了证据 1 的教导，图 4（略）还证明产品去掉防腐剂后的生物利用度得到改善。

3. 无效宣告审查决定要点

国家知识产权局 2017 年 1 月 5 日作出第 31128 号无效决定，宣告第 200980119724.5 号发明专利权全部无效。

国家知识产权局在无效宣告审查决定中认为：对于药物组合物而言，如果各组分用量的具体数值仅是在现有技术所教导的各组分用量范围内进行常规选择，且并未取得预料不到的技术效果，则权利要求保护的技术方案不具备突出的实质性特点，不具备《专利法》第 22 条第 3 款规定的创造性。

结合该案来说，权利要求 1 与证据 1 的制剂 5 相比，区别在于：①组分或其含量不同。具体为他氟前列素和聚山梨酯 80 的含量不同，依地酸二钠含量的单位不同；权利要求 1 中还包含 2.25% w/v 甘油，0.2% w/v 磷酸二氢钠二水合物和 pH 调节剂，并明确该滴眼液基本不含防腐剂。②存储容器不同，权利要求 1 中容器或容器材料为聚乙烯或由聚乙烯和相对于全部容器材料 5%～10% 的其他材料组成，而证据 1 制剂 5 容器为聚丙烯。③权利要求 1 中明确该滴眼液为单剂量形式。基于上述区别特征达到的技术效果可以确定，涉案专利权利要求 1 实际解决的技术问题是提供一种他氟前列素滴眼液的单剂量制品。

对于各组分及含量而言，证据 1 中已经公开将具体的非离子表面活性剂聚山梨酯 80 和具体的抗氧化剂乙二胺四乙酸盐应用于他氟前列素滴眼液中。他氟前列素的用量范围优选 0.00005%～0.05%，聚山梨酯 80 等非离子表面活性剂的浓度为前列腺素衍生物浓度的至少 5 倍，优选至少 10 倍且浓度通常为 0.5% 或以下，依地酸二钠浓度一般为 0.005%～0.5%，优选 0.01%～0.1%。同时证据 1 还指出，滴眼液中还可以加入各种药用添加剂，例如等渗调节剂甘油和缓冲剂等，并公开了该滴眼液的 pH 优选为 4～7。在这样明确的技术方案指引下，本领域技术人员为了获得一种他氟前列素滴眼液产品，会依据证据 1 的教导，根据目标疾病、症状等在其优选的他氟前列素含量范围内对他氟前列素的含量予以确定，同时通过常规实验，根据产品中活性成分的含量变化，在其教导的非离子表面活性剂、抗氧剂的用量范围内，对其用量予以确定，并可根据滴眼液产品的制剂需要，酌情加入适当量的附加剂例如等渗剂甘油、缓冲剂、pH 调节剂。对于包装容器，虽然证据 1 制剂 5 采用的是聚丙烯材料，但证据 1 其他部分已经教导了容器可以采用聚乙烯等树脂类材料且优选为聚乙烯、聚丙烯等，本领域技术人员容易由此想到使用以聚乙烯为容器主要材料，而加入少量如 5%～10% 的其他材料制备容器。进一步的，证据 15 公开使用一次性滴眼剂或改革滴眼剂包装，除去其中的防腐剂，尽量减少由于防腐剂所带来的不良反应，是眼用制剂的研究方向之一。由此本领域技术人员容易想到将他氟前列素制备成单剂量形式时，不使用防腐剂。同时根据该制剂形式及使用方式，在证据 1 所公开的常用滴眼液包装材料中进行选择，并最终获得权利要求 1 保护的技术方案。

对于专利权人的争辩理由，无效宣告审查决定认为：首先，涉案专利的目的在于提供一种包含 PGF2α 类似物并且基本上不含防腐剂的眼用含水溶液，所述的类似物在不含防腐剂的制剂中保持溶解、稳定以及可生物利用。为了实现这样的发明目的，涉案专利在他氟前列素滴眼液中加入了非离子表面活性剂和稳定剂，且基本上不含防腐剂。而证据 1 已经公开了添加非离子表面活性剂和乙二胺四乙酸盐来防止他氟前列素在滴眼液中存余率下降、提高稳定性，涉案专利为了实现其发明目的的基本手段已被证据 1 所公开，组分含量的点值也落入现有技术教导的常规用量范围之内。其次，关于容器，尽管证据 1 中实验结果表明使用聚丙烯的产品比聚乙烯的更稳定，但是证据 1 公开的该滴眼液优选的树脂类容器材料也包括聚乙烯，可见对于该类活性成分的滴眼液的包装材料而言，聚丙烯、聚乙烯这些材料均为推荐的容器材料，本领域技术人员可基于制剂需要进行确定，其中不存在何种技术阻碍，现有技术也并不能构成涉案专利的相反教导。再次，证据 1 中已经公开非离子表面活性剂的用量为活性成分的至少 5 倍，且优选 0.5% 或以下，在活性成分的含量确定之后，其表面活性剂的用量范围基于证据 1 的教导可以为 0.015%～0.5%，进而本领域技术人员可以通过考察容器中有效成分的存余量等指标，对表面活性剂的用量予以确定。0.075%～0.1% 浓度的聚山梨酯 80 较 0.05% 的聚山梨酯 80 浓度，对他氟前列素的吸收显示良好的抑制作用。但证据 1 已经公开非离子性表面活性剂的浓度越高，前列腺素衍生物的水溶性越高，因此 0.075%～0.1% 浓度较 0.05% 浓度产生更好的抑制吸收作用是本领域技术人员可以预期的，数据不能表明 0.075% w/v 点值的选择产生了预料不到的技术效果。实验证明 0.05% w/v 浓度的吐温 80 生物利用度高于添加 0.2% w/v 的吐温 80 的产品。说明书没有分析产生这种结果的原因，仅依据两个浓度点值的生物利用度比较并不能获知吐温 80 浓度与滴眼液产品生物利用度之间的关系和变化规律，进而无法由此推知权利要求 1 所限定的 0.075% w/v 浓度的吐温 80 的滴眼液产品在生物利用度方面呈现出何种效果。最后，制备一次性单剂量滴眼剂，除去其中的防腐剂，减少防腐剂所带来的不良反应，是本领域教科书所教导的内容，因此不论去除防腐剂是否还具有其他优势。本领域技术人员基于上述教科书的教导都容易想到将他氟前列素制备成单剂量形式，防腐剂有与无的对照不足以证明权利要求 1 的技术方案具备创造性。

（二）一审诉讼阶段

1. 原告的证据和理由

参天制药、旭硝子不服国家知识产权局作出的无效宣告请求审查决定，向北京知识产权法院提起行政诉讼（一审）。

原告在一审诉讼阶段没有提交新的证据，并坚持其在无效宣告审查阶段的主要观点，认为涉案专利是由特定含量组分构成的滴眼液与特定材料容器配合的单剂量形式的水性溶液制品，根据证据 1 并不能显而易见地得到涉案专利的权利要求；涉案专利选择特定浓度的聚山梨酯 80，该特定浓度的选择是经过大量实验选择出的抑制他氟前列素吸收的临界浓度，同时很好地平衡了滴眼液的生物利用度，说明该特定浓度的选择不是显而易见的；发明人首次发现了防腐剂与他氟前列素生物利用度之间的关联性，取得了预料不到的技术效果。

2. 被告答辩要点

被告国家知识产权局认为：原告的诉讼理由不能成立，请求法院驳回其诉讼请求。

3. 判决要点

北京知识产权法院2018年1月26日作出（2017）京73行初2888号行政判决。判决中对原告、被告争议的焦点问题进行了认定。

关于滴眼液中的组分及含量。北京知识产权法院认为：在证据1技术方案的教导下，本领域技术人员会根据目标疾病、症状等对他氟前列素的含量予以确定，同时根据产品中活性成分的含量变化，在其教导的非离子表面活性剂、抗氧剂的用量范围内，对其用量予以确定，并酌情加入适当量的附加剂，例如等渗剂甘油、缓冲剂、pH调节剂。

关于容器材料。北京知识产权法院认为：在证据1已经公开聚丙烯、聚乙烯均为优选树脂类容器材料的基础上，本领域技术人员容易由此想到使用以聚乙烯为容器主要材料。涉案专利权利要求1选择聚乙烯材料，并非克服技术偏见，而是基于证据1的教导所进行的显而易见的选择。

关于聚山梨酯80浓度的选择。北京知识产权法院认为：证据1中已经公开非离子表面活性剂的用量为活性成分的至少5倍，本领域技术人员完全可以通过常规实验，考察容器中有效成分的存余量等指标，从而对表面活性剂的用量予以确定。同时，证据1已经公开非离子性表面活性剂的浓度越高，前列腺素衍生物的水溶性就越高，因此0.075%~0.1%浓度较0.05%浓度产生更好的抑制吸收作用是本领域技术人员可以预期的，不能表明0.075%w/v点值的选择产生了预料不到的技术效果。

关于非离子表面活性剂与生物利用度之间的关系。北京知识产权法院认为：虽然涉案专利实验证明0.05%w/v浓度的吐温80生物利用度高于添加0.2%w/v的吐温80的产品，但说明书没有分析产生这种结果的原因，仅依据两个浓度点值的生物利用度比较并不能获知聚山梨酯80浓度与产品生物利用度之间的关系和变化规律，进而无法说明权利要求1特定浓度聚山梨酯80的滴眼液在生物利用度方面呈现何种效果。

关于防腐剂与他氟前列素生物利用度之间的关联性。北京知识产权法院认为：基于本领域教科书的教导，本领域技术人员容易想到将他氟前列素制备成一次性单剂量滴眼剂，并除去其中的防腐剂，减少防腐剂所带来的不良反应。而涉案专利中防腐剂有与无的对照亦不能说明其取得了预料不到的技术效果。

综上，北京知识产权法院判决认为被诉决定事实清楚，适用法律正确，程序合法，支持被诉决定，并驳回专利权人的诉讼请求。

（三）二审诉讼阶段

1. 上诉人的证据和理由

专利权人参天制药、旭硝子不服北京知识产权法院的行政判决，向北京市高级人民法院提起上诉（二审）。

上诉人在二审诉讼阶段没有提交新的证据。诉讼理由：①涉案专利中组分及含量为具体点值，特定浓度的选择以及匹配关系不是显而易见的。②基于单剂量与多剂量滴眼液在技术思路上的差异，本领域技术人员不会以多剂量滴眼药为基础来改进单剂量滴眼液。防腐剂对滴眼液的影响是多方面的，对于去掉防腐剂后如何调整配方，现有技术缺少教导。③证据 1 证明选用聚丙烯材料作为容器材料要优于聚乙烯，在没有其他技术教导的情况下，基于证据 1 的明确教导，一般技术人员没有理由不采用吸附能力弱的聚丙烯，而采用吸附能力强的聚乙烯作为包装材料。

2. 判决要点

北京市高级人民法院于 2018 年 6 月 6 日作出（2018）京行终 2166 号二审判决，判决针对庭审中梳理的几个争议焦点进行认定。

关于各组分特定浓度的选择。二审法院认为：涉案专利权利要求 1 的组分含量点值已落入证据 1 教导的常规用量范围之内。

关于容器材料的选择。二审法院认为：选择适宜涉案专利组分的聚乙烯作为容器属于在证据 1 教导的范围之内。

关于防腐剂的去除。二审法院认为：证据 1 制剂 5 并不含防腐剂，而且证据 1 公开了不使用防腐剂仍然制备得到稳定的产品。公知常识证据 15 也明确眼用制剂的发展方向即为去除防腐剂的一次性滴眼剂，因此，基于现有技术的教导，不使用防腐剂是本领域技术人员容易想到的。

（四）再审诉讼阶段

专利权人不服北京市高级人民法院的行政判决，向最高人民法院申请再审。

1. 再审的证据和理由

专利权人在再审阶段没有提交新的证据。申辩理由：①证据 1 制剂 5 是在实验室中用于验证特定效果的非完整制剂，其仍需添加防腐剂，不应作为最接近的现有技术。②被诉决定对于涉案专利解决的技术问题的认定错误。③涉案专利滴眼液制品的成分与含量并非简单拼凑和常规选择。证据 1 中对各组分和含量公开了大量可选方案，从中选到涉案专利权利要求 1 的具体技术方案并非显而易见。涉案专利中聚山梨酯 80 的含量、去除防腐剂、聚乙烯材料是克服了技术偏见的最佳选择，取得了预料不到的技术效果。④二审判决违反法定程序。二审判决对当事人在二审庭审中的辩论意见和庭审后的意见陈述未予回应和评论；二审法院在庭审中允许江苏恒瑞委托的三名诉讼代理人实质性参与案件审理。

2. 再审裁定要点

最高人民法院 2020 年 5 月 27 日作出（2018）最高法行申 9572 号行政裁定书，并针对再审阶段的争议焦点问题进行认定。

关于权利要求 1 是否具备创造性。最高人民法院认为：首先，证据 1 制剂 5 是证据 1 完整公开的技术方案，专利创造性判断中最接近的现有技术并不要求其技术方案必须已应用于实际生产。该技术方案本身是否为半成品，是否已应用于生产并不能否定证据 1 已经客观公开上述技术方案的事实。其次，发明实际解决的技术问题是基于区别特征所带来技术效果的客观认定，并非涉案专利权利要求 1 技术方案所能够实现的所有效果。最后，在证据 1 制剂 5 公开的技术方案的基础上，结合证据 1 的其他内容，以及证据 15 的教导，对他氟前列素和聚山梨酯 80 及乙二胺四乙酸盐的用量进行常规调整，以及选择常规的聚乙烯材料、pH 调节剂，基本不含防腐剂，从而得到涉案专利权利要求 1 的技术方案是显而易见的。而且，涉案专利说明书中的内容亦不足以证明权利要求 1 技术方案取得了预料不到的技术效果。

关于二审是否违反法定程序。最高人民法院认为：二审判决已经对涉案专利与最接近现有技术的区别特征、涉案专利实际解决的技术问题及区别特征对于本领域技术人员是否显而易见进行了论证和回应。当事人在二审庭审中亦进行了充分的辩论，并未剥夺参天制药、旭硝子辩论的权利。

据此，最高人民法院驳回了专利权人参天制药、旭硝子的再审申请。

四、专利 2 的思考与启示

在小分子化学药物的专利布局中，除化合物核心专利外，原研药企业通常会围绕晶体、组合物、合成方法、适应证等申请大量的外围专利，通过这些外围专利设置技术壁垒，以期延缓仿制药的上市，客观上延长了原研药产品的专利保护期限。制剂专利实际上属于组合物专利的一种，制剂专利权利要求的保护范围往往覆盖了上市产品的制剂处方。因而仿制药上市过程中绕不开原研药产品的制剂专利，而提起专利无效宣告请求是仿制药企业采取的常规策略。

该案涉及他氟前列素滴眼液的制剂产品专利，权利要求中同时包含了滴眼液的处方以及盛装滴眼液的容器的材料。在无效宣告请求程序中，专利权人将权利要求中滴眼液的处方限缩到具体原料以及相应的点值含量。可以说，限缩后的权利要求的范围基本代表了他氟前列素滴眼液的制剂产品。专利权人希望通过限缩式的修改方式，进一步增大权利要求与现有技术的区别，并强调特定点值含量选择的非显而易见性。对于包含多组分以及含量特征的组合物权利要求而言，其创造性的判断原则要考虑现有技术的整体情况。如果专利的发明构思和主要技术手段已被最接近的现有技术公开，那么专利相对于现有技术而言所作出的技术贡献就在于选择特定辅料和用量。此时创造性的考量集中在两个方面，即本领域技术人员作出上述选择是否存在动机或启示以及作出相应选择后能够取得何种技术效果。

结合该案来看，涉案专利的目的在于提供一种包含他氟前列素的不含防腐剂的眼用溶液。为了实现这样的发明目的，涉案专利在他氟前列素滴眼液中加入了非离子表面活性剂和稳定剂，且基本上不含防腐剂。而证据 1 已经公开了添加非离子表面活性剂和乙二胺四乙酸盐来防止他氟前列素在滴眼液中存余率下降，提高稳定性，即涉案专利为了实现其发明目的的基本手段已被证据 1 所公开，涉案专利与最接近现有技术的区别主要在于各组分特定浓度的选择。与此同时，证据 1 对于聚山梨酯 80 的浓度、抗氧化剂的浓度等关键组分的用量均给出了可选择范围，而涉案专利的组分含量的点值也落入现有技术教导的常规用量范围之内。基于证据 1 的整体教导，本领域技术人员不需要付出创造性的劳动就可以完成对各组分含量的选择从而获得涉案专利的技术方案。虽然，专利权人意图通过说明书验证的一些效果试验来说明上述点值含量的选择并非是显而易见的，但从涉案专利说明书记载的内容来看，其试验效果数据显然不足以支撑其结论。例如，涉案专利显示，添加 0.05% w/v 浓度的吐温 80 生物利用度高于添加 0.2% w/v 的吐温 80 的产品。专利权人意图通过上述内容说明聚山梨酯 80 浓度的选择并非是显而易见的。然而，依据两个浓度点值的生物利用度比较并不能获知聚山梨酯 80 浓度与产品生物利用度之间的关系和变化规律。

该案在无效宣告请求程序中使用的最接近现有技术证据 1 为专利权人的在先申请。这也给我们带来一点启示。与化合物专利不同的是，制剂主题的发明专利，其相对于现有技术的改进点并不是提供一种全新的化学结构，而是将一种已知化合物转化为能够满足临床使用和上市销售的制剂形式，并具有较好的制剂特性，如稳定性好、生物利用度高等。有时制剂发明的改进点还在于在已知制剂的基础上进行二次处方调整，如该案的情况。申请人在全面了解现有技术的基础上，需要对专利申请相对于现有技术的改进点作出客观判断，并针对上述改进点提供更多系统性的验证试验，以突出其技术方案的非显而易见性。专利说明书中系统、翔实的效果试验数据无论是对于专利的授权，还是未来可能面临的专利无效宣告请求挑战均能够起到解释和说明的作用，使专利权更稳固，产品得到更好的保护。

第二节 阿格列汀组合物系列专利纠纷

阿格列汀是日本武田制药研发的 DPP-4 抑制剂类降糖药，于 2010 年 4 月在日本批准用于治疗 2 型糖尿病，2013 年该药获批进入中国市场，并被纳入 2017 年版医保目录。中国国内包括亚宝药业集团股份有限公司（以下简称"亚宝药业"）、江苏华世通生物、德源药业、诺泰生物、国药集团国瑞药业等申报了阿格列汀仿制药，其中，亚宝药业的仿制药于 2019 年 11 月获批，为国内首仿企业。

武田制药围绕阿格列汀在中国作了周密的专利布局，获得阿格列汀化合物及其可药用盐、阿格列汀的药物组合物、治疗糖尿病的制药用途等主题的专利。亚宝药业陆续针对武田制药的阿格列汀制药用途和化合物专利发起专利无效诉讼。其中主要涉及专利 CN200680042417.8，涉及配制成特定规格的单剂量形式的阿格列汀药物组合物；专利 CN201210332271.8，涉及阿格列汀药物组合物；专利 CN201210399309.3，涉及阿格列汀的制药用途；专利 CN201110006009.X，涉及阿格列汀化合物。前 3 件专利中，专利 CN201210332271.8 和专利 CN201210399309.3 是专利 CN200680042417.8 的分案，申请日相同，并都要求享有相同的优先权，上述 3 个案件聚焦优先权相同主题判断以及化合物技术启示的判断，因此笔者将其作为一个系列讨论。专利 CN201110006009.X 无效纠纷焦点涉及当验证结果与化合物结构对应关系不明时，对说明书是否公开充分的判断。

一、专利 1~3 案情回顾

第一组专利涉及专利 1~3，即专利 CN200680042417.8、专利 CN201210332271.8、专利 CN201210399309.3。专利 CN200680042417.8 授权公告的权利要求书共 46 项权利要求，其中权利要求 1 涉及配制成单剂量形式的药物组合物，其中该单剂量形式含有 5mg 和 250mg 之间的化合物 I，化合物 I 具有下式结构

其中化合物 I 以药学上可接受的盐或以游离碱形式存在。

（一）无效宣告请求阶段

1. 证据和理由

亚宝药业于 2018 年 9 月 3 日向国家知识产权局提出了无效宣告请求，提交证据 1~12 和参考资料 1 如下。

证据 1：倪沛洲主编，《有机化学》第 5 版，人民卫生出版社，2005 年 7 月，封面、版权页、修订说明、前言、正文第 117 页、第 386 页和第 393 页。

证据 2：申迪等，苯甲酸阿格列汀的合成及其初步质量研究，《中南药学》，2016 年 8 月，第 14 卷第 8 期，第 813 – 816 页。

证据 3：苯甲酸阿格列汀片说明书，核准日期为 2013 年 7 月 16 日，共 2 页。

证据 4：公布号为 WO2005095381A1 国际申请公布文本，公布日期为 2005 年 10 月 13 日，复印件及其中文译文。

证据 5：公布号为 CN102140090A 的中国发明专利申请公布文本，公布日期为 2011 年 8 月 3 日。

证据 6：涉案专利实审过程的意见陈述书。

证据 7：公布号为 WO2005026148A1 国际申请公布文本，公布日期为 2005 年 3 月 24 日，复印件及其中文译文。

证据 8：公布号为 JP2003 – 300977A 的日本专利申请公布文本，公布日为 2003 年 10 月 21 日，复印件及其中文译文。

证据 9：公布号为 WO0202560A2 的国际申请公布文本，公布日期为 2002 年 1 月 10 日，复印件及其中文译文。

证据 10：公告号为 CN1134412C 的中国发明专利申请授权文本，授权公告日为 2004 年 1 月 14 日，复印件。

证据 11：公布号为 US20050032804A1 的美国发明专利公开文本，公布日为 2005 年 2 月 10 日，复印件及其中文译文。

证据 12：王怀良主编，《临床药理学》，高等教育出版社，2004 年 9 月，封底、封底、扉页、版权页、序言、出版说明、前言、目录、正文第 305 – 311 页。

参考资料 1：第 83585 号复审决定书。

专利权人武田制药针对上述无效宣告请求于 2018 年 11 月 5 日提交了意见陈述书，同时提交了如下反证。

反证 1：公布号为 US20070066635A1、公布日为 2007 年 3 月 22 日的美国发明专利申请，复印件及其中文译文。

反证 2：Naveen Mulakayala 等，Synthesis of dipeptidyl peptidase – 4 inhibitors：a brief overview，Tetrahedron，第 66 期，2010 年，第 4919 – 4938 页。

反证 3：公布号为 US8841447B2、公布日为 2014 年 9 月 23 日的美国发明专利申请，复印件及其中文译文。

反证 4：公布号为 WO03045228 A2、公布日为 2003 年 6 月 5 日的国际申请公布文本，复印件及其中文译文。

国家知识产权局于 2019 年 1 月 9 日举行了口头审理。无效宣告请求人当庭提交证据 13~17，具体如下。

证据 13：专利 CN102361557A，2012 年 2 月 22 日公开，即反证 3 的中国同族专利申请的中文全文译文。

证据 14：ICH 指导委员会著，《ICH 药品注册的国际技术要求临床部分》，周海钧主译，人民卫生出版社，2002 年 4 月第 1 版，扉页、版权页、序、正文第 250-251 页。

证据 15：张佐等著，《实用药剂学》，黑龙江科学技术出版社，1983 年 11 月第 1 版，首页、版权页、前言、正文第 13-17 页。

证据 16：孙会丽等编著，《药品与生命的奥秘（普通高等学校通识教育课程教材）》，西南交通大学出版社，2017 年 1 月第 1 版，首页、版权页、前言和正文第 75-76 页。

证据 17：周小江等主编，《医药商品学》，中国中医药出版社，2009 年 9 月第 1 版，首页、版权页和正文第 78 页。

专利权人当庭提交了反证 5，具体如下。

反证 5：邢其毅等，《基础有机化学》下册，高等教育出版社，1994 年 6 月第 2 版，2002 年 5 月第 7 次印刷，封面页，书名页，出版信息页，第 645-646 页。

无效宣告请求人亚宝药业认为，证据 14~17 用来证明涉案专利权利要求 1 中"单剂量"不清楚，不符合《专利法实施细则》第 20 条第 1 款的规定；证据 4~5 用来证明涉案专利申请优先权不成立，进而作为现有技术破坏了权利要求 1 的新颖性，不符合《专利法》第 22 条第 2 款的规定；相对于证据 4~5 或其组合、相对于证据 7、相对于证据 8~9 的组合、相对于证据 7~9 的组合、相对于证据 4 或证据 5 分别与证据 7~9 的组合，此外进一步考虑证据 10~12，涉案专利权利要求 1 不具备《专利法》第 22 条第 3 款规定的创造性。

2. 查明事实

证据 4 为涉案专利的专利权人在涉案专利优先权日之前申请的发明专利申请的公开文本，申请日为 2004 年 12 月 15 日，公开日为 2005 年 10 月 13 日，其申请日早于涉案专利所要求的最早优先权日。证据 4 披露了一类具有抑制 DPP-4 活性的化合物，说明书记载了多个具体的 DPP-4 抑制剂化合物，具体化合物的制备例，其中记载的制备的目标化合物 4 即为涉案专利化合物 I，所述化合物抑制 DPP-4 的活性数据。"药学上可接受的盐"包括无机酸如盐酸、氢溴酸，有机酸如苯甲酸等多种酸的加成盐，包含所述化合物作为活性成分的药物组合物。制剂实施例部分记载了口服制剂、静脉内

制剂、片剂及其组成，涉案专利化合物和组合物给药治疗的疾病包括但不限于由DPP –
4介导的病症，具体为糖尿病，更具体为2型糖尿病等。

证据5是证据4的中文同族专利申请的公开文本，申请日为2004年12月15日，
公开日为2011年8月3日，其申请日早于涉案专利所要求的最早优先权日。

证据7 ~ 9均为现有技术，公开了DPP – 4酶抑制剂。如下所示：

涉案专利化合物：

证据7：

，该结构对应的通式化合物为

，其中，Q可

以为CO，Z可以为取代或未取代的杂环烷基，R_2可以为C_{1-10}烷基，R_3可以为氢或羟
基，L可以为0个原子的化学键，X可以为芳基（C_{1-10}）烷基；当R_3为羟基时，其可
同所连接的环上双键形成烯酮 – 酮式互变异构体。

证据8：

其中，R^b为2 – 氰基苄基，R^a为H，n为2。

证据9：

其中，D^3、D^4、D^5可以不存在。

证据10 ~ 11涉及DPP – 4抑制剂的化合物，公开了不同的日剂量范围，其中"对大
多数较大的灵长类动物，日剂量0.1mg至250mg，优选1mg至100mg"；或制备包含活性
成分100mg的药片。证据12涉及多种具体的糖尿病药物，并列举了不同的常规日剂量。

证据14 ~ 17涉及单剂量的解释。证据14记载了（新药）Ⅰ期研通常涉及以下一
个或多个方面，初始安全性和耐受性评估、药物动力学、药效学评价、药物活性的早

期测定，其中初始安全性和耐受性评估，应当包括单剂量和多剂量给药方式。证据15记载了处方开写形式，常用的有日剂量、总剂量及单剂量三种形式，其中单剂量处方是将处方中所含各成分的数量按单次剂量开写，并指出要发出多少这样的剂量或须服用若干次。证据16记载了其剂量书写方法有：单剂量法，即写出一次用量。证据17记载了Ⅰ期临床耐受性试验方案涉及要求，其中剂量设计通常包括单剂量和多剂量两种给药方式，主要是为了评估药物的初始安全性和耐受性，在具体临床试验中，单剂量组亦称单次给药组，多剂量组亦称多次给药组或连续给药组。

（二）无效宣告审查决定理由

国家知识产权局于2019年1月31日作出第38950号无效宣告审查决定维持专利有效，于2019年2月1日作出第38951号决定宣告专利部分无效、第38952号宣告专利无效。决定中对于双方争议的焦点问题进行了认定。

1. 关于"单剂量"的限定是否清楚

该案的第一个争议焦点是关于权利要求1"配制成单剂量形式的药物组合物，其中该单剂量形式含有5mg和250mg之间的化合物Ⅰ"中"单剂量"的特征限定是否清楚。

无效宣告请求人认为：①证据14～17证明本领域通常理解"单剂量"指的是单次给药剂量，属于给药特征，证据15证明"形式"指的是给药方式，涉案专利说明书第0149段记载内容"包含5毫克/天至250毫克/天"说明权利要求1中的单剂量形式是给药方式，因此权利要求1的技术内容包括给药特征，其保护主体为药物组合物，属于主题名称与技术内容不适应，导致权利要求不清楚。②涉案专利权利要求1中限定"单剂量形式"时没有明确其为日剂量，而涉案专利说明书第0041段、0042段、0149段、0153段对于单剂量形式的定义均以日剂量进行描述，本领域技术人员难以理解权利要求1中"单剂量形式"究竟代表何种含义，导致其保护范围不清楚。

无效宣告审查决定中认为：①关于单剂量。证据14～17"单剂量"所处的语境不同，都可以理解为单剂量是指适合一次给予患者的药物剂量。涉案专利说明书第0016段记载在"一种变化方案中，每天给药1次，并且可以任选以单剂量每天给药1次"，该单剂量也是指一次给予患者的药物剂量。②关于单剂量与日剂量。日剂量通常指每日给予药品的累积量，当一日仅给药一次时，单剂量与日剂量相当。从涉案专利说明书第0041段、0042段、0149段、0153段记载内容看，如说明书第0149段记载"因此，本发明的药物组合物可以是给予患者的单剂量形式，其包含5毫克/天至250毫克/天的化合物Ⅰ，任选10毫克至200毫克的化合物Ⅰ，任选10毫克至150毫克的化合物Ⅰ，以及任选10毫克至100毫克的化合物Ⅰ"，似乎出现单剂量与日剂量的混同。但在本领域技术人员能够理解涉案专利所述单剂量是一次给予患者的药物剂量，当一日给药一次仅给药一次时，单剂量与日剂量相当的情况下，所述"本发明的药物组合物可以是给予患者的单剂量形式，其包含 5 毫克/天至 250 毫克/天的化合物 I"是指以包含 5mg 至 250mg 化合物 I 的含量制备出所述药物组合物，而后每天一次性给予患者的含义，不会造成本领域技术人员对单剂量和日剂量的理解存在困难。③关于单剂量形式对产品的限定。当产品权利要求中包含用药特征时，并不必然导致权利要求保护范围不清楚，如果用药特征带来产品组成和形态变化时，用药特征对权利要求保护范围具有限定作用。在该案中，单剂量形式包含了一次给予一定量药物的用药特性，然而落实到保护主题上，其实际上是对药物组合物形式的一种描述。证据 15 中记载了"处方开写形式，常用的有日剂量、总剂量及单剂量三种形式"，其中的"单剂量形式"是医生写处方时对服药方法采用的一种撰写形式，与涉案专利对药物组合物形式描述的本意明显不同，本领域技术人员不会采用证据 15 的内容来理解涉案专利的保护范围。根据涉案专利整体的记载，如说明书第 0166 段"该药剂盒也可以包括单剂量或多剂量形式的组合物"可以看出在涉案专利权利要求 1 中，单剂量形式是药物组合物的一种具体表现，其本质是一种产品限定而非给药方法，区别于包含多个剂量适合多次给药的多剂量形式的产品。

基于此，本领域技术人员可以理解权利要求 1 中"配制成单剂量形式的药物组合物"是指适合一次给予患者的药物。结合权利要求 1 其他特征限定，该药物含有 5mg 和 250mg 之间的药学上可接受的盐或以游离碱形式化合物 I。因此，涉案专利权利要求 1 的保护范围是清楚的。

2. 关于优先权的认定

该案的第二个争议焦点是关于证据 4 或证据 5 是否影响涉案专利的优先权作为首次申请的条件，进而影响优先权是否成立，以及如果优先权不成立，是否能够成为涉案专利的现有技术。

涉案专利与证据 4 ~ 5 时间关系如图 4 - 1 所示。

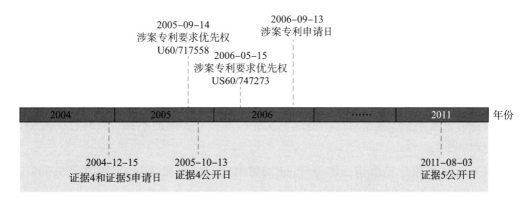

图 4 - 1　涉案专利与证据 4 ~ 5 的时间对应关系

无效宣告请求人认为：证据4、5分别公开了涉案专利相同主题的发明，因此涉案专利要求享有优先权的在先申请并非首次申请，涉案专利主张的优先权日不能成立。

无效宣告审查决定认为：根据专利法规定，作为优先权基础的在先申请必须是针对相同主题的首次申请。如果申请人在提出申请之前，已经就相同主题向其他国家提出了多份申请，则只能要求以首次提出的申请为基础要求享受优先权，而不能以较晚的在先申请作为优先权基础。证据4、5作为同一申请人早于涉案专利优先权日申请的在先申请，其是否影响涉案专利享有上述两个优先权，关键在于证据4、5是否披露与涉案专利相同主题的发明。

如前所述，涉案专利权利要求1请求保护配制成单剂量形式的药物组合物，其中含有5mg和250mg之间的药学上可接受的盐或以游离碱形式化合物Ⅰ。本领域技术人员可以理解涉案专利权利要求1中"配制成单剂量形式的药物组合物"是指适合一次给予患者的药物产品。

证据4披露的与涉案专利权利要求1最接近的技术主题：作为示例的化合物4（涉案专利的化合物Ⅰ），可以其盐或者游离碱形式作为活性成分制备成药物组合物，该组合物可用于治疗DPP-4介导的病症，包括2型糖尿病。虽然证据4中还披露了具体的制剂例口服制剂，但该口服制剂中活性成分的含量与该制剂的剂型、其他组分及其含量之间相关，无法将该具体制剂中活性成分的含量看作对前述技术主题中某一技术特征的具体阐释，从而获得含有该特定含量化合物Ⅰ的药物组合物。并且制剂例为口服制剂，但涉案专利权利要求1中未对制剂形式作出限定，理论上涵盖了药学上所有可能的剂型。涉案专利权利要求1中还要求所述药物组合物为单剂量形式，即可用于单次给药的产品形式，而证据4所述口服制剂中也不是用于单次给药的产品形式。证据4也没有披露药物组合物中化合物4的含量范围5~250mg。因此，证据4没有披露与涉案专利权利要求1相同的技术方案，从而并未披露与涉案专利权利要求1相同的主题，不能影响涉案专利权利要求1享有的优先权。

证据5是证据4的同族专利，其公开的药物组合物、具体制剂例的信息与证据4相同。基于前述与证据4相同的理由，对于涉案专利权利要求1的技术方案，证据5并不是针对相同主题的首次申请，因此证据5不能破坏其享有的优先权。

基于前述理由，涉案专利权利要求1享有优先权，证据4和证据5的公开日在涉案专利优先权日之后，不能作为现有技术来评价涉案专利权利要求1的新颖性。因此，无效宣告请求人关于涉案专利权利要求1优先权不成立，继而不具备新颖性的理由也不能成立。

对于其他两件分案申请，即专利CN201210332271.8和专利CN201210399309.3，其授权权利要求1与专利CN200680042417.8比较如表4-4所示。

表 4 -4 第一组专利比较

专利 CN200680042417.8	专利 CN201210332271.8	专利 CN201210399309.3
药物组合物	药物组合物	化合物 I 在制备药物组合物中的用途
化合物 I 结构（略）	化合物 I 结构（略）	化合物 I 结构（略）
化合物 I 以药学上可接受的盐或游离碱形式存在	化合物 I 以药学上可接受的盐或游离碱形式存在	—
—	药学上可接受的载体	—
配制成单剂量形式，该单剂量形式含量为 5mg 至 250mg	以 5mg 至 250mg 的日剂量给药	所述药物组合物通过口服给予日剂量为 5mg 至 250mg 的化合物 I 用于治疗 2 型糖尿病

上述 3 件专利的申请日相同，要求的优先权相同，授权的权利要求不同。其中，专利 CN201210332271.8 的药物组合物中涉及类似的"5 毫克至 250 毫克的日剂量给药"限定，其属于非常明确的给药特征，仅体现在医生的用药过程中如何选择，对药物组成和结构没有限定作用，不对权利要求的保护范围产生影响。因此该专利权利要求 1 的技术方案应理解为药物组合物，其包含具有所述化学式结构的化合物 I 和药学上可接受的载体，其中化合物 I 以药学上可接受的盐或游离碱形式存在。关于技术领域，专利 CN201210332271.8 说明书记载了属于糖尿病治疗的技术领域，具体来说属于新的 DPP -4 酶抑制剂用于糖尿病治疗的技术领域。关于技术问题，该专利说明书记载要解决的技术问题是使用包含作为新的 DPP -4 酶抑制剂的化合物 I 的组合物用于抑制 DPP -4 酶活性，从而有效治疗糖尿病。关于技术效果，该专利说明书记载了化合物 I 的合成途径，记载并证实了如下技术效果：通过提供包含所述结构式且以游离碱或药学上可接受盐的化合物 I 的组合物口服给药，可有效抑制血浆 DPP -4 的活性，可实现有效降低 2 型糖尿病的血糖、糖基化血红蛋白和空腹果糖胺水平的技术效果，还可与其他药物联用有效降低糖基化血红蛋白和血糖水平。如前所述，证据 4 记载了作为示例的化合物 4（涉案专利的化合物 I），可以其盐或者游离碱形式作为活性成分制备成药物组合物，该组合物可用于治疗 DPP -4 介导的病症，包括 2 型糖尿病。证据 4 还记载了所述药物组合物适合包括口服在内途径给药。关于技术效果，还记载了利用各种测定法测试化合物的蛋白酶抑制作用，观察到表现出选择性 DPP -4 抑制活性。

就具体技术方案而言，证据 4 形式上没有明确记载和专利 CN201210332271.8 权利要求 1 表述方式完全相同的技术方案，但根据证据 4 的整体记载，本领域技术人员能够确认证据 4 所记载的药物组合物中的所述作为活性成分的化合物可以以游离碱或可药用酸加成盐的方式制备成组合物以口服方式提供，因此，证据 4 已经记载了与专利

CN201210332271.8 权利要求 1 相同的技术方案。

就技术效果而言，虽然证据 4 验证的是具有 DPP－4 抑制活性，而专利 CN201210332271.8 中除了验证 DPP－4 抑制活性外，还进一步针对新诊断的临床 2 型糖尿病患者展开临床试验证实了降血糖效果，并对小鼠开展了药物联用的降血糖研究。但是本领域技术人员结合常识并根据证据 4 的整体记载足以确认，具有 DPP－4 抑制活性意味着可以通过抑制 DPP－4 对相关激素的降解，从而刺激胰岛素分泌，抑制高血糖素分泌等机制来降低血糖，进而用于治疗 2 型糖尿病。因此，对于糖尿病患者和小鼠的降血糖研究是对证据 4 已验证的 DPP－4 抑制活性效果的进一步丰富和完善，并未产生新的技术效果。证据 4 与涉案权利要求 1 具有相同的技术效果。

在技术方案和技术效果相同的基础上，结合二者的整体信息能够确定技术领域和技术问题均相同。因此证据 4 披露了与专利 CN201210332271.8 权利要求 1 相同主题的发明。专利 CN201210332271.8 要求享有的两个优先权均非首次申请，导致涉案专利权利要求 1 优先权不成立。此时，证据 4 同时成为影响涉案专利权利要求 1 新颖性的现有技术。对于专利 CN201210332271.8 中因不满足相同主题而能够享有优先权的权利要求，则证据 4 为其在先申请在后公开的中间文件，不是现有技术，因此不能影响涉案专利权利要求的新颖性。

基于同样的分析思路，专利 CN201210399309.3 权利要求 1 的给药特征对于制药用途没有限定作用，该专利权利要求 1 的实质技术方案与证据 4 相同，二者技术效果、技术领域、技术问题相同。因此专利 CN201210399309.3 权利要求 1 与证据 4 披露的技术方案具有相同主题，不能享有优先权。在不享有优先权的基础上，证据 4 成为破坏专利 CN201210399309.3 权利要求 1 新颖性的现有技术。

3. 关于涉案专利的创造性

该案的第三个争议焦点是，本领域技术人员基于证据 7～9 单独或相互结合，能否显而易见地获得涉案专利化合物。

1）相对于证据 7

无效宣告请求人认为：涉案专利化合物 I 与证据 7 上述具体化合物相比，区别仅在于化学结构不同，证据 7 进一步公开了式（I）所述 DPP－4 抑制剂，其中，Q 可以为 CO，Z 可以为取代或无取代的杂环烷基，R_2 可以为 C_{1-10} 烷基，R_3 可以为氢或羟基，L 可以为 0 个原子的连接基（化学键），X 可以为芳基（C_{1-10}）烷基。其中，当 R 为羟基时，其可以同所连接的环上双键形成烯醇－酮式互变异构体。为了开发新的 DPP－4 抑制剂，本领域技术人员容易想到将母环上的取代基进行常规调整，从而得到化合物 I。

无效宣告审查决定认为：证据 7 中具体化合物 2－[4－(3－氨基－哌啶－1－基)－6－氧代－1,6－二氢嘧啶－5－基甲基]－苯腈和权利要求 1 中的化合物 I 结构均由三部分组成，均包含氨基哌啶基团和亚甲基 – 苯腈基团。二者的区别特征包括：①中间的基团结构不同，涉案专利化合物Ⅰ中间的基团结构为

而证据 7 中该具体化合物对应基团结构为

②各基团的空间连接位置明显不同；③涉案专利权利要求 1 中化合物Ⅰ构型为（R）– 3 – 氨基哌啶基团，而证据 7 中该具体化合物未显示构型。

基于上述区别特征，结合涉案专利说明书中证实的技术效果，涉案专利权利要求 1 实际解决的技术问题是提供一种包含结构不同的 DPP – 4 抑制剂的药物组合物。判断涉案专利权利要求 1 是否具备创造性的关键在于，现有技术整体上是否给出了为了抑制 DPP – 4 治疗糖尿病，可对证据 7 所述具体化合物进行结构改造，得到涉案专利的化合物Ⅰ的技术启示。

考察证据 7 其他部分内容可知，证据 7 还公开了所述通式化合物的取代基选择，但是，即使考虑证据 7 上述通式化合物的教导，并结合其对各取代基的定义，仍然无法直接得到涉案专利的化合物Ⅰ，理由如下。

首先，从中间基团的结构来看，证据 7 记载的该通式中间的基团结构和涉案专利化合物Ⅰ中部的基团仍然不同，证据 7 记载的通式化合物中，中部基团并非涉案专利化合物Ⅰ的嘧啶二酮基团，而是基团

即使按照请求人的观点对所述取代基进行特定的选择后，得到的化合物的中部基团仍然并非涉案专利的嘧啶二酮结构。根据证据 7 的整体教导，本领域技术人员为了得到具有 DPP – 4 抑制活性的新化合物，并没有动机对中间的基团结构进行改造得到涉案专利的嘧啶二酮结构。

其次，从通式结构的取代位点尤其是苄腈取代基的取代位点来看，证据 7 该通式化合物上的取代主要发生在该结构 1 位氮原子和 2 位碳原子上，以及 4 位和 5 位碳原子上，对于该结构 3 位氮原子，从该通式化合物的结构来看，其上并未连接任何取代基团，即并不能发生取代。而从证据 7 公开的其他具体化合物的结构来看，该结构 3 位

氮原子在该通式中并不能发生取代，因此本领域技术人员根据证据7的整体内容没有动机在该位置上进行取代基的修饰，也没有启示在该位置连接取代基亚甲基－苯腈基团进行结构修饰，而且本领域技术人员无法预期在该位置用此取代基取代后其药理活性是否变化以及变化的趋势。

综上，本领域技术人员基于证据7的教导，不会显而易见地想到将证据7的化合物中间的基团进行改造，并将结构1位氮原子上的取代基移动到3位氮原子上，也无法预期如此改造后得到的化合物是否仍然具有DPP－4抑制活性。

在此基础上，本领域技术人员基于证据7的内容不会显而易见地获得涉案专利权利要求1中所含有的化合物Ⅰ，因此，涉案专利权利要求1相对于证据7是非显而易见的，具备创造性，符合《专利法》第22条第3款的规定。

2）相对于证据8和证据9的组合

无效宣告请求人认为：第一，证据8涉及一种DPP－4酶抑制剂，其通式表示黄嘌呤化合物，实施例2~14公开了通式所示的化合物，其中在实施例2~14中，基团R^b分别为苄基、2－甲基苄基、3－甲基苄基、2－氟苄基、3－氟苄基、2－氰基苄基、2－氟甲基苄基、2－溴苄基等。本领域技术人员根据上述实施例2~14的具体化合物，能够发现它们公开了涉案专利化合物中的氨基哌啶基团和甲基－苯腈基团，因此它们和涉案专利的化合物Ⅰ不同点仅在于涉案专利含氮杂环部分是嘧啶二酮结构，而证据8则是黄嘌呤结构。基于所述区别特征，结合说明书中记载的技术效果，确定涉案专利实际解决的技术问题是提供一种含有结构不同的DPP－4抑制剂的药物组合物。第二，证据9也涉及用于治疗2型糖尿病的DPP－4抑制剂，公开了式Ⅱ的化合物，并列出了这些化合物的具体结构。在式Ⅱ的定义中，证据9明确表明式Ⅱ中的D^3、D^4、D^5可以不存在。也就是说，证据9给出了这部分结构可以是稠合杂环，也可以是不稠合的杂环，二者所起到的作用基本相同。证据9还公开了化合物或其药学上可接受的盐的药物组合物。第三，基于证据8、证据9以及黄嘌呤与嘧啶二酮的结构分析，所属技术领域的技术人员能够确定嘧啶二酮部分与黄嘌呤部分都具有某些相似性，如中心母核使周围基团定向以保持有效DPP－4抑制活性必须的几个接触位点。另外，黄嘌呤骨架在结构上与嘧啶二酮高度相似，通过结构修饰从黄嘌呤骨架有可能跃迁为嘧啶二酮，嘧啶二酮的结合模式与黄嘌呤类衍生物相似。由证据8公开的DPP－4抑制剂化合物的结构可以看出，N上的取代基R^a或者R^b伸入S1口袋，形成疏水作用，是活性必需的。8位的3－氨基含氮杂环基能够与S2口袋形成保守性氢键，是活性必需的；而母环黄嘌呤的结构形成疏水作用，则不是活性必需的。也就是说，R^a或者R^b和8位的3－氨基含氮杂环基是药效基团，母环黄嘌呤是分子骨架。涉案专利的化合物系基于证据8中刚性较强的稠合环类骨架黄嘌呤通过骨架迁越为柔韧性较强的嘧啶二酮，同时将药效团连接在嘧啶二酮的环上得到的，所属技术领域的技术人员在证据8和证据9的基础上。基于对 DPP -4 抑制剂化合物作用机理的分析，能够预料到变换骨架后的涉案申请的化合物也具有相应的 DPP -4 抑制活性。综上分析，无效宣告请求人认为，基于证据 8 和证据 9 的组合，得到涉案专利的化合物 I 并预期其具有相应的 DPP -4 抑制活性是显而易见的。

无效宣告审查决定认为：复审请求人的观点参考了在先的第 83585 号复审决定，然而，第 83585 号复审决定是在涉案专利申请说明书记载内容基础上，结合现有技术证据 8 和证据 9 评判说明书公开充分权利要求保护的技术方案。而该案是在发明尚未做出之前，判断现有技术证据 8 和证据 9 中是否存在足够的技术启示，这种启示会引导本领域技术人员在寻找一种新的 DPP -4 抑制剂时，对现有技术的化合物进行结构改造，得到涉案专利的化合物 I。二者的判断基础和判断思路都不相同。

考察证据 8 可知，证据 8 公开的 DPP -4 抑制剂的通式化合物属于黄嘌呤衍生物，其权利要求 1 中描述了所述结构的黄嘌呤衍生的通式化合物，证据 8 中权利要求 9 的技术方案，进一步限定权利要求 1 中的部分取代基情况，其中限定 R^3 为苄基。证据 8 记载的实施例 2 ~ 14 实际上列举了 R^a 和 R^b 的各种选择可能。其中大部分情况下 R^a 为氢，n 为 1 或 2；R^b 分别为苄基、2 - 甲基苄基、3 - 甲基苄基、2 - 氟苄基、3 - 氟苄基、2 - 氰基苄基、2 - 氟甲基苄基、2 - 溴苄基等。

证据 8 的黄嘌呤衍生物本身和涉案专利的化合物 I 的结构相差甚远，且其中并未对作为 DPP -4 抑制剂的所述黄嘌呤衍生物的构效关系进行具体阐述。合议组认为，在未看到涉案发明时，尚不能根据证据 8 公开的具有 DPP -4 抑制活性的黄嘌呤衍生物得到涉案专利的化合物 I 的三部分药效基团，也不存在将黄嘌呤衍生物的通式结构替换为涉案专利的嘧啶二酮基团，以及在其上引入甲基 - 苯腈基团的技术启示。

证据 9 公开了 DPP -4 抑制剂的式 II 化合物，具体内容如前所述，证据 9 涉及的是一种马库什形式的通式化合物，而以马库什形式撰写的通式化合物在本质上是依据一定的构效关系理论在具体实施的化合物技术方案基础上采取概括方式撰写的定义范围，不应理解为不同的具体化合物的集合，不能认为证据 9 公开了包含黄嘌呤结构和尿嘧啶结构的具体化合物。

并且，证据 9 公开的化合物和证据 8 的化合物在结构上存在较大差异，即使证据 9 中表明所述式 II 中的 D^3、D^4、D^5 可以不存在，这种可能也仅仅是指针对证据 9 中的式 II 化合物的结构而言的，并不意味着其他结构的化合物，尤其是证据 8 中的通式化合物可以按照证据 9 中的取代基的定义进行选择和改造。无效宣告请求人的分析仅说明当得到涉案专利的化合物 I 之后，对其结构进行事后分析，可以从机制上合理解释其为何具有 DPP -4 抑制活性，但无效宣告请求人的分析并不能表明证据 8 和证据 9 中存在足够的教导，促使本领域技术人员有动机将证据 9 的通式化合物或具体化合物和证据 8 的通式化合物或具体化合物进行组合和所述改造。相反，如前所述，由于证据 8

和证据9本身对通式化合物的不同定义，以及各自的具体不同阐释，它们之间并不存在组合的启示。尤其是，考虑到证据9中通式Ⅱ的化合物涵盖了海量的化合物，各个取代基有很多种可选基团，并且证据9中并未对构效关系理论进行具体阐述，也未说明通式中母核结构、各取代基和DPP-4抑制活性的关系，因而，即使证据9涉及的通式化合物中相应基团在特定情况下可以分别为黄嘌呤和尿嘧啶，并不意味着证据9中给出了可以将证据8中相应通式结构中黄嘌呤基团替换为尿嘧啶基团的技术启示。

即使将证据8和证据9结合起来看，也无法显而易见地获得涉案专利化合物Ⅰ。无效宣告请求人认为的构效关系，是在阅读第83585号复审决定所涉及的说明书后，已经得知包括该案涉及的化合物Ⅰ在内的多个结构相似的DPP-4抑制剂化合物，并在此基础上与证据8和证据9公开的化合物进行联系、对比后得出的结论，即上述结论是结合所述复审决定所针对的涉案专利申请、对应的两份现有技术的基础上，对三者所涉及化合物结构的共性和差异结合其作为DPP-4抑制剂的效果进行分析和总结，在此基础上得出的构效分析理论。但在该案的创造性评价中，本领域技术人员在不知晓涉案专利化合物Ⅰ的前提下，仅基于证据8和证据9无法获得上述构效关系。因为如前所述，无论是证据8还是证据9，均没有对构效关系进行具体阐述，两者均未从理论上对DPP-4抑制剂的构效关系展开论述。即使研究证据8和证据9对二者结构的共性和差异与其作为DPP-4抑制剂的效果的关系进行分析和总结，但两者的化合物结构差别较大，本领域技术人员仅在阅读这两份证据的基础上也无法预期具体哪个结构是活性必需的，哪个结构是活性非必需的，并在此基础上进一步对结构进行改造。

也基于这个理由，本领域技术人员没有动机对证据8化合物中的黄嘌呤结构进行替换。即使本领域技术人员有动机要对黄嘌呤进行替换，也没有明确的技术启示使本领域技术人员想到用嘧啶二酮来替换黄嘌呤结构。无效宣告请求人还提到黄嘌呤通过结构跃迁会转化成嘧啶二酮。如前所述，仅依据证据8和证据9，尚不足以认定对于DPP-4抑制活性来说嘧啶二酮部分与黄嘌呤部分是结构接近的基团，也不能得出黄嘌呤骨架和嘧啶二酮骨架高度相似的结论。况且，即使基于证据8中刚性较强的稠合环类骨架黄嘌呤通过骨架迁越为柔韧性较强的嘧啶二酮，即黄嘌呤在一定条件下电子跃迁使得五元环上的双键发生位置改变，产生嘧啶二酮，然而所获得的嘧啶二酮与五元环仍处于稠合状态，这与涉案专利化合物Ⅰ中未稠合的嘧啶二酮结构仍有较大区别。即使证据9公开了相应的还可以是稠合也可以是不稠合的，但是在构效关系不明确的前提下，本领域技术人员也缺乏动机进行如上选择。

因此，现有技术中没有明确的指引使本领域技术人员为了获得相似的DPP-4抑制剂有动机去获得不稠合的嘧啶二酮为基础的化合物。并且，无论从证据8的通式化合物结构，还是从第0050段公开的结构来看，对该化合物的取代均发生在7位氮原子和8位碳原子上。因此，即使本领域技术人员有动机对其证据8的通式化合物结构进行改造，还需要考虑取代基的空间位置排布。因为在骨架迁越后，仍然存在取代位置的差异，这将会对所得到的化合物的活性造成影响。对于为何本领域技术人员有动机在嘧啶二酮结构上分别在所述特定位点引入所述氨基哌啶基团和甲基 – 苯腈基团，无效宣告请求人虽然进行了所述构效分析，但不足以说明现有技术存在足够的技术启示，促使本领域技术人员在寻找一种新的 DPP – 4 抑制剂时，有动机将所述氨基哌啶基团和甲基 – 苯腈基团以涉案专利的连接位点进行连接，从而得到涉案专利的化合物 I。

此外，涉案专利涉及 DPP – 4 抑制剂，化合物的空间结构关系到其与酶结合的难易程度。如前所述证据 8 和证据 9 中化合物的取代基的结合位置与涉案专利存在较大不同，本领域技术人员在已知证据 8 和证据 9 化合物具有 DPP – 4 活性的基础上，不会轻易对取代基的位置进行较大改动，从而获得涉案专利化合物 I。

综上，证据 8 ~ 9 未给出为了保持或改善 DPP – 4 抑制活性，对现有技术化合物结构进行改造从而得到涉案专利化合物 I 的技术启示。涉案专利的权利要求 1 中，化合物 I 相比证据 8 和证据 9 的组合是非显而易见的。在此基础上，涉案专利权利要求 1 相对于证据 8 ~ 9 也是非显而易见的。同时，涉案专利的化合物 I 具有抑制 DPP – 4 活性，包含化合物 I 的药物组合物实现了降血糖的有益技术效果。因此，涉案专利权利要求 1 相对于证据 8 ~ 9 有突出的实质性特点和显著的进步，具备创造性，符合《专利法》第 22 条第 3 款的规定。

二、专利 4 案情回顾

涉案专利 4（CN201110006009. X）授权公告时的权利要求书共 5 项权利要求，其中权利要求 1 涉及选自下列的化合物或其药学上可接受的盐

具体涉及 24 个具体化合物。

（一）无效宣告请求阶段

1. 证据和理由

亚宝药业于 2020 年 6 月 18 日向国家知识产权局提出了无效宣告请求，提交了证据 1 ~ 12，具体如下。

证据 1：WO03004496A1，公开日 2003 年 1 月 16 日。

证据 2：JP2003300977，公开日 2003 年 10 月 21 日。

证据 3：Anti – diabetic Activity of Constituents of Lycii Fructus，Kyoung Soon Kim 等，The Journal of Applied Pharmacology，1998 年，第 6 卷，第 378 – 382 页。

证据 4：Crystal structure of human dipeptidyl peptidase Ⅳ in complex with a decapeptide reveals details on substrate specificity and tetrahedral intermediate formation，Kathleen Aertgeerts 等，Protein Science，2004 年，第 13 卷，第 412 – 421 页。

证据 5：Crystal structure of human dipeptidyl peptidase Ⅳ CD26 incomplex with a substrate analog，Hanne B. Rasmussen 等，Nature structural biology，2003 年 1 月，第 10 卷第 1 期，第 19 – 25 页。

证据 6：孙积辉主编，《药物化学》，人民卫生出版社，1986 年 11 月第 1 版，封面、封底、版权页、第 413 – 417 页。

证据 7：张孙玮、沈尧汝编，《有机试剂基础》，燃料化学工业出版社，1974 年 5 月第 1 版，封面、版权页、第 25 – 30 页。

证据 8：欧伶、俞建瑛、金新根主编，《应用生物化学》，化学工业出版社，2001 年 12 月第 1 版，封面、版权页、第 253 – 258 页。

证据 9：Identification of Novel Purine and Pyrimidine Cyclin – Dependent Kinase Inhibitors with Distinct Molecular Interactions and Tumor Cell Growth Inhibition Profiles，Christin E. Arris 等，Journal of Medicinal Chemistry，2000 年，第 43 卷，第 2797 – 2804 页。

证据 10：《中国药学年鉴》编辑委员会编，《中国药学年鉴 2002 ~ 2003》，第二军医大学出版社，2003 年 11 第 1 版，封面、版权页、第 32 – 35 页。

证据 11：俞庆森、朱龙观编著，《分子设计导论》，高等教育出版社，2000 年 7 月第 1 版，封面、版权页、第 104 – 115 页。

证据 12：肖崇厚主编，《中药化学》，上海科学技术出版社，1997 年 6 月第 1 版，封面、版权页、第 130 页。

专利权人武田制药于 2020 年 8 月 17 日提交意见陈述书以及如下反证 1 – 5。

反证 1：第 173404 号复审决定书。

反证 2：专利权人在涉案专利的审查过程中于 2014 年 12 月 2 日提交的由 Charles Grimshaw 博士作出的声明。

反证 3：北京市高级人民法院（2018）京行终 6345 号行政判决书。

反证 4：专利权人在涉案专利的审查过程中于 2017 年 12 月 13 日提交的由 Charles Grimshaw 博士作出的声明。

反证 5：证据 4 第 416 页图 4 的中文译文。

国家知识产权局于 2020 年 12 月 15 日举行了口头审理。无效宣告请求人当庭提交证据 13 ~ 15，具体如下。

证据 13：最高人民法院（2016）最高法行再 95 行政判决书。

证据 14：第 38424 号无效宣告请求审查决定。

证据 15：第 20342 号复审请求审查决定，供合议组参考。

针对无效宣告请求人的证据，专利权人不认可证据 4 的公开性，认为证据 4 看不出出版时间。请求人表示证据 4 出版时间是 2003 年 2 月 28 日，但无法提供证据证明。

专利权人当庭提交反证 6、7，表示反证 7 仅供参考，反证 6 作为公知常识证据说明什么是"结构性修饰"。

反证 6：国家药品监督管理局执业药师资格认证中心组织编写，《药学专利知识（二）》，中国中医出版社，2003 年 3 月第 1 版，封面、版权页、第 561 页。

反证 7：仉文升、李安良主编，《药物化学》（第二版），2005 年 6 月第 2 版，封面、版权页、第 78 – 81 页。

无效宣告请求人亚宝药业认为，针对涉案专利权利要求 1 的技术方案，说明书不符合《专利法》第 26 条第 3 款的规定；涉案专利权利要求 1 不具备《专利法》第 22 条第 3 款规定的创造性。证据结合方式：依据证据 2、证据 4（或证据 5）和证据 9 的组合，或依据证据 2、证据 4（或证据 5）和证据 3（或公知常识）的组合，或依据证据 1、证据 4（或证据 5）和证据 9（或证据 3 或公知常识）的组合。

2. 查明事实

针对无效宣告请求人的证据，证据 1 涉及用于治疗糖尿病的 DPP – 4 酶抑制剂，证据 2 涉及 DPP – 4 酶抑制剂，证据 3 涉及枸杞中活性成分的抗糖尿病活性，公开了从枸杞的水馏分、乙酸乙酯馏分和正丁醇馏分中分离得到 3 个化合物，经鉴定其结构为 1 – 羧酸 – N，N，N – 三甲基乙胺氢氧化钠盐，2，4（1H，3H）– 嘧啶二酮，3，3′，4′，5，7 – 五羟基黄酮 3 – 芸香糖苷。从枸杞分离出的成分中，2，4（1H，3H）– 嘧啶二酮，3，3′，4′，5，7 – 五羟基黄酮 3 – 芸香糖苷和抗坏血酸都显示出显著的抗糖尿病作用。涉案专利化合物与证据 1～3 公开的化合物具体如下。

涉案专利：

证据 1：

证据 2（专利 CN200680042417.8 无效纠纷案中的证据 8）：

其中 R^b 为 2 – 氰基苄基，R^a 为 H，n 为 2。

证据 3：2，4（1H，3H）– 嘧啶二酮，3，3′，4′，5，7 – 五羟基黄酮 3 – 芸香糖苷。

证据 4 涉及"人二肽基肽酶Ⅳ与十肽复合的晶体结构揭示了第五特异性和四面体中间体形成的细节"，其中公开了 DPP – 4 的结构特点以及其与底物 tNPY（氨基酸序列为 YPSKPDNPGE）结合后的复合物的结构特点，公开了 DPP – 4 的活性位点包括由残基 V656、Y631、Y662、W659、Y666 和 V711 在空间上构成的疏水 S1 口袋，以及由残基 R125、F357、Y547、P550、Y631 和 Y666 在空间上构成的疏水 S2 口袋。其中，疏水性的 S1 凹槽的形状可以最佳地容纳 Pro（脯氨酸）或 Ala（丙氨酸）残基并与之相互作用，S2 亚位点优先识别较大的疏水链和芳香族侧链。但是，关于证据 4 的公开日期的认定，无效宣告请求人提供的资料均不能显示证据 4 的具体公开日，通过其上显示的"Copyright © 2004"无法确定公开日在涉案专利的最早优先权日之前，无效宣告请求人也表示没有其他证据提交以证明出版时间，因此，无效宣告审查决定中未认定证据 4 是涉案专利的现有技术。

证据 5 涉及"人二肽基酶Ⅳ/CD26 与底物类似物复合的晶体结构"，其中公开了 DPP – 4 的总体结构、DPP – 4 的结合位点，公开了"Val – Pyr 的吡咯肽部分埋在疏水性口袋中，该口袋靠近活性丝氨酸。只有具有较小侧链的氨基酸（脯氨酸、丙氨酸或甘氨酸）才能适合该狭窄的口袋……"。证据 5 显示的活性位点包括 Glu205、Glu206、Asn710 和 Arg125 等，显示了抑制剂 Val – Pyr 的化学结构。

证据 9 涉及"新型嘌呤和嘧啶细胞周期蛋白依赖性激酶抑制剂具有不同的分子相互作用和肿瘤细胞生长抑制特性的鉴定"，公开了 CDK 抑制剂 Flavopiridol、Olomoucine、Roscovitine、Purvalanol B，以及 NU2058，还公开了用来探测 NU2058 与 CDKs 相互作用的化合物的结构有 NU6027 和 NU6034。结果发现 NU2058 和 NU6027 显示出与奥罗莫星相似的 CDK 抑制能力。

（二）无效宣告审查决定理由

国家知识产权局于 2021 年 3 月 23 日作出第 48855 号无效宣告审查决定维持专利有效。该决定中对于双方争议的焦点问题进行了认定。

1. 关于是否充分公开

该案的争议焦点之一是，当说明书记载了具体结构的化合物和验证效果的整体的数据范围，但要求保护的具体化合物的具体验证结果不能确定时，说明书对具体化合物效果的验证是否充分公开。

无效宣告请求人认为，涉案专利没有记载具体的实验数据，无法确定其权利要求 1 的化合物是否可以实现"对 DPP-4 的表观抑制常数 K_i 在 $10^{-9} \sim 10^{-5}$M"的效果。

无效宣告审查决定认为，根据涉案专利说明书的记载，已经显示有若干化合物可抑制 DPP-4，尽管如此，仍然需要新的 DPP-4 抑制剂，它们具有有利的效力、稳定性、选择性、毒性和/或药效学性质。在这一点上，涉案专利提供一类新的 DPP-4 抑制剂。说明书第 0701-0791 段记载了权利要求 1 所述具体化合物的制备实施例，第 0792-0801 记载了体外活性测定方法，第 0802 段记载了"按照上述测定法测试本发明化合物蛋白酶抑制作用，观察到表现出选择性 DPP-4 抑制活性。例如，发现本发明化合物在比产生 FAPα 蛋白酶活性同等抑制作用所需的那些浓度低至少 50 倍的浓度下抑制 DPP-4 活性。本发明化合物对 DPP-4 的表观抑制常数（K_i）在 $10^{-9} \sim 10^{-5}$M"。上述内容至少已经表明涉案专利权利要求 1 的化合物具有 DPP-4 抑制活性。可见，本领域技术人员基于说明书公开的内容，能够确认权利要求 1 涉及的具体化合物的结构，知晓其如何制备得到，并能够预期其用途和/或技术效果。因此，说明书对权利要求 1 的具体化合物的公开符合《专利法》第 26 条第 3 款的规定。

2. 关于具体化合物的创造性

涉案专利权利要求 1 涉及 24 个具体化合物，以化合物 1 的评述为例。

（1）化合物 1 相对于证据 2、证据 4（或证据 5）和证据 9 的结合。

涉案专利权利要求 1 的化合物 1 与证据 2 实施例 14 的区别在于：哌啶环和氰基苄基之间桥接的骨架不同，权利要求 1 桥接的骨架是嘧啶二酮，证据 2 实施例 14 桥接的骨架是嘌呤二酮。基于此，涉案专利相对于证据 2 实际解决的技术问题是提供一种结构全新的 DPP-4 抑制剂。

无效宣告请求人认为，涉案专利公开的抑制机理与证据 4 一致，证据 4 和 5 都公开了 DPP-4 的活性位点与底物的结合原理，表明了 DDP-4 结构哪些是活性位点，本领域技术人员容易想到证据 2 的嘌呤二酮并不是活性必需的，可以替换为其他基团；而证据 9 给出了嘧啶二酮是嘌呤二酮的常规替换的启示。

无效宣告审查决定认为：首先，证据 4 通过分析 DPP - 4 的结构，从理论上总结了 DPP - 4 的活性位点，但证据 4 事实上并没有公开具体的抑制剂结构，根据理论能设计出的抑制剂结构存在众多可能性；证据 5 同样是通过分析 DPP - 4 的结构，从理论上总结了 DPP - 4 的活性位点。证据 5 给出的抑制剂 Val - Pyr 的化合物结构与涉案专利的化合物相去甚远。其次，证据 2 作为最接近的对比文件，其公开的通式为嘌呤二酮为固定结构。证据 2 通篇没有给出嘌呤二酮的结构可以替换的启示，本领域技术人员没有动机对证据 2 中的嘌呤二酮进行替换。最后，证据 9 涉及的是 CDK 抑制剂，双方当事人也都认可其与涉案专利的 DPP - 4 抑制剂没有任何关系，在此情况下，本领域技术人员没有动机将证据 9 纳入考虑而改造证据 2 的结构。

综上，本领域技术人员没有动机将证据 4（或证据 5）、证据 9 与证据 2 结合。证据 4、证据 5、证据 9 也没有给出将证据 2 中的嘌呤二酮替换为嘧啶二酮的启示。涉案专利也记载了其具有抑制 DPP - 4 活性的有益效果。因此，权利要求 1 的化合物 1 相对于证据 2、证据 4（或证据 5）和证据 9 的结合具备《专利法》第 22 条第 3 款规定的创造性。

（2）化合物 1 相对于证据 2、证据 4（或证据 5）和证据 3（或公知常识）的结合。

无效宣告请求人认为，证据 3 公开的 2，4 -（1H，3H）- 嘧啶二酮显示出显著的抗糖尿病作用，由于糖尿病与 DPP - 4 的活性密切相关，同时嘧啶二酮也是嘌呤二酮骨架的一部分，因此有动机将证据 1 的嘌呤二酮替换为证据 3 的嘧啶二酮。

无效宣告审查决定认为：首先，证据 3 的 2，4 -（1H，3H）- 嘧啶二酮是一个具体化合物，并不是化合物中的一个基团，由证据 3 的 2，4 -（1H，3H）- 嘧啶二酮化合物完全推不出将其变为一个基团替换证据 2 中的嘌呤二酮结构。其次，证据 3 仅涉及糖尿病，没有提及 DPP - 4 抑制剂，从证据 3 并不能必然直接推导出 DPP - 4 抑制剂。因此，本领域技术人员没有动机将证据 3 的 2，4 -（1H，3H）- 嘧啶二酮与证据 2 实施例 14 的化合物关联起来，涉案专利权利要求 1 的化合物 1 相对于证据 2、证据 4（或证据 5）和证据 3（或公知常识）的结合具备《专利法》第 22 条第 3 款规定的创造性。

（3）化合物 1 相对于证据 1、证据 4（或证据 5）和证据 9（或证据 3 或公知常识）的结合。

涉案专利权利要求 1 的化合物 1 与证据 1 实施例 1 的区别在于：哌啶环和氰基苄基之间桥接的骨架不同，权利要求 1 桥接的骨架是嘧啶二酮，证据 1 实施例 1 桥接的骨架是嘌呤二酮。另外，证据 1 实施例 1 还多了一个甲基取代基。

基于上述相同的理由，涉案专利权利要求 1 的化合物 1 相对于证据 1、证据 4（或证据 5）和证据 9（或证据 3 或公知常识）的结合具备《专利法》第 22 条第 3 款规定的创造性。

三、思考与启示

（一）关于优先权相同主题的判断

关于优先权的"相同主题"，其指技术领域、所解决的技术问题、技术方案和预期的技术效果相同，又称为"四要素原则"。对于在后申请，考察的是各项权利要求涉及的四要素。对于在先申请，考察的是整个申请文件记载的内容。与新颖性判断标准有相似性又不完全相同。相似之处在于，比较方法都是将在先的首次申请看作对比文件，考察在后申请是否具备新颖性，具备新颖性则不能享受优先权。不同之处在于，不具备新颖性时，也未必能够享受优先权。因为新颖性判断中"四相同"中技术方案实质相同，从保护范围的角度，如果在先申请落入在后申请的范围，则在后申请不具备新颖性。而优先权判断中还要考虑是否增加新的内容，并且判断新的内容是否属于从在先申请能够直接地、毫无疑义地确定的内容，或新的内容对技术方案是否具有实质的限定作用，导致"四要素"发生实质变化。如果新的内容属于能够从在先申请直接地、毫无疑义地确定的内容或没有实质限定作用，则"四要素"未发生实质变化，该增加不会导致在后申请成为不同主题的发明。优先权相同主题的判断可以说是一种更为严格的新颖性判断。

关于首次申请，需要判断作为优先权基础的在先申请是否为记载相同主题发明的首次申请。如果在该申请人提出在先申请之前还有一件更早的申请也符合相同主题的要求，则该"在先申请"并非首次申请，不能作为要求优先权的基础，因而在后申请的优先权不成立。

阿格列汀系列专利无效纠纷案中，专利 CN200680042417.8 的优先权判断中首先要解决"单剂量形式"是否清楚的问题，进而考虑对产品有无限定作用，再考虑是否为相同主题。

根据现有技术，剂量是指药品的使用份量，单剂量指一次给予患者的药物剂量，是一种给药方式。

从该案的无效宣告审查决定结论可以看出，给药特征作为技术术语本身是清楚的，其对产品权利要求的限定作用，取决于其是否隐含了或导致产品具有特定的结构和/或组成。因此给药特征是能够限定产品的，并且可能产生限定作用。

根据涉案专利说明书记载，每天给药一次，可以以单剂量每天给药 1 次，即当一日仅给药一次时，单剂量与日剂量相当，此时单剂量既是一次给药的药物剂量，也代表一种特定含量的药物规格，所述给药方式中的药物剂量与药物规格中的特定含量是一致的。因此结合涉案申请说明书的记载，"单剂量形式"这一给药特征同时也是对药物组合物的药物规格和/或活性成分含量的限定，对权利要求的保护范围具有限定作用。同时说明书其他内容佐证了这一理解。例如，说明书记载了"该药剂盒也可以包括单剂量或多剂量形式的组合物"，可见单剂量形式的产品区别于包含多个剂量适合多次给药的多剂量形式的产品。

对技术特征限定作用的考量最终要落在权利要求的主题上。

针对制药用途权利要求，"用于所述治疗的剂量""重复给予所述剂量"和"剂量间隔"体现了基于剂量的给药时机和次数，是标准的给药方法，与制药过程不存在直接关联，因此对制药方法本身没有限定作用。而专利CN200680042417.8中"单剂量形式"这样一种通常的给药特征结合说明书记载对主题"药物化合物"的药物产品规格和活性成分含量产生了影响，从而产生限定作用。二者主题的差异，带来了给药特征限定作用的判断不同。同时潜霉素案的贡献在于用药方法，专利CN200680042417.8的贡献在于药物组合物，基于发明实质，说明书记载的信息也恰当地表达专利权人的本意，即特定的给药方式（如日剂量）需要特定的药物产品形式或规格（如单剂量），权利要求的主题和限定与申请人的贡献也是相匹配的。

（二）关于化合物的技术启示的判断

药物化合物领域的技术效果可预期性较低，这是因为结构对药物活性的影响很大，且药物结构与活性之间的规律复杂，其变化难以预期。因此，对于对比文件结合启示的判断，更加强调对比文件的整体教导。欧洲审查指南规定创造性判断适用could – would法（Part，G，Chrapter Ⅶ，5.3），创造性评价的关键是判断现有技术是否在整体上存在教导，以使本领域技术人员在面临客观的技术问题时会从该教导中受到启发而改进最接近的现有技术，进而得到涉案发明的技术方案并取得相应的技术效果。这里的"会"是指would，即将会，体现了意愿及基于意愿的必然性，而非could，仅仅停留在可能性上。这种意愿及基于意愿的必然性建立在本领域技术人员对于改进后技术效果具有一定预期的基础之上，如果没有这样的一定预期，本领域技术人员则没有动力做所述改进。这种审查的逻辑可能与实际研发情况并非总是一致，确实存在研究人员没有一定预期的单纯的尝试而偶然得到了很好的结果，但这种审查逻辑最大限度地保证了创造性判断的客观性。

药物化合物的权利要求通常撰写为马库什通式化合物。对于马库什通式化合物这一类特殊的概括方式，最高人民法院在（2016）最高法行再41号行政判决中指出，马库什方式撰写的化合物权利要求一直被视为结构式的表达方式，而非功能性的表达方式；马库什权利要求限定的是并列的可选要素而非权利要求，马库什权利要求应当被视为马库什要素的集合，而不是众多化合物的集合，应当理解为具有共同性能和作用的一类化合物；马库什权利要求不管包含多少变量和组合，都应该视为一种概括性的组合方案。这指出了马库什权利要求的性质，即仅代表着结构的相似，且保护范围理解为化合物类别，而非其所概括的所有具体化合物。

专利 CN200680042417.8 和专利 CN201110006009.X 中涉及的化合物结构相同，均为

专利 CN200680042417.8 无效纠纷案中，证据 7 作为最接近对比文件，其涉及化合物

专利 CN201110006009.X 纠纷案中证据 2 作为最接近对比文件，涉及化合物

其中，R^b 为 2 - 氰基苄基，R^a 为 H，n 为 2。

涉案专利化合物与证据 7 化合物相比，均包含氨基哌啶基团和亚甲基苯腈基团，区别在于中间结构不同，分别为嘧啶二酮、二氢嘧啶酮；与证据 2 化合物相比，最重要的区别在于中间结构不同，分别是嘧啶二酮、黄嘌呤。

对比文件整体的技术启示主要围绕中间结构替换及其替换后效果的合理预期。虽然证据 7 还公开了通式化合物上 R^3 为羟基时可以同所连接的环上双键形成烯醇 - 酮式互变异构体，但是即便从通式化合物结构上考虑取代基替换也不能直接得到嘧啶二酮。同时，证据 8 未对作为 DPP - 4 抑制剂的黄嘌呤衍生物的构效关系进行阐述，而证据 9 更是一个非常上位的马库什结构，母核结构本身就充满了不确定性。因此，进一步结合证据 8、9 也不能显而易见地得到嘧啶二酮。

基于对马库什化合物权利要求的理解，通式化合物在本质上是依据一定的构效关系理论在具体实施的化合物技术方案基础上采取概括方式撰写的定义范围，不应理解为不同的具体化合物的集合，因此，不能认为证据 9 公开了包含黄嘌呤结构和嘧啶二酮结构的具体化合物。在结构差异较大，且现有技术均不涉及构效关系阐述的情况下，

本领域技术人员在看到证据 8 ~ 9 时并不能产生将证据 7 的中间结构二氢嘧啶酮替换为嘧啶二酮的动机。即无论是在 would 还是 could 层面，都不能得到涉案专利化合物。而对于技术效果的预期，证据 7 ~ 9 虽然均涉及 DPP - 4 抑制剂及其治疗糖尿病的制药用途，但是如前所述，在结构差异较大且现有技术均未对构效关系作详细阐述的情况下，本领域技术人员在看到证据 8 ~ 9 时，也不能预期替代后能够保持证据 7 化合物的 DPP - 4 抑制剂的功能，更不用说对不同于证据 7 化合物的涉案专利化合物功能的合理预期。

在专利 CN200680042417.8 无效纠纷案中，针对对比文件整体判断的过程涉及证据中对构效关系的阐述、通式化合物与具体验证化合物的差异、取代基替代后的结构等，当证据中没有进行构效关系阐述或不涉及具体化合物，仅涉及马库什通式化合物时，整体上难以提供改进动机。

尽管无效宣告请求人引用第 83585 号复审决定，通过构效关系来论述存在技术启示的理由，但是，这一构效关系是请求人阅读上述复审决定所涉及的说明书，已经得知包括涉案专利化合物在内的多个结构相似的 DPP - 4 抑制剂化合物后，结合证据 8 ~ 9 公开的化合物，进行联系、对比得出的构效分析理论。本领域技术人员在不知晓涉案专利化合物的前提下，甚至尚未形成发明的起点，此时无法根据证据 8 ~ 9 预期具体哪个结构是活性必需的，哪个结构是活性非必需的，并在此基础上进一步对结构进行改造。第 83585 号复审决定通过这样的构效分析理论可以合理预期具有相同母核结构的一类化合物都具有所述功能，解决的是公开充分的问题。但是在创造性判断中，则因为引入了涉案专利的发明内容而易产生"事后诸葛亮"的误区。

（三）关于仅给出效果数值范围是否满足公开充分的判断

在专利 CN201110006009.X 中，对于化合物功能的验证试验，仅记载了"对 DPP - 4 的表观抑制常数 K_i 在 10^{-9} ~ 10^{-5} M"的数据，即并未记载具体化合物对应的具体表观抑制常数。这种对应关系不明的数据，有一种观点是技术效果未得到确认，从而不符合说明书公开充分的要求。就该案来看，无效宣告审查决定认为，这一效果验证已经能够满足对于用途和/或技术效果预期，因而满足充分公开的要求。

第 83585 号复审决定是相同申请人就二肽基肽酶抑制剂产品申请的专利，权利要求 1 请求保护具体化合物，被以不符合《专利法》第 26 条第 3 款为由驳回后提出复审。驳回理由同专利 CN201110006009.X 的无效宣告请求理由类似。复审决定认为，在判断某个请求保护的技术方案是否充分公开时，除涉案申请说明书记载的信息外，尚需要从所属技术领域的技术人员的角度出发，对涉案申请的现有技术进行考察。如果所属领域技术人员根据说明书记载的内容结合现有技术，能够预测化合物能够实现其用途和/或使用效果，则说明书对所述用途和/或使用效果的记载满足公开充分的要求。具体理由如前所述，基于上述参考文献 1（专利 CN200680042417.8 无效纠纷案证据 8）

及参考文献 2 （专利 CN200680042417.8 无效纠纷案证据 9） 以及黄嘌呤与嘧啶二酮的结构分析，所属技术领域的技术人员能够确定嘧啶二酮部分与黄嘌呤部分具有某些相似性，如中心母核使周围基团定向，以保持有效 DPP－4 抑制剂作用必需的几个接触位点。另外，黄嘌呤骨架在结构上与嘧啶二酮高度相似，通过结构修饰从黄嘌呤骨架有可能跃迁为嘧啶二酮，嘧啶二酮的结合模式与黄嘌呤类衍生物相似。所属技术领域的技术人员在参考文献 1 和参考文献 2 的基础上，基于对 DPP－4 抑制剂化合物作用机理的分析，能够预料到变换骨架后的涉案专利的化合物也具有相应的 DPP－4 抑制活性，而根据涉案申请说明书的记载，涉案专利的目的在于提供作为二酰基肽酶Ⅳ（DPP－4）抑制剂的化合物，因此，所属技术领域的技术人员能够预期涉案专利的化合物具有其声称的技术效果。

可见，在涉案专利说明书的基础上，本领域技术人员基于参考文献 1 和 2 阐述的构效分析理论如果具有合理性，就能支持其用途的公开。公开充分判断中技术效果的合理性和创造性判断中技术效果的可预期性，差别在于，首先讨论的技术背景不同，即是否将涉案专利说明书纳入。其次，公开充分和创造性判断的逻辑不同，公开充分中技术效果合理性更侧重实现 could 即可，而创造性中技术效果可预期性更侧重达到 would 的程度。近期我国《专利审查指南》修改涉及补充实验数据的考量，对于药品专利申请的补充实验数据给出了如下的范例。权利要求保护化合物 A，说明书记载了化合物 A 的制备实施例、降血压作用及测定降血压活性的实验方法，但未记载实验结果数据。为证明说明书充分公开，申请人可以补交化合物 A 的降血压效果数据。这个范例从侧面证明了有效果是必需的，而非具体化合物对应具体效果才是必需的。

通过阿格列汀专利无效纠纷案例可以看出，给药特征的限定在优先权相同主题判断中的考量，需要基于保护主题，必要时结合涉案专利说明书的解释，判断给药特征对于主题是否产生限定作用，进而纳入优先权相同主题四要素判断对比中。技术效果在优先权相同主题判断中的考量，不同实验模型的验证结果如果只是对基础效果的进一步完善和丰富，则不能认为产生新的技术效果。在化合物创造性判断中，更加注重从构效关系角度进行结构的非显而易见性判断。这与药物化合物领域研发思路是一致的，即根据构效关系而非盲目尝试新的结构。如果仅仅是机械地根据结构部分的大小或是否成环来确定母核结构，进而基于母核结构对于化合物活性影响较大，而非母核结构的影响较小，因此母核上基团可以随意取代的观点，将难以得到支持。此外，对于化合物充分公开所要求的用途的公开，有效果验证和结果基本能满足公开充分的条件。这样的尺度能够更好地帮助申请人在研发难度大且竞争激烈的药物领域保持先发优势，鼓励创新。阿格列汀系列专利无效纠纷案件可以为创新药专利布局提供一定的参考。

第 五 章
制药用途专利保护实践

第一节 左奥硝唑制药用途专利纠纷

奥硝唑是继甲硝唑、替硝唑后的第三代硝基咪唑类抗菌药物，于 1977 年由罗氏制药公司（以下简称"罗氏"）研发并在德国首次上市。奥硝唑具有良好的抗厌氧菌感染作用，广泛用于治疗由厌氧菌、毛滴虫等引起的各种疾病，如术后的厌氧菌感染、破伤风、消化系统溃疡、痤疮、口腔疾病（如牙周炎）等，还可以治疗顽固性痢疾。奥硝唑临床应用广泛，但同时存在部分不良反应，主要发生在消化系统、神经系统以及变态反应，如过敏反应、癫痫、输液致静脉炎等。

左奥硝唑是经定向技术合成的奥硝唑左旋单一对映体，化学名为（S）-（-）-1-（3-氯-2-羟丙基）-2-甲基-5-硝基咪唑，由 Bezhan Chankvetadze 于 1995 年首次报道。[1] 研究表明，左奥硝唑对脆弱拟杆菌、狄氏拟杆菌等厌氧菌有较强的抑菌和杀菌作用，可用于治疗多种敏感厌氧菌所引起的感染性疾病，抗菌效果与奥硝唑相当，但神经系统毒性小于奥硝唑，有效降低了不良反应发生概率。[2]

奥硝唑和左奥硝唑都属于现有技术已知的化合物。奥硝唑的功能和效果经历了几十年的临床监测，由于左奥硝唑的优异性能和临床表现，国内各大制药企业也纷纷开展了针对左奥硝唑的研发和专利布局，随之出现了围绕左奥硝唑药物的专利纠纷。笔者在整理分析左奥硝唑的专利布局状况的基础上，对左奥硝唑的专利无效和侵权纠纷案件进行评析。

---

❶ BEZHAN C，GABRIELE E，GOTTFRIED B. Enantiomeric resolution of chiral imidazole derivatives using capillary electrophoresis with cyclodextin – type buffer modifiers [J]. Journal of Chromatography A, 1995, 700: 43 –49.

❷ 冷冰，刘威，侯宁，等. 左奥硝唑优化方案治疗腹部厌氧菌感染的疗效观察 [J]. 中国医院用药评价与分析，2017, 17 (5): 601 –603.

一、左奥硝唑专利布局

奥硝唑和左奥硝唑在抗菌领域具有重要的市场地位。公开数据显示，2019 年我国公立医疗机构奥硝唑和左奥硝唑销售额分别突破 30 亿元和 2 亿元。[❶] 2017~2019 年，我国奥硝唑的市场销售额保持在 34 亿元以上。2020 年受新冠疫情的影响，奥硝唑的销售额大幅度下滑。到 2021 年，随着疫情影响减小，销售额达到 26.57 亿元。

虽然奥硝唑最先在国外上市，但是国外企业并未进一步开展单一对映体的药物开发。在我国，南京圣和股份有限公司（以下简称"南京圣和"）历时 10 年研发，于2009 年获批上市左奥硝唑氯化钠注射液，规格为 0.5g/100mL，商品名为优诺安，并于当年进入国家医保目录（乙类），被列为治疗厌氧菌的二线用药。除南京圣和外，国内其他企业也关注到该品种，展开了左奥硝唑酯化衍生物的研发和新药申报进程。其中，陕西合成股份有限公司（以下简称"陕西合成"）于 2015 年获得了关于"磷酸左奥硝唑酯二钠原料药及注射用磷酸左奥硝唑酯二钠"的临床药物试验批件，同时陕西合成也将其专利许可给扬子江药业集团（以下简称"扬子江药业"），之后扬子江药业的新药"注射用磷酸左奥硝唑酯二钠"的上市申请也于 2021 获得了国家药监局药品评审中心的批准。

根据国家药品监管部门公示的数据，目前国内获得上市批准文号的左奥硝唑的相关药品有 11 批次，除了南京圣和以外，扬子江药业、石家庄四药有限公司（以下简称"石家庄四药"）、湖南华纳大药厂股份有限公司（以下简称"湖南华纳"）等也拥有左奥硝唑药品上市批件，剂型包括氯化钠注射液、片剂、胶囊等。随着我国药品专利纠纷早期解决机制落地，上市药物企业也积极对药物的专利进行登记备案，已经批准的左奥硝唑相关药物已经在专利信息登记平台进行登记的有 4 款[❷]，具体如表 5-1 所示。

表 5-1 已经进行专利信息登记的左奥硝唑药品

药品名称	国药准字	所属企业	登记专利	专利权人
注射用磷酸左奥硝唑酯二钠	H20227072	扬子江药业集团江苏紫龙药业有限公司	ZL200610166893.2	华创合成制药股份有限公司
磷酸左奥硝唑酯二钠	H20210018	扬子江药业集团江苏紫龙药业有限公司	ZL200610166893.2	陕西新安医药科技有限公司

---

❶ 扬子江 1 类新药「注射用磷酸左奥硝唑酯二钠」获批上市［EB/OL］.（2021-06-01）［2022-10-24］. https：// www.vodjk.com/news/210601/1680607. shtml.

❷ 中国上市药品专利信息登记平台［EB/OL］.［2022-10-24］. https：// zldj. cde. org. cn/list? listType = PublicInfoList.

续表

药品名称	国药准字	所属企业	登记专利	专利权人
左奥硝唑片	H20200002	南京圣和	ZL200510068478.9 ZL200510083517.2	南京圣和
左奥硝唑氯化钠注射液	H20160007	南京圣和	ZL200510068478.9 ZL200510083517.2 ZL200510068419.1	南京圣和

相比奥硝唑，左奥硝唑具有降低的中枢神经毒性的显著临床优势，其效果也优于奥硝唑，因此药品售价也更高。基于左奥硝唑的市场前景，各制药企业在针对左奥硝唑的研发上也各有不同侧重点，并且受已有专利的影响，相关企业的研发目标、技术研发重点和专利布局策略方面也各有特点，对后续的市场也将产生较大影响。

（一）专利申请状况

由图 5–1 可以看出，从 2003 年开始到 2022 年，与左奥硝唑相关的专利申请呈波动式变化，到 2019 年数量达到顶峰（因专利申请的公开时间一般为 18 个月，部分 2021 年后提交的申请尚未公开），表明针对左奥硝唑的研发热度并未出现衰减，依然呈现整体上升的趋势。从专利申请来源地可以看出，针对左奥硝唑的研发主要集中于国内，国外研发较少，并且在国外提交的部分专利申请也是国内企业的海外布局。

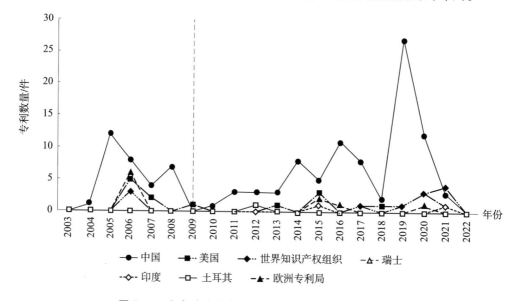

图 5–1　左奥硝唑全球主要国家和地区专利申请量趋势

由图 5–2 可以看出，国内的研发企业中，扬子江药业、南京卡文迪许生物工程技术有限公司（以下简称"南京卡文迪许"）以及陕西合成的申请量相对较高，但其主要为国内申请，并未进行海外专利布局。而南京圣和虽然申请量相较前述企业较少，但是其核心的制药用途的专利均获得了有效保护。

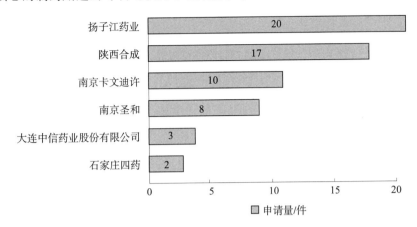

图5-2 左奥硝唑全球主要申请人专利申请量排名

（二）主要申请人及其专利状况

1. 南京圣和

南京圣和早期的研发主要针对奥硝唑，申请专利涉及奥硝唑阴道泡腾片制剂及其制备方法并获得授权（CN100367958C）以及奥硝唑的静脉给药制剂及制备方法的专利申请（CN1768742A）。之后的研发则主要集中于左奥硝唑，包括光学异构体的制备、纯化和检测，左奥硝唑在制备抗厌氧菌、抗寄生虫感染的药物中的应用，静脉给药制剂，光学异构体的制备、纯化方法和给药制剂，左奥硝唑的衍生物等。可以看出，南京圣和针对左奥硝唑的核心在于其新的制药用途，其中两件涉及抗厌氧菌感染、抗寄生虫感染的用途专利同时进行了国外布局，并且获得了美国授权。

具体地，南京圣和在左奥硝唑抗厌氧菌和寄生虫感染应用的基础上，开展了临床研究，主要集中于其副作用的临床观察以及评价左奥硝唑的用药安全性等，这也说明，左奥硝唑神经毒性作用的特点拓展了其应用范围，成为其相对于奥硝唑的明显优势。

进一步的，南京圣和针对奥硝唑的生产工艺进行了研发。针对现有技术中奥硝唑左旋体和右旋体通过酶法生产成本较高以及不适用于大规模生产的问题，研发了采用定向合成技术得到左奥硝唑、右奥硝唑的方法，将2-甲基-5-硝基咪唑与具有光学活性的环氧氯丙烷反应，得中间产物再水解，即得相应光学活性的奥硝唑，降低了生产成本。基于该项技术提交了涉及奥硝唑光学对映体的制备及纯化方法的专利申请（CN1651415A），以该申请为优先权，南京圣和在后提交了涉及奥硝唑光学对映体的制备及纯化方法的正式专利申请并获得授权（CN100338039C）。同时针对该化学合成的技术流程，南京圣和在后又提交了通过高效液相色谱法检测奥硝唑光学对映体的方法的专利申请并获得授权（CN100339707C）。自 2013 年提交左奥硝唑的日用剂型的专利申请（CN104606187A）之后，南京圣和没有继续进行左奥硝唑的专利布局。

由于奥硝唑及其单一手性异构体都是现有技术已知的，南京圣和将研发重点放在了新的制药用途上，并且主要针对降低奥硝唑毒副作用进行研发，尤其是如何降低奥硝唑的神经毒性。研究发现，左奥硝唑能够避免右奥硝唑和消旋奥硝唑的毒副作用，尤其是中枢抑制作用，获得了更好的药代动力学特性。在此基础上，南京圣和提交了左奥硝唑在制备抗厌氧菌和抗寄生虫的药物的用途专利申请，并获得了授权（CN1314396C 和 CN1305469C）。同时针对该核心内容进行了国外布局，在美国和欧洲地区都获得了专利授权。其中，左奥硝唑抗厌氧菌感染的制药用途专利（ZL200510051250.9，公告号为 CN1314396C）获得了第十七届中国专利优秀奖。在左奥硝唑物质为现有技术的情况下，两件制药用途专利成为南京圣和围绕左奥硝唑布局的重要专利。笔者下文所述的专利无效纠纷和专利侵权纠纷即针对这两项专利进行。

2. 扬子江药业

扬子江药业是国内针对左奥硝唑提交专利申请数量最多的企业，其申请了包括制剂，制剂的生产方法，杂质的检测方法，衍生物如水合物、盐等多种类型，且除了对药物本身的研发，对生产设备和元件也进行了研发和专利申请。与南京圣和不同的是，扬子江药业从 2005 年到现在，对奥硝唑和左奥硝唑都在持续研发中，对左奥硝唑的研发则主要集中于左奥硝唑的磷酸酯盐，其上市的药物即为磷酸左奥硝唑酯二钠。

在研发路径上，扬子江药业与南京圣和存在比较明显的区别。扬子江药业并未针对新的制药用途进行研发，主要集中于制剂和新的衍生物。扬子江药业的早期申请主要涉及左奥硝唑的剂型，如专利申请 CN1739504A 涉及左奥硝唑制剂，为与辅料通过制剂技术而制成的口服普通片、分散片、肠溶片、颗粒剂等，专利申请 CN1739505A 涉及左奥硝唑的注射制剂，将左奥硝唑加注射用水和附加剂可以制成供注入体内的灭菌溶液、浓溶液或者供临用前配成溶液的无菌粉末。然而在药物组分已知的情况下，剂型的制备是本领域的常规方式，因此上述申请并未获得授权。

2008 年，扬子江药业申请了涉及左奥硝唑磷酸二钠静脉制剂的制备方法的专利申请并最终获得授权（CN101336903B）。左奥硝唑磷酸二钠是在奥硝唑基础上进一步开发的药物，和奥硝唑相比，水溶性好，在制剂过程中无须加入能够导致不良反应的助溶性辅料，且输液对血管的刺激性也比奥硝唑低。但是左奥硝唑磷酸酯二钠在碱性和强酸性条件下都不稳定，对药物制备产生了较大影响。扬子江药业针对上述存在的技术问题，通过优化调整冻干溶液的 pH 进而使左奥硝唑磷酸二钠能够保持稳定。但是，该专利最终获得授权的范围仅是制剂的制备方法，并未获得制剂本身的专利保护。

2014 年，扬子江药业申请了一种磷酸左奥硝唑酯二钠的工业化生产方法的专利申请（CN104311597A），其针对的是现有技术中制备得到的样品存在无机盐偏高的质量风险、产品中可能残留一定量的甲苯，从而影响产品质量等的问题。该方法规避了甲苯的使用，提高了纯度和收率，显著降低了无机盐含量。但是该方法并未获得专利授权。同期，针对左奥硝唑酯二钠的纯度及制剂的安全性有重要影响的杂质进行检测，扬子江药业申请了与杂质标准品及其检测方法相关的专利申请并获得授权（CN104447870B）。在磷酸左奥硝唑酯二钠的工业化生产方法的专利申请之后，扬子江药业先后申请了磷酸左奥硝唑酯二钠水合物的工业化生产方法（CN108409786A，未获得授权，视撤）；注射用磷酸左奥硝唑酯二钠商业化生产的冻干工艺（CN108469151A，未获得授权，复审无效程序中）；磷酸左奥硝唑酯二钠七水合物晶型及其制备方法（CN109748934B）；磷酸左奥硝唑酯二钠水合物、制剂及其用途（CN109776609B）；磷酸左奥硝唑酯二钠盐的工业化生产方法（CN114075242A，在审）。此外，扬子江药业还提交了左奥硝唑或其前体化合物中异构体的分离检测方法的专利申请（CN114075242A，在审）。

从扬子江药业的专利申请行为可以看出，其研发方向是很明确的，主要集中于磷酸左奥硝唑酯二钠的生产、制剂改进以及产品纯度改进，并且均是围绕其上市药物开展专利布局。

3. 陕西合成

陕西合成、西安新安医药科技有限公司（以下简称"西安新安"）和天地人和生物科技有限公司（以下简称"天地人和"）属相同的控制人或股东，3家公司的专利申请有关联性可以合并分析。从西安新安2005年首次提交申请到现在，陕西合成及其关联公司持续对左奥硝唑进行研发，但是它们与南京圣和、扬子江药业的研发方向均不相同。陕西合成中的主要研发方向在于奥硝唑类衍生物的创新上，同时也涵盖了左奥硝唑及其盐的制备方法、光学对映体的制备和纯化方法等，如专利申请CN1817868A、CN1887874A和CN1789250A，均是对左奥硝唑结构进行改造，重点使用杂环对左奥硝唑上的氯进行取代。

在左奥硝唑相关研发中，陕西合成主要针对左奥硝唑药用盐（CN1965824A）、左奥硝唑磷酸酯（CN100451023C）、奥硝唑的光学对映体的制备及纯化方法（CN100579967C），左奥硝唑磷酸二钠五水合物及其制备方法和用途（CN101177433B）、左奥硝唑的制备方法（CN101817786A）、左奥硝唑磷酸酯稳定的药用盐及其制备方法和用途（CN102516298A）、左奥硝唑磷酸酯氨基酸盐及其制备方法和用途（CN102516299A）、结晶性左奥硝唑磷酸酯二钠水合物及其用途（CN102731571A）、奥硝唑光学对映体的制备及其纯化方法（CN102643238B）、磷酸左奥硝唑酯二钠晶型及其制备方法和药用组合物的用途（CN106467558A）、左奥硝唑的氨基酸酯水溶性衍生物及其用途（CN106467494A）、磷酸左奥硝唑酯二钠六水合物晶型及其制备方法（CN107151257A）、分离分析左奥硝唑磷酸酯或其药用盐有关物质的HPLC方法（CN107505404B）、制备高纯度磷酸左奥硝唑酯二钠的方法（CN107857779A）、分离分析左奥硝唑异构体的HPLC方法（CN107917979A）等。

其中，陕西合成申请了左奥硝唑磷酸酯及其制备方法和用途的专利并获得授权（CN100451023C）。该专利是陕西合成在左奥硝唑磷酸酯新药研发历程中的核心专利，磷酸酯前药化合物与左奥硝唑原药相比溶解性更好，且两者的体内药代动力学行为无显著差异。[❶] 该专利权也许可给了扬子江药业，是扬子江药业上市药物的专利登记中的核心专利。

在经过广泛的研究和评估后，陕西合成将研发重点放在左奥硝唑磷酸酯二钠，于2014年4月提交了化学药新药"磷酸左奥硝唑酯二钠及注射用磷酸左奥硝唑酯二钠"的临床试验申请并获得受理，在2015年6月获得国家药监局颁发的药物临床试验批件，并于同年12月与迈拓医药签订了化药新药注射用磷酸左奥硝唑酯二钠Ⅰ期临床试验合作协议，开始临床Ⅰ期研究。[❷❸❹]

虽然陕西合成针对奥硝唑和左奥硝唑进行了相关的研发，但是陕西合成目前还没有上市产品，其收益主要来自专利许可。

4. 南京卡文迪许

南京卡文迪许针对左奥硝唑产品的研发时间相对较晚，由于左奥硝唑及其用途的专利均较早，南京卡文迪许的研发方向主要涉及左奥硝唑的注射液剂型和左奥硝唑的质量评价上，如药物中杂质的检测方法。2016～2019年，南京卡文迪许共申请10件与左奥硝唑相关的专利申请，其中最早的两件为稳定的左奥硝唑注射液（CN110507605B和CN107041868B），之后的8件均与左奥硝唑的质量控制相关，包括药物中环氧氯丙烷（CN110208430B）、氯丙醇化合物（CN110208431B）、氯丙烯醇化合物（CN110208432B）、氯丙烯化合物（CN110208433A）、环氧丙烷（CN110220998A）和左奥硝唑中有关杂质的检测（CN110208434A、CN112213407B和CN112209882A）等。

南京卡文迪许在研发方向提供了新的思路，在药物自身的研发进入瓶颈期和药物应用逐渐扩大的情况下，药物的质量控制同样对药物具有重要的应用价值，如影响药物的安全、稳定性等，而对相关技术进行研发也不失为一种新的研发策略，在药物的应用过程中占有一席之地。

5. 大连中信药业股份有限公司（以下简称"大连中信"）

大连中信与南京圣和存在专利侵权纠纷。而大连中信左奥硝唑的研发比较集中，

---

❶ 肖亚楠，孙建国，万萍，等. 左奥硝唑及磷酸左奥硝唑酯二钠在大鼠体内药代动力学比较研究 [J]. 中国药科大学学报，2014，45（5）：571 - 575.

❷ 东方财富网. 合成药业关于"磷酸左奥硝唑酯二钠原料药及注射用磷酸左奥硝唑酯二钠"获得《药物临床试验批件》的公告 [EB/OL]. （2022 - 10 - 25）[2018 - 10 - 08]. http：//finance. eastmoney. com/news/1354，20150624519813873. html.

❸ 迈拓医药官网. 迈拓医药与合成药业签订化药1.1类新药注射用磷酸左奥硝唑酯二钠Ⅰ期临床试验合作协议 [EB/OL]. （2018 - 10 - 8）[2022 - 10 - 25]. http：//www. medtopmed. com/179. html.

❹ 新浪网. 陕西合成药业1.1类化药磷酸左奥硝唑酯二钠临床试验申请获 CFDA 受理 [EB/OL]. （2018 - 10 - 08）[2022 - 10 - 25]. http：//blog. sina. com. cn/s/blog_6d05a92f0101ejc8. html.

所有 4 件专利申请均涉及左奥硝唑的注射液。其中，2017 年申请了 3 件注射液的专利并且均获得了授权（CN107184548B、CN107224429B、CN107737099B）。而 2019 年申请的左奥硝唑注射液的制备方法（CN109771378A）并未进入实质审查。但是目前国内批准的上市药物中，大连中信并无与左奥硝唑相关的药物。即大连中信的专利作为储备使用，还未进行转化。

（三）左奥硝唑专利布局与市场份额

左奥硝唑的专利申请量总体保持平稳。但是，除了南京圣和的两件制药用途权专利进行了国外布局并获得授权以外，其他主要企业的专利布局均局限于国内。这可能与左奥硝唑的市场份额相关。在国家药监局的官网上，奥硝唑的批准文号有 62 项，而左奥硝唑的相关批文信息仅有 11 项。在国内审批上市的药物中，仍然以奥硝唑为主。尽管左奥硝唑定价较高，但是在销售份额上，左奥硝唑明显低于奥硝唑。

同时，南京圣和拥有的左奥硝唑的制药用途专利也会影响其他企业的立项决策。由于奥硝唑和左奥硝唑的主要临床用途均是用于抗厌氧菌感染和抗寄生虫感染，奥硝唑的主要专利早已到期，而左奥硝唑两项用途仍有专利保护，后续左奥硝唑的应用也难以超出该应用范围，其他企业在仿制和销售左奥硝唑时会面临侵权的风险。

可以说，由于市场、研发改进空间以及专利壁垒的存在，同时奥硝唑相比左奥硝唑的临床疗效并无显著差异、其副作用也尚在可接受范围内等多种因素的影响下，左奥硝唑未能实现对奥硝唑的全面市场替代。

二、案情回顾

作为奥硝唑的第二代优化产品，左奥硝唑受到国内多家制药企业的关注，各企业药品研发上市和专利布局过程中也产生了专利纠纷，其中引起较多关注的是南京圣和与长沙市华美医药科技有限公司（以下简称"长沙华美"）的发明专利权无效行政纠纷和专利侵权诉讼。

南京圣和研发上市的左奥硝唑是我国"十一五"期间获批的重要创新药之一。该新药是基于南京圣和对于左奥硝唑在治疗厌氧菌和寄生虫的药物用途方面的发现，南京圣和分别申请了左奥硝唑在制备抗厌氧菌感染药物（CN1314396C）和制备抗寄生虫感染药物（CN1305469C）的用途发明专利以及静脉给药制剂专利（CN1332662C）并获得专利授权。这 3 件授权专利也是其在中国上市药品专利信息登记平台登记的专利。作为南京圣和的核心专利，针对左奥硝唑抗厌氧菌感染制药用途和抗寄生虫感染制药用途专利后续经历了无效宣告请求、一审和二审。二审法院于 2021 年 12 月 19 日和 2021 年 12 月 20 日分别作出判决，维持专利有效。可以说，其确权过程也经历了一波三折。

（一）基本案情

南京圣和拥有左奥硝唑在制备抗厌氧菌感染药物中的用途专利和左奥硝唑在制备抗寄生虫感染的药物中的用途专利。两项涉案专利权利要求 1 分别为"左旋奥硝唑在制备抗厌氧菌感染药物中的用途"和"左旋奥硝唑在制备抗寄生虫感染的药物中的用途"。

2018 年 4 月 2 日，长沙华美向国家知识产权局提起无效宣告请求，请求宣告两项专利的全部专利权无效，无效宣告请求的理由涉及《专利法》第 26 条第 3 款、第 4 款和第 22 条第 3 款。国家知识产权局经审理，作出第 38074 号和第 38076 号无效宣告请求审查决定，维持全部专利权有效。长沙华美不服该审查决定，向北京知识产权法院提起诉讼（一审）。在一审过程中，北京知识产权法院在审查过程中将焦点集中在专利权利要求 1 是否具备《专利法》第 22 条第 3 款规定的创造性上，经审理后认为其相对于现有技术不具备创造性，撤销了国家知识产权局的无效宣告请求审查决定［（2019）京 73 行初 1801 号和 1802 号］。国家知识产权局不服一审判决，向最高人民法院提起上诉（二审）。最高人民法院经审理作出（2020）最高法知行终 475 和 476 号判决，支持了无效宣告审查决定的意见，认定涉案专利的技术方案具备创造性，撤销了一审判决，维持了专利权的有效性。

在专利无效行政诉讼的同时，南京圣和与湖南华纳、大连中信也展开了关于专利侵权纠纷的民事诉讼，同样也经历了上海知识产权法院和最高人民法院的两审判决。侵权纠纷中主要的争议焦点在于现有技术抗辩是否成立、先用权抗辩是否成立、若侵权成立其侵权后果的判定是否合理以及授权专利的稳定性的影响等，最终最高人民法院维持了上海知识产权法院的判决。虽然民事诉讼中并不涉及对专利权有效性的判决，但也涉及现有技术抗辩以及左奥硝唑降低中枢神经系统毒性的作用在权利要求保护范围判断中的影响，其对专利审查过程中的确权和审查标准的判断也有一定的影响和参考意义。同时，该案的行政判决和民事判决均是由最高人民法院知识产权法庭的相同合议庭作出，其判决中考虑的因素也存在一定的相通性，并且在民事判决过程中直接引用了行政纠纷的审查结果，笔者将在下文结合讨论。

（二）争议焦点

在无效宣告程序中，无效宣告请求人提出了《专利法》第 26 条第 3 款和第 4 款的无效宣告请求理由，其主要涉及实验数据是否充分、记载是否有误以及保护范围是否恰当。如在抗厌氧菌制药用途专利无效纠纷案中，无效宣告请求人基于说明书中试验记载的"范围是 20～16"提出公开不充分的质疑，主张"厌氧菌"概括的范围过大，本领域技术人员不能预期其对所有的厌氧菌都有治疗作用。在抗寄生虫制药用途专利无效纠纷案中，无效宣告请求人基于试验记载的不完备（没有记载关于左奥硝唑的急性毒理、中枢神经系统毒性、药代动力学的具体实验方案等）主张说明书公开不充分，同样指出了"寄生虫"概括的范围过大，本领域技术人员不能预期其对所有的寄生虫都有治疗作用。

对于上述主张，无效宣告审查决定中认为，基于本领域对左奥硝唑和奥硝唑的结构特点以及硝基咪唑类（包括奥硝唑）药物长期以来的临床用途以及专利说明书中的记载，结合本领域技术人员的常规认知，本领域技术人员可以预期或者得知左奥硝唑能够达到的技术效果，以及能够确定涉案专利保护的范围，而非针对所有的厌氧菌或寄生虫，因此认为其满足专利法的相关要求。在复审无效审查决定作出后，无效宣告请求人在后续的诉讼程序中并未坚持上述无效宣告请求理由。

因此，无效宣告请求人和专利权人的主要争议集中于授权专利是否具备创造性。

该案在无效宣告请求程序以及后续的无效诉讼中，双方都提出了大量证据和反证，而该案的审查过程中也经历了无效请求审查决定维持专利权有效、一审撤销无效请求审查决定以及二审法院推翻一审判断作出维持专利权有效的判决的过程反复，从一定程度上反映出在审查实践和司法判断中对创造性判断审查标准的把握存在争议。

涉案专利分别涉及左奥硝唑对厌氧菌和寄生虫的治疗用途。无效宣告请求中针对上述两件专利提出不具备创造性的核心证据1和证据2相同，其中证据1中公开了奥硝唑对大多数厌氧菌均具有较强的抑制作用，对脆弱拟杆菌、梭状芽孢杆菌具有抑菌作用，公开了奥硝唑抗阴道滴虫和阿米巴原虫的作用，公开了奥硝唑的毒理学研究和药代动力学，其中高剂量连续给药导致神经中毒症状，其神经毒性为暂时现象，停药后很快消失。即证据1公开了奥硝唑对厌氧菌和寄生虫感染的治疗用途。证据2公开了使用脂肪酶催化拆分奥硝唑的方法获得了具有高对映体过量值的光学纯奥硝唑。相应的生物活性测试正在准备中，测试结果将揭示这两种手性药物构型和生物活性之间的关系。如果外消旋化合物的活性对映体可以被使用，其所需的剂量减半即可。即证据2公开了获得左奥硝唑的方法并提及了生物活性的测试准备。

从上述证据公开的内容可以看出，左奥硝唑属于现有技术已知的化合物，其制药用途专利创造性的争议点在于是否有动机选择左奥硝唑用于治疗与奥硝唑相同的疾病类型。

在无效宣告请求程序中，合议组认为：涉案专利实际解决的技术问题是降低消旋奥硝唑的毒性（中枢神经系统毒性），提供一种用药更安全的抗厌氧菌感染和抗寄生虫感染的药物。证据1和证据2没有给出对消旋奥硝唑进行拆分并选择其中一个异构体来降低奥硝唑的中枢神经系统毒性的启示，即使本领域技术人员通过已知技术能够选用消旋奥硝唑的光学异构体，但也不会预期所得的左旋异构体能够产生更低中枢神经系统毒性的效果。因此，合议组认为两项涉案专利权利要求具备创造性，维持专利权有效。

一审法院指出：化学属于实验性科学，药物研发是本领域技术人员在现有技术的指引下不断探索的过程。判断涉及药物的产品或用途等技术方案是否具备可专利性，要从鼓励制药企业创新和保护公共利益两个角度出发，充分考虑本领域技术人员本身所具有的能力和水平，考察本领域技术人员在最接近的现有技术的基础上，能否意识到改进方向并发现其存在问题，以及是否有动机采用现有技术解决该问题。对于手性药物，如果化合物已知且仅具有一个手性中心，该外消旋化合物的拆分又属于现有技术，而本领域技术人员有动机对该化合物进行拆分以寻求活性更好或毒副作用更小的对映体，在未取得预料不到的技术效果的情况下，通常认为该对映体化合物的应用不具备创造性。进一步指出，证据2述及拆分奥硝唑时已经认识到其对映体可以用于抗菌应用，且其拆分目的也是使用其对映体代替奥硝唑用于抗菌应用，即证据2给出了使用奥硝唑对映体替代奥硝唑用于抗菌应用的技术启示。对于降低奥硝唑中枢神经系统毒性，一审法院认为，技术启示的起点是"会不会"或者"要不要"研究奥硝唑的单一对映体，而非具体到如何选择一种降低奥硝唑的中枢神经系统毒性的方法，降低毒性只是研究单一对映体的必然结果。同时，涉案专利中记载的左奥硝唑的毒副作用的差异仅仅体现在4只Beagle犬的动物实验的观察结果上，其难以构成预料不到的技术效果。

二审法院在审理过程中，首先认可了国家知识产权局对解决技术问题的认定，在此基础上论证了现有技术的技术启示的问题。二审法院认为：证据2中关于"如果外消旋化合物的活性对映体可以被使用，其所需的剂量减半即可"只是作者对普遍意义上光学异构体之间活性的一种猜测，并没有明确指出或者启示奥硝唑的两种异构体的活性差异。手性药物的生物活性具有多种不同的情形，如活性相同或相反、有无毒副作用等，本领域技术人员对于是否能降低毒性并无合理预期。而且，本领域技术人员对奥硝唑手性对映体的活性测定时，如果发现对映体的活性差异较大，甚至仅有一种对映体提供活性时，则可能选择有活性的对映体制备药物，从而实现剂量减半的目的。在活性相当的情况下，本领域技术人员不能实现剂量减半的目的，也没有动机对其毒性进行研究和分析。对于药物用途专利而言，应当全面、综合考虑现有技术是否给出了具体、明确的指引，否则本领域技术人员没有动机对化合物及其对映体进行相关研究。如果现有技术只是给出了本领域一般的研究方向或者存在相反的技术教导，并没有关于研究手性对映体毒性的明确、具体的技术启示，仅据此认定现有技术给出相应技术启示，容易产生后见之明的危险，低估发明的创造性。二审法院在判决中指出，本领域技术人员并没有动机研究左奥硝唑的毒性并将其单独制药，因此撤销了一审法院的判决，支持了国家知识产权局的决定，维持专利权有效。

三、思考与启示

创造性审查条款是专利审查和确权过程中非常重要的法律条款，也是在专利审查、复审无效以及司法诉讼中存在一定争议、受到广泛关注的法律条款。发明创造的核心在于发明的技术方案应当具备"三性"，即新颖性、创造性和实用性。新颖性的判断过程相对简单，重点判断技术方案中所包含的技术特征是否相同或者实质相同，虽然仍然存在一些争议，如参数限定、制备方法或参数限定、医药领域的剂量或给药方案限定等产生的影响，但其主要基于客观事实判断，主观判断相对较少。不同于新颖性的判断，创造性并非基于同一方案的技术特征进行判断，其是基于对现有技术的组合获得的新的技术方案，即需要组合不同的技术方案中的不同特征。创造性的判断中涉及不同对比文件、同一对比文件的不同技术特征的结合，如技术特征是否能够结合，同一特征是否能够用于其他技术方案，是否有动机借鉴其他特征，与其他技术特征是否有冲突，是否会影响其他技术特征发挥作用等。因此，在创造性的判断过程中，将不可避免引入个人的主观判断，即基于本领域技术人员的站位，衡量和判断现有技术的结合是否恰当准确，是否能够准确客观地反映出专利申请的技术贡献。

对创造性的审查基准，我国采用了经典的"三步法"，即确定最接近的现有技术、确定发明的区别特征和发明实际解决的技术问题、判断要求保护的发明对本领域的技术人员来说是否显而易见。采用"三步法"目的在于相对客观地对现有技术和发明创造进行判断，但是，在每一步骤中又不可避免地引入主观判断，导致结论不一致。例如，确定哪篇对比文件是最接近的现有技术，是基于解决技术问题相同的还是技术特征公开最多的？确定发明实际解决的技术问题，是申请人声称的还是需要基于现有技术情况重新确定？判断是否有动机将区别特征引入最接近的对比文件，引入后是否能够预期产生相同的技术效果，预期技术效果是否会反过来影响技术特征的引入和结合？在审查实践中，基于相同的事实作出不同的判断会导致审查方式甚至结论的不同。

此外，在以试验为基础的医药化学领域，创造性的判断争议更加激烈。由于该领域的特殊性，即便解决相同的技术问题，采用的技术特征也是本领域所公知的，本领域技术人员可以常规进行选择或替换，但是由于试验结果的不可预期性，其是否能够达到发明的目的往往也会产生较大的争议。因此，是否产生了预料不到的技术效果也成为医药生物领域重要的审查内容之一。

该案中，无效宣告请求和诉讼阶段在技术问题的认定、技术启示的结合、技术效果的预期上产生了不同的意见，可以从这三个方面来分析左奥硝唑案带给大家的思考和启示。

（一）关于实际解决的技术问题

发明的本质在于提供创新的技术方案，从而解决现有技术存在的技术问题。在理想状态下，每一个技术手段发挥其作用、解决其对应的技术问题，从而实现技术的改进。技术问题的存在是驱动发明创造产生的内在动力。对存在的技术问题本身的认定也是发明创造的贡献之一，即认识到现有技术中原来不知道的技术问题也是需要付出创造性劳动的。

虽然解决技术问题的技术手段可能是显而易见的，但是认识发明所要解决的技术问题已经超出了本领域技术人员的能力和水平，此时仍然不宜直接认定发明不具备创造性。例如，在药物研发实践中，通常药物会存在一定的杂质成分，其影响药物的活性甚至产生副作用。由于药物组分的成分复杂和技术条件的限制，无法获得100%纯度的活性成分。此时，如果发现某种特定的杂质是影响活性或者产生副作用的成分的话，本领域技术人员可以基于常规的认知，在分离过程中特异性地分离出该杂质分子。即当杂质分子确定的情况下，如何去除该杂质分子是本领域常规的技术手段就可以实现的。但是，回顾发明的起始阶段，现有技术中如果并未提及原料药中含有该杂质，且本领域技术人员根据现有合成路线不知道也不能明显预期该杂质的存在，发明通过发现该杂质并在药物可接受的杂质含量范围之内降低该杂质含量，解决现有技术未教导的技术问题，在这种情形下，认识问题的存在就是发明人对现有技术的贡献，而并不必须要求提供对现有技术具有贡献的技术手段。

在左奥硝唑制药用途专利无效纠纷案中，国家知识产权局、一审法院和最高人民法院对实际解决技术问题有不同的认定，进一步导致了创造性审查结论的不同。国家知识产权局和最高人民法院认为涉案专利实际解决的技术问题是为了降低消旋奥硝唑的毒性（中枢神经系统毒性），提供一种用药更安全的抗厌氧菌感染和寄生虫感染的药物。而一审法院中并未直接认定发明要解决的技术问题，而是从动机出发，认为技术启示的起点是"会不会"或者"要不要"研究奥硝唑的单一对映体，并未认定降低毒性是其解决的技术问题，而是认为毒性降低是研究单一对映体所必然带来的效果。

基于实际解决技术问题的不同，本领域技术人员在寻求技术手段的方向以及对效果的预期上就会发生改变，由此导致在判断发明是否具备创造性时就会产生分歧。如果认定解决的技术问题是降低毒性等副作用，则奥硝唑的毒性主要是由于右旋奥硝唑带来的这一认知，现有技术并无相关的认知或教导，那么选择左奥硝唑来消除现有技术存在的问题并非显而易见的。虽然技术手段对于本领域技术人员是常规技术选择，但是技术问题的认定以及如何解决技术问题基于现有技术并无指引。如果认定解决的技术问题是"会不会"或者"要不要"研究奥硝唑的单一对映体，而左奥硝唑作为奥硝唑的对映体之一，基于现有技术，本领域技术人员能够预期采用左奥硝唑可以达到与奥硝唑相似的治疗结果，即左奥硝唑具备奥硝唑相似的治疗活性则具有一定的预期，采用单一对映体用于制药也是本领域的常规选择或者方式之一，那么结论将是选择左奥硝唑并不需要付出创造性劳动。

手性化合物的特殊性在于，如存在消旋化合物且手性位点已知，尤其是仅有一个手性位点的情况下，单一对映体的存在是本领域公知的。采用单一对映体也是本领域的常规方式。例如，根据 FDA 发布的手性药物指导，要求原则上所有在美国申请上市的消旋体新药，生产商均需要提供报告说明药物中所含对映体各自的药理作用、毒性和临床效果，即通常认为手性药物以单一异构体的形式能更好地控制疾病，简化剂量－效应的关系。虽然不排除以消旋体申请的药物，然而首先要分离对映体，分别进行药理和毒理的试验，否则对映体有可能作为 50% 的杂质对待而难以批准。因此，在不考虑技术问题的情况下，仅仅从手性化合物中分离单一对映体，其创造性将难以获得认可。

由此可知，实际解决技术问题的认定是创造性判断的决定因素之一。为了避免对解决的技术问题的认定产生分歧，在专利申请的撰写过程中，申请人需要提供明确的技术问题并围绕要解决的技术问题提供技术方案。同时，对于技术问题的认定，针对性支持证据是必不可少的因素，其将会直接影响要解决的技术问题是否成立。如"铁素体系不锈钢"专利无效行政纠纷案中❶，申请文件中记载发明要解决的技术问题是间隙耐腐蚀的不足，其技术方案是在现有技术的基础上对组分的含量进行选择，并提供了试验例（C1）和对比例（C16）表明间隙耐腐蚀性能的提高，二审法院据此认为涉案专利取得了预料不到的技术效果。"无铅软钎焊料合金"发明专利权无效行政纠纷案中❷，涉案专利申请中记载发明要解决的技术问题是避免软钎焊料合金中铅的使用，其采用了 Cu、Ni 和 Sn 合金。由于请求保护的技术方案与最接近现有技术的区别仅在于 Ni 的含量，Ni 所达到的技术效果成为争议的焦点。涉案专利申请中记载了 Ni 的加入可以改善合金的流动性，但是并未提供相应的试验数据，无法证实所要解决的技术问题是由于 Ni 的加入来解决的，因此北京市高级人民法院据此认定该技术效果不成立，维持涉案专利无效宣告审查决定。

总而言之，无论是在专利申请过程、专利审查过程还是专利诉讼过程中，实际解决技术问题的确定始终是重要的一环。为避免产生争议，申请文件中应当予以明确解决的技术问题，并针对技术问题涉及发明的技术方案，提供必要的实验数据，为后续的审查或者诉讼纠纷提供充分的依据。在左奥硝唑专利纠纷案中，专利说明书明确记载了要解决奥硝唑降低毒性的技术问题，整体的撰写也均是围绕该技术问题开展论述，

---

❶　李越，王轶，杜国顺. 预料不到的技术效果与专利创造性评判－从铁素体系不锈钢不同审级呈现的不同评判方式说起［J］. 审查业务通讯，2015，21：24－36.

❷　最高人民法院（2014）知行字第 84 号行政裁定书。

并且围绕该技术问题提供了相应的实验数据，这也是后续的无效纠纷和诉讼程序中国家知识产权局和最高人民法院能够接受专利权人的意见陈述的重要基础。

（二）关于技术启示

技术启示的认定也是审查实践中的争议点之一。在各国的审查实践中，如何判断现有技术是否给出启示或者教导，促使本领域技术人员改进现有技术，不仅影响专利的确权，同样对创新的发展也将产生重大影响。

美国专利商标局、欧洲专利局和我国国家知识产权局在创造性的审查过程中也经历不同的变革。如美国早先采用教导－启示－动机（TSM）判断方法，由于判断的机械性，可以防止事后诸葛亮，但是会导致专利质量的下降。在 KSR 案后，美国对创造性的评判给出了新的标准，即显而易见尝试（obvious to try）原则。美国联邦最高法院同样认为，判断技术效果的显而易见性应当是判断技术方案整体是否显而易见的另一个重要方面。只有组合方式和技术效果二者都显而易见时，发明才能确定属于显而易见。即美国专利商标局倾向于在技术手段和技术效果都有一定合理预期时才能认为给出教导。❶

欧洲专利局采用"问题－解决"法进行创造性判断，其审查指南指出：关键不是本领域技术人员是否有可能通过改进或修改最接近的现有技术得到本发明，而是他是否本应当就能这样做，因为现有技术让他看到解决客观技术问题的希望或者能够预期某些改进或有益效果，所以激励他这样做。即欧洲专利局同样倾向于有合理的成功预期，而不是仅仅有动机采用技术手段就认为给出技术启示。

在我国，其判断思路与欧洲专利局基本一致。2019 年修订的《专利审查指南2010》第二部分第四章第3.2.1.1节第（3）部分规定，在判断要求保护的发明对本领域的技术人员来说是否显而易见时，"要确定现有技术整体上是否存在某种技术启示，即现有技术是否给出将上述区别特征应用到最接近的现有技术以解决其存在的技术问题（发明实际解决的技术问题）的启示，这种启示是否会使本领域技术人员在面对所述技术问题时，有动机改进最接近的现有技术并获得要求保护的发明"。即仅有在能够预期解决技术问题时才视为给出了教导，而不仅是技术手段已知可以经简单尝试确定。

但是在生物医药领域，通常试验技术手段都是已知的，且现有技术公开了较大范围的应用，当申请局限于细分的应用时，其是否起到想要的结果则难以判断，最大的难点在于如何认定是否有合理的预期，是否能够产生预期的技术效果。

另外，技术启示的结合还与选取的最接近现有技术相关。选取合适的最接近现有

---

❶ 张晓东，傅利英. 美国专利审查中的"显易尝试"标准及对我的启示［J］. 中国医药工业杂志，2013，44：533－537.

技术更有利于技术启示结合的判断。2019 年修订的《专利审查指南 2010》第二部分第四章第 3. 2. 1. 1 节第（1）部分中示例性地列举了最接近现有技术选取的考虑因素，发明所要解决的技术问题是其中之一。但是，发明所有解决的技术问题是发明作出的决定因素，技术特征的选择均需要服务于要解决的技术问题。因此，在技术问题不明确或者多样选择的情况下，将会导致最接近现有技术选取的差异，进而可能导致审查结论的差异。在左奥硝唑专利纠纷案中，一审法院认为，在申请日前，本领域技术人员已经知晓奥硝唑具有一个手性中心，且如何拆分获得单一对映体是本领域的常规技术，因而有动机拆分获得单一对映体的光学纯度化合物并进行后续的药物研发。证据 2 述及拆分奥硝唑时已经认识到其对映体可以用于抗菌应用，且其拆分目的也是使用其对映体代替奥硝唑用于抗菌应用。由此认为证据 2 给出了使用奥硝唑的对映体替代奥硝唑用于抗菌应用的技术启示。而最高人民法院则认为，对于已知化合物的药物用途发明专利，如果本领域技术人员对于已知化合物的药用用途或者效果没有"合理的成功预期"，则该药用用途或者效果不能从化合物本身的结构、组成、分子量、已知的物理化学性质以及该化合物的现有用途中显而易见地得出或者预见到，而是利用了该化合物新发现的性能，并且产生了有益的技术效果，超出了本领域技术人员的合理预期。即现有技术中均没有给出从现有技术中获得涉案专利技术启示的线索，也没有"合理的成功预期"，由此认为现有技术并没有给出技术启示，认可了涉案专利的创造性。

在判断是否具备结合启示时，国家知识产权局和最高人民法院的观点主要基于是否具备"合理的成功预期"。而是否具备"合理的成功预期"则需要综合考虑现有技术的发展水平和涉案专利记载的情况，两者是相辅相成的。即发明是否具备创造性，不仅要考虑对现有技术要求是否具备"合理的成功预期"，同时需要考虑申请文件具备满足所述的"合理的成功预期"的效果。

（三）关于技术效果

医药领域主要与生物学和化学有关，这两门学科均是以试验为基础的学科，其对技术效果和试验数据的依赖远大于其他领域。例如，在同一体系中一个相似技术特征的调整可能导致实施的技术方案的效果丧失或者极大改善。因此，技术效果成为医药生物领域创造性判断中重要的考量因素。如对已有反应条件体系的优化，往往只是某一种组分的替换，或者某一个参数的调整，就能带来反应效率和产率等的极大提升。因此，在医药领域，如果仅从本领域技术人员是否有动机或者有能力选择某项技术特征来判断技术方案是否具备创造性是不合理的。但是，技术效果是否作为技术方案的一部分，在专利确权和专利侵权中应当如何考虑？技术效果在专利审查和侵权判定中所发挥的作用应当如何考虑？以下将结合专利侵权和专利无效诉讼的判决进行讨论。

在南京圣和与湖南华纳、大连中信的专利侵权纠纷的民事诉讼中，在确定湖南华纳使用的技术方案是否落入涉案专利的保护范围时，被诉侵权方湖南华纳和大连中信同样认为"在认定被诉侵权产品是否属于现有技术时，不应考虑左奥硝唑低毒性的作用，仅应考虑左奥硝唑在制备抗厌氧菌/寄生虫感染药物中的用途"，"即便认定被诉侵权产品过程侵权，因涉案专利为药物用途专利且左奥硝唑属于已知化合物，一审判决关于停止侵权的判项亦存在错误，仅须判令被诉侵权产品包装及说明书中不写入'降低中枢毒性'及'提高用药安全'等字样即可"。在抗寄生虫感染专利侵权纠纷案中，被诉侵权方认为，被诉侵权产品用于制备抗寄生虫感染的药物的关键并非在于左奥硝唑具有与奥硝唑同样的治疗寄生虫感染的疗效，而是在于左奥硝唑在治疗寄生虫感染的应用中相较于奥硝唑等硝基咪唑类药物具有更低的毒性和更高的安全性。即被诉侵权方同样认为，技术效果是技术方案的衍生，并非技术方案的一部分，其并未改变技术方案本身。而且，抗厌氧菌或寄生虫感染的治疗作用和降低中枢神经系统毒性副作用为两个独立的方案和效果。同时也认为，在技术方案能够显而易见获得时，其额外获得的效果并不能作为其判断侵权的依据。

最高人民法院在侵权纠纷判决中指出，涉案专利权利要求1仅记载了左奥硝唑在制备抗寄生虫感染药物中的用途，毒性问题未在权利要求1中进行限定。由于涉案专利权利要求1并未对毒性问题进行限定，在审查现有技术抗辩时无须考虑毒性问题。即便在现有技术抗辩中考虑左奥硝唑毒性降低的技术效果，由于该技术效果是左奥硝唑化合物本身所固有的属性，事实上亦不会影响该案的现有技术抗辩的结论。因此，涉案专利的侵权比对和现有技术抗辩均无须特别考虑左奥硝唑毒性降低的技术效果。判决中同时指出，虽然证据1公开了奥硝唑的活性，并且拆分了奥硝唑获得了左奥硝唑和右旋奥硝唑的手性对映体，但本领域技术人员知晓，拆分出的单一手性对映体之间生物活性亦可能存在多种情形，本领域技术人员对拆分获得的左奥硝唑和右旋奥硝唑，不能合理预期其生物学活性。

可以看出，在专利侵权纠纷案中，最高人民法院认为，在认定保护范围时，其取得的技术效果并不作为技术方案保护范围的一部分，其属于技术方案的固有属性。但是，在判断创造性时，技术方案的技术效果是其重要的考虑因素，甚至是决定性的因素。

左奥硝唑专利无效纠纷案中，左奥硝唑本身并非专利的创新所在，其早在1995年就已经被分离发现，涉案专利是已知产品的新用途发明，即保护左奥硝唑新的制药用途。通常而言，在进行已知产品新用途发明的创造性判断时通常需要考虑：新用途与现有用途技术领域的远近、新用途所带来的技术效果等。如果新的用途仅仅是使用了已知材料的已知的性质，则该用途发明不具备创造性。如果新的用途是利用了已知产品新发现的性质，并且产生了预料不到的技术效果，则这种用途发明具有突出的实质性特点和显著的进步，具备创造性。

进一步的，对于已知产品的新用途而言，其是否具备创造性除了用途本身的显而易见性外，是否取得预料不到的技术效果也起着举足轻重的作用，尤其是新用途的技术领域与原用途密切相关的情况下，技术效果可能成为决定的因素。同时，对于大部分已知产品，其效果的检测通常是采用已知技术手段进行验证，仅仅是出于有动机或者有能力的话，新用途发明很难获得授权，也更容易导致"事后诸葛亮"的问题。如对于立体异构体而言，在现有技术公开了立体异构体的情况下，单一对映体除非产生预料不到的技术效果，否则很难被认可创造性。此外，当显而易见性和预料不到的技术效果相竞合的情况下，根据专利审查指南的规定，如果发明与现有技术相比具有预料不到的技术效果，则不必怀疑其技术方案是否具有突出的实质性特点，可以确定其具备创造性。

如从非显而易见性的角度考虑，本领域技术人员是否能够预期获得涉案专利的技术方案？由复审无效宣告请求程序、行政和司法程序中可以看出，左奥硝唑和奥硝唑在治疗厌氧菌和寄生虫感染的效果上是相当的，即从权利要求保护的方案来看，其本身并看不出相对于现有技术的改善。证据 2 中公开了对左旋和右旋奥硝唑的分离，并提示了单一对映体可能降低奥硝唑的使用量。在司法程序中，虽然专利权人经多方查询后也了解到证据 2 系受国内某知名制药企业委托的研究项目，该制药企业检测确定左、右旋奥硝唑活性相当后，终止了项目的研究❶，表明本领域技术人员并不能预期左奥硝唑具备降低中枢毒性的效果，但是其同样表明了左奥硝唑在治疗厌氧菌或寄生虫感染的用途上，其与消旋或者右旋奥硝唑相当。此外，专利权人提供的反证 9 中记载了左旋奥硝唑和右旋奥硝唑均对精子的运动有抑制，且两种异构体的抑制作用没有差异，即左、右旋奥硝唑的生殖毒性表现无实质差异。奥硝唑于 1977 年上市，到反证 9 中研究右旋奥硝唑和左旋奥硝唑的毒性作用，其作为抗菌药物的使用已经经历了 20 年。而反证 9 公开的毒性作用研究，也从一定程度上表明本领域技术人员对左旋奥硝唑和右旋奥硝唑的抗菌治疗作用并无质疑，是在其预期的治疗活性的基础上研究其毒性作用，否则按照本领域技术人员的常识，在无法确定或预期左奥硝唑的基本活性的情况下，研究其毒性作用是没有任何意义的。证据 2 公开了使用脂肪酶催化拆分奥硝唑的方法，获得了具有高对映体过量值的光学纯奥硝唑，并期望外消旋化合物的活性对映体可以降低使用剂量。基于证据 2 公开的内容，可以得知其着眼于单一对映体的分离，并未对单一对映体的功能和活性进行验证，但是基于仅有两种成分而言，至少有一种结果是单一对映体至少有一种是具备抗菌或寄生虫感染效果的。因此，即便没有明确提及左奥硝唑可以用于治疗厌氧菌或寄生虫感染，本领域技术人员也有一定的预期能够使用左奥硝唑用于疗厌氧菌或寄生虫感染，或者在现有技术公开内容的基础

---

❶ 看起来"信手拈来"的发明并非必然显而易见：左旋奥硝唑专利权无效行政诉讼案评析 ［EB/OL］.（2022 - 08 - 12）［2022 - 10 - 24］. https://www.sohu.com/a/576325623_121124543.

上通过常规实验即可检测。因此，仅从非显而易见性的角度考虑，本领域技术人员获得左奥硝唑用于治疗厌氧菌或寄生虫感染并不需要付出创造性的劳动。即对于现有技术的研究，如站在本领域技术人员的常规思路去考虑研究的动机和意义，那么使用左奥硝唑能够治疗厌氧菌和寄生虫感染是有一定的合理预期的。

但是，涉案专利说明书中明确记载了所要保护的技术方案中产生了预料不到的技术效果，使用左奥硝唑显著降低了药物的中枢毒性作用。基于专利审查指南中的规定，如果发明取得了预料不到的技术效果，那么就应当认可发明的创造性，而无需质疑发明的显而易见性。此外，基于对现有技术的以下认知，包括奥硝唑可以用于治疗厌氧菌和寄生虫的感染，奥硝唑仅有一个手性中心由此也仅有左旋和右旋两种立体异构体，左奥硝唑和奥硝唑在治疗活性上并无显著区别，左奥硝唑需要进一步分离或者拆分，其工艺流程要比获得消旋异构体复杂，制备成本也要高于消旋异构体等。如果左奥硝唑没有取得预料不到的技术效果，专利权人没有对现有技术作出贡献的话，本领域技术人员并无动机选择工艺相对复杂、成本相对较高的左奥硝唑，尤其是消旋奥硝唑虽然有一定毒性，但是其毒性仅是短期的且不会产生不可逆转的损伤，属于可接受范围的情况。由此可知，本领域技术人员能够选择左奥硝唑的单一对映体制备药物正是基于其显著降低了中枢神经系统毒性的效果，而降低毒性可能是作为驱动现有技术采用左奥硝唑作用单一对映体用药的唯一动力。

左奥硝唑是已知药物奥硝唑的左旋体，因其属于已知化合物，未引起跨国大型制药企业的关注，这也为国内制药企业的研发留出了足够的空间。如南京圣和通过解决左奥硝唑的神经毒性问题，发现了左奥硝唑的潜在优势，并通过专利布局抢占了市场先机。此外，陕西合成开发左奥硝唑磷酸酯化衍生物新药寻找到了创新点，获得了左奥硝唑前药的成功开发，并将其许可给扬子江药业，也在市场中占有一席之地。

由于在先专利的专利壁垒对在后的研发和专利申请都产生了一定的限制。在后研发可以从不同角度规避在先的专利壁垒，如在左奥硝唑的核心用途专利外，扬子江药业重点研发了奥硝唑的衍生物，南京卡文迪许重点研究药物的品质控制，在一定程度上也会对在先专利的权利要求产生制约。

从左奥硝唑的研发历程来看，在仿制药研发过程中，合理规避热门、另辟蹊径也是一种不错的选择。例如，可以寻找药物新的用途权利要求或者新的异构体来进一步拓宽市场，并且避开已有专利的限制。手性药物和前药的开发均为经典的新药创制途径，也存在大量的成功案例。在创新药物的研发时间和经济成本越来越大的情况下，其风险也越来越高。选择已有药物的变体或者异构体等形式，改进医药药物的剂型或者拓宽其使用用途是常规的风险相对较低的研发方向。但是在药物的开发过程中，如何选择研发方向和进行相应的专利保护同样需要考虑多种因素，如市场因素、经济因素、法律因素等。南京圣和的涉案专利无效宣告请求、行政纠纷和专利侵权纠纷对研发以及权利要求的保护给出了很好的启示，抓住已有的技术问题，针对性地设计权利要求的保护范围为其占有市场起到了极大的作用。

　　南京圣和充分把握现有技术存在的缺陷，围绕技术问题精心撰写技术内容，明确技术方案和技术效果，在确权和侵权纠纷中都提供了充分的证据支持。虽然其确权过程一波三折，最高人民法院的二审判决明确了南京圣和制药用途专利的有效性，在侵权纠纷诉讼中，其也得到法院的支持。

　　此外，从该案中可以看出，在专利审查和司法判断的实践中，对手性化合物的新颖性或创造性的判断也会因为多种影响因素而产生不同的结论。王健等❶认为：对于分子结构中含有一个手性中心的药物分子，如果现有技术中公开了该化合物的外消旋体，一般认为可以推定该立体异构体不具备新颖性，除非申请人能够证明本领域技术人员根据现有技术无法拆分得到其中的对映体；如果某一对映异构体的活性、毒性等与外消旋混合物完全不同时，则可认可其产生了预料不到的技术效果，具备创造性。在左旋丁苯酞在制备治疗脑卒中药物中的应用专利复审案件中，实质审查阶段认为，现有技术中公开了消旋丁苯酞用于治疗脑卒中，对映异构体与受体作用的差异使其药效存在差异是本领域的公知常识，因此选择左旋丁苯酞用于治疗脑卒中是通过有限的实验就可验证得出的，无需花费创造性的劳动。但是，国家知识产权局认为，在判断涉及光学活性异构体化合物的发明创造性时，如果有试验数据证实该光学活性异构体化合物较已知的消旋体或光学活性异构体化合物具有预料不到的技术效果，则认为其是非显而易见的（参见第40695号复审请求审查决定）。在具有除草活性的旋光（R）-苯氧基丙酸-N-甲基-N-2-氟苯基酰胺化合物专利纠纷案中，国家知识产权局认为，现有技术已公开了某化合物的外消旋物，如果该化合物仅有一个手性中心，且该外消旋化合物的拆分对于本领域技术人员而言属于常规技术手段，同时本领域技术人员有动机对该化合物进行拆分以寻求活性更好的对映体，那么，即使对映体相比外消旋物具有相对更好的活性，该对映体化合物仍不具备创造性（参见第41175号无效宣告请求审查决定）。在美国的 *Saiofi - Synthelabo v. Apotex，Inc* 案［550F. 3d 1075（Fed. Cir. 2008）］中，权利要求保护的化合物为 D 型氯吡格雷。法院认定，氯吡格雷 D 型异构体相对于现有外消旋混合物，显示出人意料的治疗优势，完全没有预期的毒性，即便外消旋的氯吡格雷是本领域公知的，仍然认为 D 型氯吡格雷具备创造性❷。当预料不到的技术效果和显而易见性存在竞合时，要充分考虑发明对现有技术的驱动作用。从立法本意的角度考虑创新的价值，就需要判断技术研发是否给现有技术带来实

　　❶　王健，温国永，龙巧云. 关于手性药物专利申请新颖性和创造性的发明专利审查［J］. 中国发明与专利，2016，（6）：84-87.
　　❷　张晓东，傅利英. 美国专利审查中的"显易尝试"标准及对我国的启示［J］. 中国医药工业杂志，2013，44：533-537.

质性的改进，而非仅仅因为技术手段是已知的或者显而易见的，就否定技术方案的创造性。

需要注意的是，技术效果本身并非技术特征，其是由技术方案或技术特征带来的直接结果，其本身并不存在于技术方案的实施或者运用过程中。如对于药物权利要求，其效果最终是要体现在患者服用药物后的疗效上，而制备或生产药物的过程中完全不用考虑其效果是什么，也不会影响药物的生产和制备。因此，在撰写专利申请文件时，技术效果往往并不能直接体现在要求保护的权利要求中，此时，需要在说明书中尽量详细地记载与要解决的技术问题直接相关的试验数据，作为有力的技术效果依据，为专利权利的稳定性奠定基础。左奥硝唑专利纠纷案例为制药行业提供了较多的思考空间和借鉴意义。

第二节　贝达喹啉制药用途专利纠纷

贝达喹啉是一种抗结核药物，通过抑制结核分枝杆菌的三磷酸腺苷合成而发挥治疗作用，与传统的抗结核药的作用机制不同，没有交叉耐药性。2016 年 12 月，詹森药业有限公司原研的富马酸贝达喹啉片，商品名为斯耐瑞在中国获批上市。2020 年，其在国内样本医院销售收入超过 3000 万元，在 2021 年前三季度已经超过 5000 万元，市场潜力巨大。国内有多家制药企业也提交了富马酸贝达喹啉片的新 3 类仿制药上市申请，其中，北京福元医药股份有限公司于 2021 年 12 月获批成为国内首仿企业。

贝达喹啉的原研企业围绕贝达喹啉化合物、制药/治疗用途、作用靶点、制备方法以及医药组合物开展了专利布局，部分专利陆续被发起专利挑战。本节讨论的两个案件涉及贝达喹啉的制药用途，即适应证分别涉及治疗耐药性分枝杆菌属菌株感染专利 CN200580017016.2 和潜伏性结核专利 CN201210507318.X。争议焦点集中在马库什化合物权利要求是否得到说明书的支持，如何整体考虑权利要求是否得到说明书的支持以及医药用途发明改进的动机与合理成功预期的判断等。

一、专利 1 案情回顾

专利 CN200580017016.2（专利 1）授权公告的权利要求书共 27 项，其中权利要求 1 涉及取代的喹啉衍生物在制备药物中的用途，其中所述药物用于治疗耐药性分枝杆菌属菌株感染，所述取代的喹啉衍生物为以下化合物、其药学上可接受的酸或碱加成盐，1－（6－溴－2－甲氧基－喹啉－3－基）－4－二甲基氨基－2－（3－氟－苯基）－1－苯基－丁－2－醇（化合物 109），1－（6－溴－2－甲氧基－喹啉－3－基）－4－二甲基氨基－2－苯基－1－苯基－丁－2－醇（化合物2），1－（6－溴－2－甲氧基－喹啉－3－基）－4－二甲基氨基－2－萘－1－基－1－苯基－丁－2－醇（化合物12，贝达喹啉），其中所述耐药性分枝杆菌属菌株选自结核分枝杆菌、耻垢分枝杆菌、鸟分枝杆菌和偶发分枝杆菌菌株。

（一）无效宣告请求阶段

1. 证据和理由

无效宣告请求人王某群于2020年6月1日向国家知识产权局提出无效宣告请求，提交证据1~10，具体如下。

证据1：WO2004011436A1，公布日2004年2月5日。

证据2：US5965572A，公布日1999年10月12日。

证据3：证据1的优先权文件US60/398711。

证据4：沈鑫等，耐药性结核病，上海预防医学杂志，第15卷第3期，第106－108页，公开日2003年12月31日。

证据5：CN1910177A，公布日2007年2月7日。

证据6：彭蔚等，贝达喹啉治疗结核病的研究进展，中国人兽共患病学报，第31卷第2期，第174－178页，公开日2015年12月31日。

证据7：杨松等，贝达喹啉：能从绝望中带来永久的希望吗?，中华医学会结核病学分会2019年学术大会论文汇编，第91－92页，公开日2019年12月31日。

证据8：Veziris N等，Rapid emergence of Mycobacterium tuberculosis bedaquiline resistance：lessons to avoid repeating past errors，European Respiratory Journal，49（3），公开日2017年5月22日。

证据9：谢建平等，结核分枝杆菌的致病机理，生命科学，第14卷第3期，第182－185页，公开日2002年6月30日。

证据10：江山等，结核分枝杆菌潜伏性感染发生机制的研究进展，国外医学（微生物分册），2003年第1期，第31－33页，公开日2003年12月31日。

专利权人于2020年7月27日提交了权利要求书全文修改替换页，共21项，修改后的权利要求1涉及取代的喹啉衍生物在制备药物中的用途，其中所述药物用于治疗耐药性分枝杆菌属菌株感染，其中所述取代的喹啉衍生物为贝达喹啉（化合物12）或其药学上可接受的酸加成盐，其中所述耐药性分枝杆菌属菌株选自结核分枝杆菌、耻垢分枝杆菌、鸟分枝杆菌和偶发分枝杆菌菌株。

专利权人于2020年8月24日提交了意见陈述书和反证1~4，具体如下。

反证1：专利权人于2006年6月5日答复第一次审查意见通知书时提交的补充实验数据。

反证 2：贝达喹啉产品说明，复印件共 30 页及第 4.1 节的部分中文译文。

反证 3：Koen Andries 等，A Diarylquinoline Drug Active on the ATP Synthase of Myco-bacterium tuberculosis，Science，第 307 卷，第 223 – 227 页，公开日 2005 年 1 月 14 日。

反证 4：Andreas H，Diacon 等，The Diarylquinoline TMC207 for Multidrug – Resistant Tuberculosis，The New England Journal of Medicine，第 360 卷第 23 期，第 2397 – 2405 页，公开日 2009 年 6 月 4 日。

国家知识产权局于 2020 年 10 月 23 日举行了口头审理。无效宣告请求人当庭提交证据 11 和证据 12，具体如下。

证据 11：张侠主编，《肺结核的诊断与防治》，东南大学出版社，2002 年 12 月第 1 版。

证据 12：倪根珊编，《药物分类及药物学概要》，解放军出版社，1988 年 4 月第 1 版。

无效宣告请求人认为，依据证据 1、4、6 ~ 8、11 ~ 12，涉案专利说明书公开不充分，不符合《专利法》第 26 条第 3 款，权利要求 1 不符合《专利法》第 26 条第 4 款。权利要求 1 不具备《专利法》第 22 条第 3 款规定的创造性，依据的证据组合方式为证据 1 或证据 3、或者证据 1 或证据 3 与证据 2 的结合、或者在以上基础上结合公知常识、或者在以上基础上进一步结合证据 4 和/或证据 9。其中最接近的证据组合形式是证据 3 与证据 4 和公知常识的组合。

2. 查明事实

针对无效宣告请求人的证据，证据 1 记载了涉案专利化合物（贝达喹啉）的确认、制备、治疗用于制备治疗分枝杆菌疾病的药物，验证了对结核分枝杆菌、耻垢分枝杆菌的抑制活性。

证据 2 公开了使用抗生素作为治疗感染的一种手段所带来的益处，但由于微生物菌株耐药性的发展而逐渐受到损害。大多数的新药物均为以前化合物的衍生物，有必要开发新的药剂，以满足当前对药物的需求，从而有效控制对抗生素具有耐药性的病原微生物菌群。并公开了含有吡啶基或喹啉基环系的化合物，以及涉案发明的活性药物可用于治疗革兰氏阳性菌、革兰氏阴性菌、真菌及分枝杆菌等感染的患者。它们对于其他抗菌药物呈耐药性的菌株有效。

证据 3 公开了一种取代喹啉衍生物，其可用于治疗分枝杆菌疾病，特别是由病原性分枝杆菌例，如结核分枝杆菌、牛分枝杆菌、鸟分枝杆菌和海分枝杆菌引起的疾病。证据 3 实施例 B7 公开了化合物 12（涉案专利权利要求 1 所述化合物，贝达喹啉）。药理实施例 C 中公开了测试化合物抗结核分枝杆菌的体外方法，结果显示贝达喹啉对于结核分枝杆菌菌株 1 ~ 4 均具有体外抗菌活性，并公开了发明中的 52 个化合物以及作为对比的化合物 Ⅰ （氯霉素）、化合物 Ⅱ （咪康唑）、化合物 Ⅲ （硫酸链霉素）、化合物

Ⅳ（利福平）的抑制活性；以及化合物 1、2、3、12、13、14 与利福平的抑制活性对比数据。

证据 4 是关于耐药性结核病的一篇综述文章，其从耐药性结核病的定义、产生原因、流行病学和治疗四个方面进行阐述。第 4 节耐药结核病的治疗原则中指出"可以选择未曾使用过的抗结核药物"；对于抗结核药物的选择，其指出"获得性 MDR－TB 主要从第二线抗结核药物或其他有抗结核作用的抗生素中选择用药"。

证据 5 为专利权人提出的另一件专利申请文件，优先权日为 2004 年 1 月 23 日，早于涉案专利的优先权日（优先权日为 2004 年 5 月 28 日）；其公开日为 2007 年 2 月 7 日，晚于涉案专利的优先权日，不构成现有技术。其中记载了贝达喹啉用于治疗分枝杆菌疾病，尤其是病原分枝杆菌，例如结核分枝杆菌、牛分枝杆菌、鸟分枝杆菌、耻垢分枝杆菌和海鱼分枝杆菌导致的疾病，及其药物组合物、制药用途、化合物的制备方法。

证据 6~8、反证 3 公开日均晚于涉案专利的优先权日，不构成现有技术。证据 6~8、反证 3 均记载了贝达喹啉对耐药性、多重耐药性结核杆菌具有优异抑制活性。

证据 9 为一篇介绍肺结核短程化疗进程的综述文献，在第 40 页中对耐药病例提出了若干解决方案，包括对于利福平、链霉素、吡嗪酰胺等多种药物复用的治疗策略，并提示应特别注意用药的合理性和规则服药，避免耐利福平结核菌的出现，否则将为肺结核的治疗带来极大困难。

证据 11 记载了常用的抗结核病药物。

证据 12 为与药物分类及药物学概要有关的图书，其在第八节细菌耐药性中指出：细菌对此种抗生素产生耐药后，而对另一种抗生素也产生耐药，此称为交叉耐药性。多见于化学结构十分类似或同类抗生素之间，因此，必须合理使用抗生素及不断更新品种或交替应用，可减少耐药性和交叉耐药性的发生。

（二）无效宣告审查决定理由

国家知识产权局于 2021 年 1 月 29 日作出第 48150 号无效审查决定维持专利有效。决定中对于双方争议的焦点问题进行了认定。

1. 关于说明书是否充分公开及权利要求是否得到说明书的支持

涉案权利要求涉及贝达喹啉（化合物 12）或其可药用的酸加成盐在制备药物中的用途，其中所述药物用于治疗耐药性分枝杆菌属菌株感染，其中所述耐药性分枝杆菌属菌株选自结核分枝杆菌、耻垢分枝杆菌、鸟分枝杆菌和偶发分枝杆菌菌株。对该权利要求保护范围的解释，从权利要求看，耐药性的限定范围意味着包含原发耐药、获得性耐药等各种耐药类型；化合物 12 的制药用途限定范围包含了药物组合的情形。那么，说明书中记载的贝达喹啉对多种具体的耐药性分枝杆菌的效果验证能否支持权利要求限定的保护范围？

无效宣告请求人认为：①证据 1 显示涉案发明的喹啉衍生物对耐药性，尤其是多重耐药性分枝杆菌不起作用，与涉案申请所述的化合物用途相矛盾；②证据 6~8 均表明贝达喹啉具有耐药性问题，证据 11~12 显示权利要求的保护范围内存在贝达喹啉无法解决的氯法齐明耐药的问题。③菌株种类众多，涉案专利说明书实施例的菌株不确定是原发性还是继发性耐药菌株，不能代表整个菌种。④权利要求 1 为开放式权利要求，范围过大，包括与任何活性成分联用、任意菌株范围等，基于说明书内容无法预期该范围内的技术方案均能解决技术问题；且涉案专利说明书仅对特定活性成分的生物活性进行验证，本领域技术人员难以预期包含其他活性成分均具有类似抑制活性或不会产生交叉耐药性。⑤反证 3 记载贝达喹啉必须联合给药才能解决耐药性问题，说明涉案专利技术方案不能实施。

无效宣告审查决定中指出：说明书是否公开充分应根据本领域技术人员按照说明书的记载能否实现发明的技术方案、解决其技术问题并达到预期的技术效果来判断。涉案专利涉及贝达喹啉或其药学上可接受的酸加成盐在制备治疗耐药性分枝杆菌属菌株感染的药物中的用途、与其他药物联用治疗所述感染的制药用途以及相应的药物组合物。根据涉案专利说明书第 0008 段的记载，喹啉衍生物具有"非常有效地抑制耐药性，尤其多重耐药性分枝杆菌生长，可用于治疗耐药性，尤其多重耐药性分枝杆菌导致的疾病"的效果。可见，涉案发明所要解决的技术问题为使用贝达喹啉或将其与其他药物联用来治疗耐药性分枝杆菌导致的感染。

对于涉案专利所述制药用途，说明书中对贝达喹啉药物的确认、制备和治疗效果均进行了相关记载。首先，说明书第 0009 段记载涉案专利化合物已在 WO2004/011436（证据 1）中公开，第 0146－0148 段记载了化合物 12（贝达喹啉）的化学名称和结构式，证据 1 的实施例 B7 中记载了贝达喹啉的制备方法，涉案专利表 1 还记载了贝达喹啉的熔点和立体化学数据作为其结构确认的一般依据。因此，基于涉案专利说明书及其引用的证据 1，本领域技术人员能够确认并制备获得贝达喹啉。其次，涉案专利说明书药理试验例涉及贝达喹啉对耐药性分枝杆菌菌株的作用研究，表 7~表 10 显示贝达喹啉对于耐低水平异烟肼的结核分枝杆菌、耐高水平异烟肼的结核分枝杆菌、耐利福平的结核分枝杆菌、耐高水平异烟肼和耐链霉素的结核分枝杆菌、耐链霉素的结核分枝杆菌、耐乙胺丁醇的结核分枝杆菌、耐吡嗪酰胺的结核分枝杆菌、耐氧氟沙星的结核分枝杆菌、耐氧氟沙星的鸟分枝杆菌、耐氧氟沙星的耻垢分枝杆菌和偶发分枝杆菌均具有显著优于利福平的抑制活性。涉案专利说明书第 0232 段还记载了贝达喹啉对耐高水平异烟肼和利福平的多重耐药性结核分枝杆菌及耐低水平异烟肼和利福平的多重耐药性结合分枝杆菌均具有 0.03mg/L 的 MIC 值；第 248~251 段记载了贝达喹啉对于 32 株多重耐药菌株的抑菌测试，大多数菌株显示 0.032mg/L 的 MIC。在此基础上，本领域技术人员能够预期贝达喹啉可有效治疗来自结核分枝杆菌、耻垢分枝杆菌、鸟分枝杆菌和偶发分枝杆菌的耐药性、多重耐药性分枝杆菌属菌株感染。与此同时，涉案专利说明书还记载了贝达喹啉与其他药物联合给药的治疗方案和效果数据，其中表12～表14的结果表明，无论是针对敏感型分枝杆菌还是多重耐药型分枝杆菌，贝达喹啉与其他活性成分的多种组合均具有优异的抑制作用，尤其是当药物组合中同时存在贝达喹啉与吡嗪酰胺时，具有最突出的效果。在此基础上，本领域技术人员能够预期贝达喹啉和其他多种组分，包括吡嗪酰胺的组合能够有效治疗分枝杆菌属菌株感染、耐药性分枝杆菌属菌株感染或多重耐药性分枝杆菌属菌株感染疾病。

证据1记载和证实了贝达喹啉对于敏感性分枝杆菌具有抑制活性，并未公开或暗示贝达喹啉对于耐药性分枝杆菌是否具有抑制作用，因而并未包含与涉案专利相矛盾的技术内容。本领域技术人员并不会基于证据1而否定涉案专利说明书所证明的技术效果。

证据6～8和反证3均不构成现有技术，从而无法用于评述发明是否充分公开。并且证据6～8、反证3均记载了贝达喹啉对耐药性、多重耐药性结核杆菌具有优异抑制活性，侧面反映出涉案专利的技术方案益于现有技术；而且反证3的试验数据显示，单一贝达喹啉给药对耐药菌具有显著抑制活性，与抗敏感菌活性相似，并非如请求人所述必须联合给药才有效。

证据4记载了耐药的不同类别，并指出对于耐药结核病的治疗原则为应用至少包括3种敏感的药物或未曾使用过的抗结核药物，待药敏试验报告后，再调整用药。其并未包含与涉案专利相矛盾的技术内容，在说明书已证实贝达喹啉对多种耐药菌有效且没有相反证据表明原发耐药、获得性耐药等不同耐药来源会对药效产生明显影响的情况下，证据4不能说明涉案专利无法实现预期效果。证据11记载了常用的抗结核病药物，证据12记载了交叉耐药的概念及机理，所述证据均不影响本领域技术人员在涉案专利说明书的基础上对其效果的认知。

对于无效宣告请求人所述的开放性权利要求的相关问题。虽然涉案专利中均未说明其试验菌株是原发性还是继发性耐药菌株，但"耐药"仅是对该菌株活性的限定，未限制其来源，无效宣告请求人也未提供证据说明耐药菌株来源不同会影响贝达喹啉的效果；在涉案专利说明书记载的多种耐药性菌株的试验结果的基础上，足以使本领域技术人员认为涉案专利说明书记载的技术方案能够获得预期的技术效果。虽然涉案专利未限定其可组合的成分，但在涉案专利说明书已然记载了化合物12与多种活性成分组合使用的实施例并得到均具有治疗分枝杆菌属杆菌抑制活性的基础上，本领域技术人员有能力通过常规手段选择合适的与贝达喹啉联用抗结核药物，足以预期涉案专利说明书记载的技术方案能够获得预期的技术效果。

综上，本领域技术人员基于涉案专利说明书的内容足以合理预期涉案专利请求保护的技术方案能够解决其技术问题并实现预期的技术效果。因此涉案专利说明书公开充分，符合《专利法》第 26 条第 3 款的规定。基于同样的理由，权利要求 1 得不到说明书支持的理由也不成立。

2. 关于已知药物新用途发明的创造性

关于从抑制病原性分枝杆菌的贝达喹啉能否显而易见地获得其抑制耐药性分枝杆菌的用途，其涉及已知药物新用途发明的创造性判断。

证据 3 公开了一种取代喹啉衍生物，其可用于治疗分枝杆菌疾病，特别是由病原性分枝杆菌例如结核分枝杆菌、牛分枝杆菌、鸟分枝杆菌和海分枝杆菌引起的疾病，证据 3 实施例 B7 公开了贝达喹啉。药理实施例显示贝达喹啉对于结核分枝杆菌菌株具有体外抗菌活性，以及与利福平的抑制活性对比数据。

权利要求 1 与证据 3 相比，区别特征在于：权利要求 1 限定所述药物用于治疗耐药性分枝杆菌属菌株感染，具体菌株选自结核分枝杆菌、耻垢分枝杆菌、鸟分枝杆菌和偶发分枝杆菌菌株。

权利要求 1 实际解决的技术问题是提供贝达喹啉用于制备治疗耐药性结核分枝杆菌、耻垢分枝杆菌、鸟分枝杆菌和偶发分枝杆菌感染的药物的用途。

无效宣告请求人认为，①证据 3 是为解决结核病耐药问题的迫切需求开发的新结构的贝达喹啉化合物，且证实了贝达喹啉对结核分枝杆菌的抑制作用，本领域技术人员能够想到将其用于耐药性菌株感染。②证据 4 给出了将新结构的贝达喹啉用于抑制耐药性分枝杆菌属菌株的技术启示。③证据 2 和证据 9 教导使用化学结构不同的药物或新药治疗耐药性菌株。④本领域技术人员知晓贝达喹啉的化学结构与已知耐药药物差异非常大，证据 12、反证 3 均指出贝达喹啉具有不同于已有药物的化学结构。⑤证据 5 证明涉案专利权人在涉案专利的优先权日之前已认为即使仅根据证据 1 的菌株也能够想到将其用于治疗耐药性分枝杆菌导致的感染，即本领域技术人员具备相应的能力。⑥涉案专利没有取得预料不到的技术效果，证据 1 和证据 3 证实贝达喹啉可用于耐药菌株，且贝达喹啉仅是由于化学结构差异获得的耐药菌株抑制作用。反证 3 和反证 4 都不是现有技术，涉案专利药理实施例的实验模型与证据 3 说明书药理实施例 C 不同，不能证明取得预料不到的技术效果。因此，以证据 3 为最接近的现有技术，结合证据 4、证据 2、证据 9 和公知常识（证据 12）中的一个或多个，权利要求 1 不具备创造性。

无效宣告审查决定中指出：证据 3 的发明目的是提供具有抑制人类中分枝杆菌增殖特性的新化合物，可用于治疗分枝杆菌类疾病。整体来看，证据 3 围绕包括贝达喹啉在内的新的喹啉化合物及其抗结核分枝杆菌活性展开，其所做的试验并未涉及贝达喹啉对耐药性结核分枝杆菌的抑制作用。虽然证据 3 背景部分记载现状中存在耐药问题因而寻求开发新的抗结核分枝杆菌药物，但结合其发明内容的整体来看，背景部分的陈述仅是单纯的现状描述，并无暗示其新开发的药物将具有解决结核分枝杆菌耐药性的效果，并且其实施例所测试的菌株也均为对常规抗结核药敏感的菌。即使本领域技术人员能够基于证据 3 所提出的问题去尝试将所述化合物用于治疗耐药菌，基于证据 3 公布的贝达喹啉与利福平的效果差异，本领域技术人员无法容易得到贝达喹啉具有对耐利福平、耐异烟肼等耐药菌的抑制效果的预期。因此，本领域技术人员不会显而易见地认为证据 3 给出贝达喹啉具有抗耐药性分枝杆菌效果的启示。

证据 4 是一篇关于耐药性结核病的综述文章，公开的是对耐药结核病治疗的原则性标准，如出现耐药则更换药物。但证据 4 对于更换药物是否能解决问题，指出需要进行药敏试验才能确定新药是否解决耐药性结核分枝杆菌的问题。且并未教导贝达喹啉即为对于耐药菌而言的敏感药物。因此，本领域技术人员在证据 4 的基础上并不会显而易见地预期贝达喹啉具有抗耐药性结核分枝杆菌效果，无法得到将其用于抗耐药性分枝杆菌的启示。

证据 2 公开了抗生素耐药性的问题，并公开了含有吡啶基或喹啉基环系的化合物，以及涉案发明的活性药物可用于治疗革兰氏阳性菌、革兰氏阴性菌、真菌及分枝杆菌等感染的患者，且对于其他抗菌药物呈耐药性的菌株有效。但证据 2 并不涉及贝达喹啉，也不涉及权利要求 1 所述的 4 种分枝杆菌；并且含有喹啉基的化合物有多种，证据 2 不足以证明含有喹啉基的化合物在具有抗菌功能的前提下均具有抗耐药菌的活性。因此，本领域技术人员在证据 2 的基础上并不能显而易见地得到贝达喹啉具有抗耐药性分枝杆菌效果的启示。

证据 9 为一篇介绍肺结核短程化疗进程的综述文献。虽提到了包括利福平耐药在内的多种耐药病例的若干解决方案，但证据 9 并未公开贝达喹啉，不仅没有给出贝达喹啉具有抗耐药结核分枝杆菌作用的教导，反而明确指出耐利福平结核菌难以治疗的事实，进一步佐证了涉案专利对现有技术作出的贡献。

证据 12 解释了交叉耐药性，指出合理使用抗生素及不断更新品种或交替应用，可减少耐药性和交叉耐药性的发生。但证据 12 公开的内容属于对于耐药治疗原则性的标准，即更换药物以避免耐药。对于出现耐药菌要采取的具体手段，包括更换什么药物，更换药物后是否必然具有抗耐药菌的效果，具备该公知常识的本领域技术人员也无从确认。

证据 5 为涉案专利的专利权人提出的另一份专利申请文件，优先权日为 2004 年 1 月 23 日，早于本专利的优先权日，但其公开日为 2007 年 2 月 7 日，晚于涉案专利的优先权日，不构成现有技术。即使其是涉案专利的专利权人提出的专利申请，专利权人应在涉案专利的优先权日前得知相应内容，但并不代表本领域技术人员均知晓上述内容及具有相应的能力。因此，证据 5 不能被接纳为本领域技术人员能力的佐证。

由上可见，本领域技术人员在证据 3 的基础上，即使结合证据 2、证据 4、证据 9、公知常识或它们的组合，本领域技术人员可以获得的启示是，如果出现耐药菌可以更换药物，但对于应该更换什么药物以及更换的药物是否能解决预期的技术问题均无法得到教导，因而无法显而易见地获得如涉案专利权利要求 1 所记载涉及贝达喹啉的技术方案，实现治疗耐药性分枝杆菌的有益效果。同理，权利要求 1 涉及的贝达喹啉药学上可接受的酸加成盐的技术方案相对于现有证据而言也是非显而易见的。因此，权利要求 1 有突出的实质性特点和显著进步，具备《专利法》第 22 条第 3 款规定的创造性。

二、专利 2 案情回顾

专利 CN201210507318.X（专利 2）授权公告的权利要求书共 7 项，权利要求 1 涉及一种化合物在制备药物组合物中的应用，所述药物组合物用于治疗潜伏性结核（TB），其中所述化合物选自：1 -（6 - 溴 - 2 - 甲氧基 - 喹啉 - 3 - 基）- 2 -（2，3 - 二氟苯基）- 4 - 二甲基氨基 - 1 - 苯基 - 丁 - 2 - 醇，1 -（6 - 溴 - 2 - 甲氧基 - 喹啉 - 3 - 基）- 4 - 二甲基氨基 - 2 - 萘 - 1 - 基 - 1 - 苯基 - 丁 - 2 - 醇，对应于 6 - 溴 - α -［2 -（二甲基氨基）乙基］- 2 - 甲氧基 - α - 1 - 萘基 - β - 苯基 - 3 - 喹啉乙醇；或其药学上可接受的酸或碱加成盐、其 N - 氧化物或其立体化学同分异构形式。即权利要求 1 涉及贝达喹啉或其盐在制备用于治疗潜伏性结核病的药物组合物中的应用。

（一）无效宣告请求阶段

1. 证据和理由

无效宣告请求人于 2020 年 6 月 1 日向国家知识产权局提出无效宣告请求，提交证据 1 ~ 13，具体如下。

证据 1 ~ 8：同专利 CN200580017016.2 无效纠纷案。

证据 9：谢建平等，结核分枝杆菌的致病机理，生命科学，第 14 卷第 3 期，第 182 - 185 页，公开日 2002 年 6 月 30 日。

证据 10：江山等，结核分枝杆菌潜伏性感染发生机制的研究进展，国外医学（微生物分册），2003 年第 1 期，第 31 - 33 页，公开日 2003 年 12 月 31 日。

证据 11：何国钧等，结核分枝杆菌休眠菌、L 型及治疗，中华结核和呼吸杂志，第 25 卷第 10 期，第 585 - 587 页，公开日 2002 年 10 月 31 日。

证据 12：汪钟贤，肺结核短程化疗进展，中国防痨通讯，1987 年第 1 期，第 37 - 41 页、第 46 页，公开日 1987 年 12 月 31 日。

证据 13：赵顺英，儿童潜伏结核感染的诊断和治疗，中国实用儿科杂志，第 18 卷第 7 期，第 395 - 397 页，公开日 2003 年 7 月 31 日。

专利权人于 2020 年 8 月 24 日提交了修改的权利要求书、意见陈述书和反证 1 ~ 2。

其中，权利要求 1 修改为"一种化合物在制备药物组合物中的应用，所述药物组合物用于治疗潜伏性结核（TB），其中所述化合物为具有以下结构的（αS，βR）- 6 - 溴 - α - [2 - （二甲基氨基）乙基] - 2 - 甲氧基 - α - l - 萘基 - β - 苯基 - 3 - 喹啉乙醇或其药学上可接受的酸加成盐"，即仅保护贝达喹啉或其盐对潜伏性结合的制药用途。

反证 1 ~ 2 具体如下。

反证 1：Anil Koul 等，Diarylquinolines Are Bactericidal for Dormant Mycobacteria as a Result of Disturbed ATP Homeostasis，Journal of Biological Chemistry，第 283 卷第 37 期，第 25273 - 25280 页，公开日 2008 年 9 月 12 日，复印件及中文译文。

反证 2：Koen Andries 等，A Diarylquinoline Drug Active on the ATP Synthase of Mycobacterium tuberculosis，Science，第 307 卷，第 223 - 227 页，公开日 2005 年 1 月 14 日（同专利 CN200580017016.2 无效纠纷案反证 3）。

无效宣告请求人于 2020 年 10 月 16 日提交了如下证据。

证据 14：Annex I Summary of product characteristics，复印件及部分中文译文。

国家知识产权局于 2020 年 10 月 23 日举行口头审理。针对修改后的文本，无效宣告请求人明确无效宣告请求理由如下（以权利要求 1 为例）：依据证据 6 ~ 8、11 ~ 13，涉案专利说明书公开不充分，不符合《专利法》第 26 条第 3 款，权利要求 1 不符合《专利法》第 26 条第 4 款；依据证据 6 ~ 8、11 ~ 13，权利要求 1 不清楚，不符合《专利法实施细则》第 20 条第 1 款；权利要求 1 不具备《专利法》第 22 条第 3 款规定的创造性。依据的证据组合方式：证据 1 或证据 3 与证据 12 和公知常识的结合，或在此基础上进一步结合证据 2、4、9、10、13 中的任意一篇或者其组合。证据 5 用于佐证优先权日之前本领域技术人员的能力水平，不用于证据组合中。

2. 查明事实

证据 5 ~ 8 的公开日晚于涉案专利的最早优先权日，不构成涉案专利的现有技术。反证 1 ~ 2 的公开日晚于涉案专利的最早优先权日，不构成涉案专利的现有技术。

证据 9 记载了无症状携带者体内可能有潜伏状态的结核菌，以及结核分枝杆菌的感染阶段中存在多个阶段，其中包括能够在宿主中相对不活跃地持续存在而保留被激活的潜力。

证据 10 记载了结核杆菌感染人体可产生不同的结局：①彻底清除致病菌；②结核病发生；③潜伏感染状态建立。上述表现是宿主免疫系统对结核杆菌的清除作用与结核杆菌的抗清除作用相互斗争的结果。……结核杆菌感染人体后被巨噬细胞吞噬，活化的巨噬细胞杀灭结核杆菌，但结核杆菌在活化不充分的巨噬细胞中生长、繁殖。并且，潜伏性感染期的结核杆菌受到人体免疫功能的影响。

证据 11 记载了结核分歧分枝杆菌（MTB）包括休眠菌和 MTB - L 型。

证据 12 记载了肺结核病灶内包括 A、B、C、D 四种菌群，A 菌群生长繁殖旺盛，

B、C 菌群处于半休眠状态，为随时可复苏的"持续存活菌"，任何药物对 D 菌群均不起作用，D 菌群为数极少并且以后多数死亡，很少复发。在此分类基础上的一些短程化治疗肺结核的方案，并公开了对半休眠的 B、C 菌群具有灭菌作用药物，能够缩短肺结核的治疗疗程。

证据 13 记载了对于儿童潜伏结核感染的治疗方案，首选异烟肼。对于不能耐受异烟肼或推测对异烟肼耐药，次级选择为应用利福平。

（二）无效宣告审查决定理由

国家知识产权局于 2021 年 1 月 12 日作出第 47812 号无效审查决定维持专利有效。决定中对于双方争议的焦点问题进行了认定。

1. 关于潜伏性结核的含义是否清楚

无效宣告请求人认为：涉案专利说明书第 0004 段、0005 段、0007 段的记载表明休眠、潜伏和持续存活的分枝杆菌代表不同含义，但说明书第 0178 段的记载显示三者含义相同。根据证据 6 ~ 8 和证据 11 ~ 13 公开的内容可知，可潜伏于患者体内的结核杆菌包括多种类型的菌群，各菌群可能处于不同的阶段。潜伏性结核也包括已感染但未出现症状的无症状潜伏性结核。因此，本领域技术人员无法清楚地确定"潜伏性结核"的具体含义，以及其包括何种类型菌群导致的潜伏性结核，因此权利要求 1 不清楚。

无效宣告审查决定中指出：对于"潜伏性结核"的定义，基于说明书第 0007 段的记载可知，通过使用涉案专利化合物来杀灭休眠、潜伏、持续存活的分枝杆菌，进而治疗潜伏性结核。虽然其中使用了"休眠、潜伏、持续存活"三个不同的用语，但由说明书第 0004 - 0007 段的整体记载可知，三者均是指尚未活化，但在合适的病理环境下仍有可能复活致病的杆菌，即以非复制、代谢减退的状态存在的结核杆菌。说明书第 0178 段进一步明确了潜伏性 TB、休眠 TB、持续存活 TB 三者具有相同含义。因此，本领域技术人员基于说明书的记载，能够清楚确定权利要求 1 中的"潜伏性结核"是指结核杆菌在体内以非复制、代谢减退状态存在，个体不显示疾病症状的感染状态，与休眠 TB 或持续存活 TB 具有相同含义。

对于证据 6 ~ 8、证据 11 ~ 13，潜伏性结核是通过结核分枝杆菌在体内的特定状态对结核分枝杆菌进行的定义，而非根据菌群类型进行的定义，即便是不同类型的菌群，只要是以非复制、代谢减退状态存在，均属于"潜伏性结核"范畴；对于已感染但未出现症状的无症状潜伏性结核，只要属于结核杆菌在体内以非复制、代谢减退状态存在的情形，同样属于"潜伏性结核"范畴，因此证据 6 ~ 8、证据 11 ~ 13 并不影响"潜伏性结核"这一概念的清晰性。

无效宣告请求人所述的潜伏性结核包括因自身免疫而潜伏、因耐药而潜伏以及发病后的潜伏，这些仅是导致潜伏性结核的不同原因和机理，也不会影响"潜伏性结核"

这一概念的清晰性。因此权利要求 1 的技术方案对本领域技术人员而言是清楚的，符合《专利法实施细则》第 20 条第 1 款的规定。

2. 关于说明书是否充分公开以及权利要求是否得到说明书的支持

制药用途权利要求从撰写形式上看，属于一种开放式限定的权利要求，除非撰写成"××作为唯一活性成分"的形式，否则并未排除与其他活性成分/药物组合的情形。潜伏性结核限定范围中包含了任意原因引起的或不同来源动物的潜伏性结核。说明书记载了贝达喹啉对人型和牛型两种具体的结核杆菌的效果验证。

无效宣告请求人认为，①结核菌至少可以分为人型、牛型、鸟型、鼠型和冷血动物型，证据 11 公开了结核分歧分枝杆菌（MTB）包括休眠菌和 MTB – L 型，本领域技术人员无法预期权利要求的技术方案能够治疗所有的潜伏性结核。②证据 12 公开了肺结核病灶内包括 A、B、C、D 四种菌群，涉案专利说明书并未公开受试菌群属于何种类型，也未证实化合物对所有类型的菌群均有效。③证据 6 ~ 8 说明贝达喹啉存在耐药性，证据 13 说明接触耐多药结核患者后也可能发生潜伏结核感染，涉案专利并未证明权利要求 1 的药物组合物能够用于治疗耐多药结核杆菌导致的潜伏性结核，未证明其可用于治疗耐任意已知药物的结核杆菌导致的潜伏性结核。④权利要求 1 为开放式权利要求，涉案专利也没有证明其限定的化合物与任何其他活性成分联用于制备药物后，可治疗潜伏性结核。因此涉案专利说明书公开不充分。基于同样的理由，权利要求 1 得不到说明书的支持。

无效宣告审查决定中指出：说明书是否公开充分应根据说明书中记载的权利要求的技术方案能否解决发明的技术问题、达到预期的技术效果来判断。根据涉案专利说明书第 0007 段的记载，涉案专利所要解决的技术问题是使用涉案专利化合物有效杀灭休眠、潜伏、持续存活的分枝杆菌，特别是结核杆菌，并由此可用于治疗潜伏性 TB。

关于涉案专利说明书是否公开充分，首先，说明书公开了贝达喹啉的化学名称、结构式和制备方法，并公开了其熔点和立体化学数据作为其结构确认的一般依据，因此基于涉案专利说明书，本领域技术人员能够获得该药物。其次，涉案专利说明书实施例涉及贝达喹啉在杀灭休眠牛结核杆菌（BCG）、结核分枝杆菌（H37RV）的作用研究，显示均具有杀菌活性；实施例所采用的试验模型均是基于通过缺氧产生休眠细菌的方法产生的 Wayne 体外休眠模型，由说明书附图 1 可知，该模型在缺氧状态下能够使细菌 log10 值大幅降低，进入休眠状态，而在有氧环境下细菌又能够恢复活性，因此该模型符合涉案专利说明书所述的结核杆菌在体内以非复制、代谢减退状态存在的"潜伏性结核"的定义。在通过该模型证实了两种代表性的休眠结核杆菌均能够被涉案发明化合物有效杀灭的基础上，本领域技术人员能够预期化合物 12 能够有效抑制处于非复制、代谢减退状态的结核杆菌，进而可用于治疗潜伏性结核。

此外，虽然涉案专利并未对所有类型的潜伏性结核菌群进行测定，但实施例 1、2

所采用的结核分枝杆菌和牛结核杆菌是导致人类感染结核病的主要病原菌，所采用的试验模型也证实了这两种代表性的结核杆菌在休眠状态下均能够被涉案发明化合物有效杀灭，在此基础上本领域技术人员可以确认涉案专利化合物能够解决治疗潜伏性结核的技术问题、产生预期的技术效果。并且，鸟、鼠和冷血动物结核菌并非导致人类感染结核病的主要病原菌，代表意义有限；在实施例 1、2 证实了两种代表性的休眠结核杆菌均能够被涉案发明化合物有效杀灭的基础上，本领域技术人员能够预期贝达喹啉对休眠菌 MTB 有效；目前也尚未有证据证明涉案专利化合物对其他类型的潜伏菌群例如变异的休眠菌 MTB – L 等无效。

证据 12 中，A 菌群生长繁殖旺盛，不符合涉案专利"潜伏性结核"的定义，因此无需针对 A 菌群进行验证；B、C 菌群处于半休眠状态，为随时可复苏的"持续存活菌"，可见其为涉案专利的潜伏性结核菌，可以预期涉案发明化合物对 B、C 菌群有效；虽然证据 12 记载任何药物对 D 菌群均不起作用，但证据 12 同时记载了 D 菌群为数极少并且以后多数死亡，很少复发，可见 D 菌群并非处于代谢减退、在合适环境下可复发的持续存留状态，不属于涉案专利所述"潜伏性结核菌"范畴，因此药物对 D 菌群是否起作用并非决定药物对潜伏性结核是否有效的必要因素。

证据 6 ~ 8 的公开日晚于涉案专利的最早优先权日，不构成现有技术，不能用于说明本领域技术人员在优先权日之前的预期能力。证据 13 说明接触耐多药结核患者后也可能发生潜伏结核感染，但这只是潜伏性结核发生的途径之一，并无证据表明该途径所导致的潜伏性结核与涉案专利所证实的潜伏性结核有何不同，感染途径不同不会改变本领域技术人员的上述预期。

关于开放式限定的药物组合。在说明书已经验证了贝达喹啉能够治疗潜伏性结核的情况下，本领域技术人员基于普通技术知识和常规试验，有能力选用与其性质不冲突、能够实现药物联用目的的其他药物联合用于治疗潜伏性结核。在无相关证据证明权利要求中包含了不能解决涉案发明技术问题并实现相应技术效果的技术方案的情况下，无效宣告请求人的该主张不能得到合议组支持。因此本领域技术人员在说明书的基础上能够实现采用贝达喹啉来治疗潜伏性结核的技术方案，并能够预期其具有治疗潜伏性结核的技术效果。因此涉案专利说明书公开充分，符合《专利法》第 26 条第 3 款的规定。基于同样的理由，无效宣告请求人关于权利要求 1 的技术方案得不到说明书支持的无效宣告请求理由也不能成立。

3. 关于已知药物新制药用途的创造性

从贝达喹啉对病原性分枝杆菌的抑制作用能否显而易见地获得其对潜伏性结核的抑制，其同样涉及对已知药物新用途的创造性判断。

1）证据 1 与证据 12、公知常识的组合

证据 1 公开了一种取代喹啉衍生物，其可用于治疗分枝杆菌疾病，特别是由病原

性分枝杆菌例如结核分枝杆菌、牛分枝杆菌、鸟分枝杆菌和海分枝杆菌引起的疾病。证据 1 说明书实施例 B7 和表 1 具体公开了贝达喹啉，说明书实施例 C 药理实施例公开了该药物抗结核分枝杆菌和抗耻垢分枝杆菌的体外抗菌活性测试和结果。

权利要求 1 与证据 1 相比，区别特征在于：权利要求 1 限定所述药物组合物用于治疗潜伏性结核。权利要求 1 实际解决的技术问题是提供贝达喹啉用于制备治疗潜伏性结核的药物的用途。

无效宣告请求人认为，①证据 1 公开了其化合物能够用于治疗具有患分枝杆菌疾病危险的患者，这类患者包括了具有潜伏性结核分枝杆菌或被感染但未发展为确诊疾病或具有相应症状的患者。并且，由本领域一般知识可知，结核分枝杆菌一般均处于活动期或非活动期，在证据 1 披露了其化合物可以抑制活动期和非活动期的结核分枝杆菌的基础上，本领域技术人员容易想到将该化合物用于抑制潜伏性的结核分枝杆菌，继而用于治疗潜伏性结核。证据 1 背景技术中公开了在目前多药耐药性菌株不断增加的情况下，需要新药物，因此证据 1 教导了将其化合物用于治疗因耐药而潜伏的肺结核病，以及无症状携带者体内的结核分枝杆菌导致的潜伏性肺结核病。此外，无效宣告请求人认为，证据 5 能够佐证优先权日之前，本领域技术人员根据证据 1 实施例中的菌株，能够想到将具有抑制活性的受试化合物用于治疗因耐药潜伏或休眠的结核分枝杆菌病。②证据 12 教导了对于半休眠菌群 B 和 C，需要给予对该菌群杀灭作用良好及起效快的药物。在证据 1 公开了其化合物可有效抑制活动期和非活动期的结核分枝杆菌，且公开了其化合物有助于提高治疗速度的情况下，本领域技术人员容易想到将证据 1 的化合物用于治疗潜伏性结核。证据 12 还教导了肺结核治疗短化需要具备两个条件，一是对繁殖菌群有强大的杀灭作用，二是对低代谢半休眠菌具有强杀灭作用，从而达到无复发或复发率很低。证据 1 背景技术中公开了"更短的治疗方案和需要较少监督的方案是实现该目标的最佳方式"，即教导了缩短肺结核的治疗时间，因此将证据 1 与证据 12 结合，能够得到权利要求的技术方案。

无效宣告审查决定中指出：首先，从整体上看，证据 1 在化合物活性和治疗疾病方面仅公开了化合物对结核分枝杆菌、耻垢分枝杆菌具有体外抗菌活性，并未记载和讨论任何与潜伏性结核相关的内容。并且由证据 1 说明书第 44 页记载可以看出，两个实施例均是"根据标准方法计算化合物所实现的生长抑制百分比"，可见证据 1 两个实施例所针对的均是处于活动期正在生长复制的细菌，而非潜伏性结核菌。其次，涉案专利所述的"潜伏性结核"是指结核杆菌在体内以非复制、代谢减退状态存在的情形，其是通过定义体内结核杆菌的活性状态来界定的疾病分类。虽然"潜伏性结核"也属于"具有患有分枝杆菌疾病危险"的情形之一，但"具有患有分枝杆菌疾病危险"并不能等同于"潜伏性结核"。"具有患有分枝杆菌疾病危险"这一概念相对上位宽泛，涵盖了所有具有患病风险的情形，例如感染 HIV 后自身免疫系统遭到破坏、劳累导致自身免疫力下降、近距离接触感染者、接触带有大量病原体的物品等情况均属于"具有患有分歧杆菌疾病危险"范畴。在证据1整体上并未公开所述化合物可有效治疗潜伏性结核的情况下，本领域技术人员仅基于证据1公开的"本发明提供了治疗……患有分枝杆菌疾病危险的方法"这一泛泛记载并不能得到将证据1的化合物12用于治疗潜伏性结核的技术启示和能够治疗成功的合理预期。最后，证据1本身并未公开其化合物可以抑制"非活动期"的结核分枝杆菌，也未公开其化合物可以抑制多药耐药性菌株。虽然证据1在背景技术部分描述了通常在2个月的加强杀菌期后需要4~6个月的继续治疗或灭菌期来消除持续存在的杆菌和将复发的危险减至最小，因而缩短总治疗长度、降低给药频率的有效药物将是有益的，但所述记载仅表明了研发抗结核病新药的必要性以及新药研发的方向和渴望达到的效果，并未表明证据1的化合物事实上取得了所述效果，也未表明缩短治疗周期的效果与抑制非活动期结核杆菌直接相关。并且，本领域已知对于活性结核具有效果的药物不一定对潜伏性结核具有效果，二者的治疗方式和药物选择是不同的，对潜伏性结核的治疗往往更为困难。

因此，证据1并未给出关于所述化合物与抑制潜伏性结核之间相关性的技术启示，即使本领域技术人员根据化合物治疗活动期结核的有效性可能去尝试将其用于治疗潜伏性结核，但在无法合理预期治疗活性结核的药物对于潜伏性结核也同样有效的情况下，并不能显而易见地将所述化合物用于治疗潜伏性结核。

至于证据5，其本身不构成现有技术，不能证明本领域技术人员在优先权日之前具有的能力，因此也不能证明本领域技术人员能够从证据1中获得上述技术启示。

证据12公开了一些短程化治疗肺结核的方案，并公开了对半休眠的B、C菌群具有灭菌作用药物，能够缩短肺结核的治疗疗程，但其通篇未记载关于权利要求1化合物的相关内容，因此证据12本身没有给出权利要求1化合物能够治疗潜伏性结核的启示。

尽管无效宣告请求人主张将证据12的公开内容与证据1结合能够得到权利要求1的技术方案，然而，如前所述证据1没有公开其化合物可有效抑制"非活动期"的结核分枝杆菌，也没有公开其化合物可以"提高治疗速度"，仅仅是在背景技术部分记载了缩短治疗时间、降低给药频率是新药研发的方向，并未记载或者教导其中的化合物可以取得所述效果。因此，虽然证据12记载了"短化必须具备两个条件，一是对正在繁殖中的代谢旺盛菌群有强大的杀菌作用，二是对低代谢半休眠菌有强杀灭作用"，在证据1并未实现治疗短化效果的情况下，本领域技术人员没有动机基于证据12的所述记载而将证据1中的化合物用于治疗低代谢的休眠菌。

因此，将证据1与证据12相结合也无法获得将权利要求1化合物或其酸加成盐用于治疗潜伏性结核的技术启示。无效宣告请求人也未提供证据证明将权利要求1化合物用于治疗潜伏性结核属于本领域的公知常识，因此权利要求1相对于证据1、证据12

和公知常识的结合是非显而易见的，具备《专利法》第22条第3款规定的创造性。

证据2、4、9、10、13均未给出权利要求1化合物或其酸加成盐可用于治疗潜伏性结核的启示，且对于活性结核具有效果的药物不一定对潜伏性结核具有效果，二者的治疗方式和药物选择是不同的，因此本领域技术人员不会显而易见地认为能够治疗活性结核的药物能够有效治疗潜伏性结核。因此，即使在证据1或证据3结合证据12和公知常识的基础上，进一步结合证据2、4、9、10、13中的任意一篇或者其组合，也无法显而易见地获得权利要求1所述的化合物或其酸加成盐治疗潜伏性结核的制药用途。涉案专利说明书证实了权利要求所述技术方案在治疗潜伏性结核方面的作用，具备有益的技术效果，因而权利要求1具备《专利法》第22条第3款规定的创造性。

2）证据3和证据12、公知常识的组合

证据3公开了一种取代喹啉衍生物，其可用于治疗分枝杆菌疾病，特别是由病原性分枝杆菌例如结核分枝杆菌、牛分枝杆菌、鸟分枝杆菌和海分枝杆菌引起的疾病，证据3实施例B7公开了化合物12（涉案专利权利要求1所述化合物）。药理实施例C中公开了测试化合物抗结核分枝杆菌的体外方法，结果显示化合物12对于结核分枝杆菌菌株1~4均具有体外抗菌活性，并公开了发明中的52个化合物以及作为对比的化合物Ⅰ（氯霉素）、化合物Ⅱ（咪康唑）、化合物Ⅲ（硫酸链霉素）、化合物Ⅳ（利福平）的抑制活性；以及化合物1、2、3、12、13、14与利福平的抑制活性对比数据。

权利要求1与证据3相比，区别特征在于：权利要求1限定所述药物组合物用于治疗潜伏性结核。权利要求1实际解决的技术问题是提供化合物12用于制备治疗潜伏性结核的药物的用途。

无效宣告请求人认为：①证据3公开了治疗具有患有分枝杆菌疾病危险的患者；公开了结核分枝杆菌具有独特的感染模式，包括原发性肺侵犯，然后潜伏期；公开了开发新的有效治疗肺结核的治疗剂将满足常见的临床要求。证据3还额外公开了对于结核分枝杆菌菌株1~4，其发明的52个化合物以及作为对比的四种化合物的抑制活性对比试验，以及化合物12与利福平的抑制活性对比试验，表明其化合物与对比化合物相比，具有良好的抗菌活性。②证据12教导了对于半休眠菌群B和C，需要给予对该菌群杀灭作用良好及起效快的药物。在证据3公开的结核杆菌抑制活性和其化合物有助于提高治疗速度的情况下，本领域技术人员容易想到将证据3的化合物用于治疗潜伏性结核。证据12还教导了肺结核治疗短化需要具备两个条件，证据3背景技术中公开了如果一种新的治疗剂能够提供更短的治疗周期（独自或与其他治疗剂联合）或单一治疗剂治疗，其将必然被涉及此类治疗的个体患者和关注结核病公共健康的人们以极大的热情采用，即教导了缩短肺结核的治疗时间，因此将证据3与证据12结合，能够得到权利要求的技术方案。此外，如前所述，基于证据12教导的对于耐药案例的短程化疗方案的相关内容，即使仅针对因耐药而潜伏或休眠的结核分枝杆菌导致的潜伏性结核，本领域技术人员也有动机应用证据 3 的化合物。

无效宣告审查决定中指出：首先，证据 3 通篇均未记载任何与潜伏性结核相关的内容，也未公开或暗示其中的化合物能够治疗"非活动期"的结核分枝杆菌。关于化合物的活性和效果，证据 3 公开了化合物 12 对四种结核分枝杆菌的体外抗菌活性数据（参见实施例 C1），该试验的测试方法部分记载了"接种物……从 Ogawa 蛋黄培养物中轻轻接种（培养液在 3ml 玻璃管中于 7 天的时间内保持在 37℃……并按上述方法在肉汤中进一步稀释 25 倍），然后将测试板密封并在 37℃下孵育 7 天"，由此可知其所使用的是具有复制活性、非潜伏状态的菌株，因此该实施例所针对的是正在生长复制的细菌，而非潜伏性结核菌。其次，如前所述，"患有分枝杆菌疾病危险"和潜伏性结核是两个不同的概念，本领域技术人员基于证据 3 公开的"本发明提供了治疗……处于分枝杆菌疾病危险中患者的方法"不能得到将化合物 12 用于治疗潜伏性结核的技术启示。再次，虽然证据 3 在背景技术部分记载了结核分枝杆菌的感染模式中包括潜伏期，以及"开发新的有效治疗肺结核的治疗剂将满足常见的临床要求"，但所述内容仅仅是对结核杆菌感染模式的描述和对新药开发的愿景，感染中存在潜伏期并不意味着化合物疗效的发挥一定是通过抑制潜伏期结核杆菌来实现，因此该内容无法表明证据 3 的化合物具备治疗潜伏性结核杆菌的效果，且证据 3 的说明书具体内容和实施例部分也并未记载或暗示其中的化合物能够治疗潜伏性结核。并且如前所述，对于活性期结核菌具有效果的药物不一定对潜伏性结核具有效果，二者的治疗方式和药物选择是不同的，对潜伏性结核的治疗往往更为困难，因此本领域技术人员不会显而易见地认为证据 3 公开的能够治疗活性结核的药物能够有效治疗潜伏性结核。并且如前所述证据 5 不构成现有技术，不能证明本领域技术人员在优先权日之前具有的能力，也不能证明本领域技术人员能够从证据 3 中获得上述技术启示。因此，证据 3 本身并未给出将化合物 12 用于治疗潜伏性结核的技术启示。

虽然证据 12 记载"短化必须具备两个条件，一是对正在繁殖中的代谢旺盛菌群有强大的杀菌作用，二是对低代谢半休眠菌有强杀灭作用"，但在证据 3 并未公开其化合物具有治疗短化效果的情况下，本领域技术人员没有动机基于证据 12 的所述记载而将证据 3 中的化合物用于治疗低代谢的休眠菌。关于证据 12 所公开的耐药案例的治疗方案，其中并不涉及权利要求 1 的化合物；证据 3 中也并未公开其中的化合物能够治疗耐药结核的技术内容；并且耐药性结核与潜伏性结核属于两个不同的概念，本领域技术人员不会显而易见地认为治疗耐药性结核的药物能够有效治疗潜伏性结核。

因此，将证据 3 与证据 12 相结合也无法获得将权利要求 1 化合物或其酸加成盐用于治疗潜伏性结核的技术启示。无效宣告请求人也未提供证据证明将权利要求 1 化合物用于治疗潜伏性结核属于本领域的公知常识，因此权利要求 1 相对于证据 3、证据 12 和公知常识的结合是非显而易见的，具备《专利法》第 22 条第 3 款规定的创造性。

三、思考与启示

（一）关于权利要求的合理概括

专利 CN200580017016.2 和专利 CN201210507318.X 无效宣告请求审查程序中均涉及权利要求是否得到说明书支持的问题，以及由此带来的说明书是否充分公开的问题。在上述案件中说明书验证的内容均能够实现并产生预期的技术效果，但分歧在于说明书验证的内容是否能够支持权利要求概括的范围。合理概括的判断首先建立在权利要求解释的基础上。

在专利 CN200580017016.2 无效宣告请求程序中，专利权人基于说明书的记载将授权权利要求进一步限缩到化合物 12，即贝达喹啉。根据说明书可知，只有这一个化合物记载了从制备到体外耐药菌测试，到感染小鼠体内测试，到与其他抗分枝杆菌药物组合的小鼠体内测试的实验结果，而化合物 109、2 仅验证到体外耐药菌测试。试想，如果专利授权阶段，实审审查员基于医药领域的不可预期性，要求限缩到化合物 12，申请人会如何应对？从技术上看，没有验证体内效果的化合物是否一定能够实现发明目的，确实是存疑的。但是从鼓励创新的立法宗旨看，如果基于这种怀疑，而只能允许保护验证到体内的技术方案，那么对于申请人的创新热情显然是一种打击。因此，在一定程度上恰当的做法是将这个空间留给专利权人和公众，对于专利权人而言，适当扩大的保护范围是具有鼓励意义的，对于公众而言，如果这个范围概括得不合适，可以通过无效宣告请求程序，提供更充分、有力证据主张进一步限缩保护范围。

对涉案专利权利要求保护范围的理解，包含了贝达喹啉作为活性成分与其他药物组合的情形，以及对耐药性分枝杆菌属菌株的理解包含了不同种类的耐药性、不同耐药性菌株的来源，对潜伏性结核的理解包含了不同原因导致的潜伏性结核。说明书仅验证了特定的药物组合物或并未涉及耐药性的某些种类、耐药性菌株的来源、潜伏性结核的原因，此时权利要求能否得到说明书的支持？

对于上述问题，笔者认为，第一，应当考虑发明目的以及具体验证材料或方法是否有代表性。涉案专利所要解决的技术问题是使用贝达喹啉或将其与其他药物联用来治疗耐药性分枝杆菌导致的感染或潜伏性结核，专利 CN200580017016.2 验证内容涉及多种具体的耐药性结核分枝杆菌、耻垢分枝杆菌、鸟分枝杆菌和偶发分枝杆菌菌株，专利 CN201210507318.X 验证内容涉及通过体外休眠模型验证了两种代表性休眠结核杆菌被杀灭。第二，对于任何一个科学术语，都能够基于不同维度得到不同的分类，例如耐药分枝杆菌，既能够依据分枝杆菌的种属继续分类，也能够依据耐药种类（如原发耐药、获得性耐药等）继续分类。不同的分类维度是并存的，叠加时即产生新的下位，这种分类方式可以不断进行下去。在没有相反证据的情况下，认为不支持的事实依据不足。第三，需要结合发明目的和现有技术进行综合判断。任何技术特征的概括都可能存在反例，穷举所有可能的验证对于申请人而言是过度且有时是不现实的。此时需要基于本领域技术人员对发明原理的判断，是否建立在某种共性上，这种共性可以基于更多的列举，也可以基于原理的分析；或确定发明点和非发明点，对于非发明点的概括意味着本领域技术人员能够根据现有技术进行常规选择。例如药物组合的概括，当发明点为贝达喹啉对于特定种类耐药性分枝杆菌抑制功能时，本领域技术人员能够基于现有技术通过常规选择获得不干扰其作用的药物组合，且无相反证据证明权利要求保护范围中存在不能达到所述技术效果的情形，则不能仅根据药物组合的范围包括了任意药物组合而断言所述权利要求未得到说明书的支持，即针对否定权利要求得到说明书支持的主张应当承担一定的举证责任。

（二）关于制药用途成功的合理预期的判断

专利 CN200580017016.2 涉及贝达喹啉对耐药性分枝杆菌属菌株感染的制药用途。权利要求 1 与最接近现有技术证据 3 的区别在于，所述药物用于治疗耐药性结核分枝杆菌、耻垢分枝杆菌、鸟分枝杆菌、偶发分枝杆菌菌株感染，而证据 3 仅公开了同样的药物用于治疗结核分枝杆菌、耻垢分枝杆菌、鸟分枝杆菌、海分枝杆菌引起的疾病。

在判断过程中，本领域技术人员首先基于对证据 3 的认知，回到涉案专利的发明起点。即基于证据 3 如何想到将其用于耐药性的结核分枝杆菌感染的治疗。

证据 3 公开了包括贝达喹啉在内的新的喹啉化合物及其抗结核分枝杆菌活性。对于证据 3 所能提供的技术启示，需要考虑实施例针对的分枝杆菌实质上是耐药性的还是敏感的，以及验证结果是否能够让本领域技术人员产生"将要"这样去做的动机。事实上，证据 3 虽然在背景技术部分提到了现状中存在耐药问题因而寻求开发新的抗结核分枝杆菌药物，但仅仅是单纯的现状描述，并未暗示其新开发的药物具有解决结核分枝杆菌耐药性的技术效果。基于耐药性产生的原因，本领域技术人员难以根据贝达喹啉对于敏感性分枝杆菌的抑制作用合理预期同样能够抑制耐药性分枝杆菌。因此，本领域技术人员对证据 3 的理解不会涉及其要解决如何克服耐药性分枝杆菌感染这一技术问题。

关于其他证据的情况，证据 4 作为一篇综述，公开的是对耐药结核病治疗的原则性标准，即如出现耐药则更换药物，但对于更换药物是否能够解决问题并不确定，需要先进行药敏试验。也并未教导贝达喹啉即为对于耐药菌而言的敏感药物。证据 2 公开了含有喹啉基环系的化合物可用于治疗革兰氏阳性菌、革兰氏阴性菌、真菌以及分枝杆菌等感染的患者，对于其他抗菌药物呈耐药性的菌株有效，但并不涉及贝达喹啉和涉案申请的四种耐药性分枝杆菌。证据 9 为一篇介绍肺结核短程化疗进程的综述，涉及对利福平耐药病例进行药物联用，但是并不涉及贝达喹啉具有抗耐药结合分枝杆菌的效果，反而明确指出耐利福平结核菌难以治疗的事实。证据 12 公开了耐药治疗原则性的标准，更换药物以避免耐药，但是对于出现耐药菌要采取的具体手段，使用何种药物以及更换药物后的效果，本领域技术人员无从确认。由此可见，现有技术并未提供明确的技术启示，让本领域技术人员尝试采用贝达喹啉治疗耐药性结核分枝杆菌、耻垢分枝杆菌、鸟分枝杆菌、偶发分枝杆菌菌株感染，并预期其技术效果。

通常而言，技术启示判断作为创造性"三步法"评价的最后的关键一步，较易带入主观性而成为客观判断发明创造性的重点和难点。在医药领域，由于研发的延续性，申请人提出的已知药物新用途发明往往与其已有用途之间存在关联，现有技术有时会宽泛地记载一些药物的应用方向，或提及具有一定关联性但又不甚明确的内容。此时对于技术启示的判断应当考量以下几个方面。第一，技术启示应当来源于现有技术的整体教导。第二，技术启示是以发明实际解决的技术问题为导向进行的有目的的探寻，与解决该问题合理相关的内容才可能构成技术启示。第三，现有技术的教导是否能够最终构成技术启示，还要考量引入区别特征后对于解决发明技术问题的合理的成功预期。

专利 CN201210507318.X 无效宣告请求案在创造性技术启示的判断上，存在类似的情形。该案涉及贝达喹啉对潜伏性结核的制药用途。最接近现有技术证据 1 公开了治疗具有患分枝杆菌疾病危险的患者的方法，背景技术部分记载了缩短治疗长度，降低给药频率的药物是有益的。证据 12 教导了对于半休眠菌群，需要给予对该菌群杀灭作用良好及起效快的药物。这样的证据组合是否足以提供将贝达喹啉用于制备潜伏性结核药物的启示并对效果产生明确的预期，同样需要从以下三个维度去考量。

第一，对现有技术公开的内容作整体的考量，查明现有技术。证据 1 发明内容公开的是贝达喹啉对结核分枝杆菌具有体外抗菌活性，两个实施例的实验对象均是处于活动期、正在生长复制的细菌，而非潜伏性结核菌，其中并未记载或讨论任何与潜伏性结核相关的内容。尽管证据 1 记载其提供治疗"具有患分枝杆菌疾病危险"的患者的方法，但这一概念相对上位宽泛，涵盖了所有具有患病风险的情形，并未给出所述患病风险即对应潜伏性结核的具体指向，因而所述记载并不能等同于公开或暗示了贝达喹啉可治疗潜伏性结核。证据 12 公开了一些短程化治疗肺结核的方案，并公开了对半休眠的菌群具有灭菌作用的药物，能够缩短肺结核的治疗疗程，但其通篇未记载有关"贝达喹啉"的内容。因此整体分析证据内容，本领域技术人员并不能从证据 1 和12 所述宽泛记载直接得到将贝达喹啉用于治疗潜伏性结核的技术信息。

第二，围绕发明技术问题，辨明技术教导。背景技术通常是对以往技术或研发需求的总体概述，需要在辨别所述记载实质公开的技术信息的基础上，判断该内容是否事实上会给出解决发明所要解决的技术问题的相关教导或指引。证据 1 背景技术部分的记载仅表明有必要缩短治疗长度、降低给药频率，即只是给出了新药研发的方向和渴望达到的效果，并未表明已将贝达喹啉用于该用途并取得所述效果。而在证据1并未实现治疗短化效果的情况下，本领域技术人员没有动机结合证据12关于起效快的药物可杀灭半休眠菌群的记载而将贝达喹啉用于治疗潜伏性结核。

第三，辨析新旧用途之间的关系，判断成功预期。证据1公开了贝达喹啉可以有效抑制活动期、正在生长复制的结核分枝杆菌，基于该已知应用同时综合其给出的抗结核新药的研发方向教导，判断其是否对治疗潜伏性结核具有启示，可以从两种应用的治疗方式、药物选择、治疗的难易程度是否存在差异的角度进行考虑。证据12公开了针对生长繁殖旺盛的菌群和暂时休眠菌使用不同的治疗方案，对于活性结核具有效果的药物不一定对潜伏性结核有效，二者的治疗方式和药物选择是不同的，对潜伏性结核的治疗往往更为困难。可见，即使考虑证据1给出的研究需求导向，将贝达喹啉尝试用于潜伏性结核的治疗，本领域技术人员基于现有技术教导也难以获得其能够有效治疗潜伏性结核的合理成功预期，因此，无法获得改进发明的技术启示从而显而易见地获得涉案发明。

笔者通过贝达喹啉专利复审和无效宣告请求系列案件对已知药物的第二制药用途创造性判断作了一定的探讨。综合技术启示和技术效果两个维度，可能具备创造性的情形包括不存在技术启示但具有有益效果、存在技术启示但产生了预料不到的技术效果（如协同作用）、技术启示薄弱或不够明确、技术效果难以预期（没有合理的成功预期）等，在实践中还需要根据具体案情作更充分的思考。

第 六 章
药用生物制品专利保护实践

第一节　曲妥珠单抗生物类似药制药用途专利纠纷

曲妥珠单抗是美国基因泰克工程技术公司（以下简称"基因泰克"，现为瑞士罗氏制药公司的全资子公司）开发的单克隆抗体药物，靶标为人表皮生长因子受体2（Human Epidermal Growth Factor Receptor 2，HER2），适用于 HER2 过度表达的转移性乳腺癌、胃癌的治疗，于1998年获批上市，商品名为赫赛汀。

2020年，国内制药企业实现技术和专利的突破，研制了国产 HER2 抗体。其中一款是三生国健药业（上海）股份有限公司（以下简称"三生国健"）自主研发的 HER2 抗体药物伊尼妥单抗（商品名为赛普汀）。体外研究显示，伊尼妥单抗结构中的 Fab 段与曲妥珠单抗一致，通过 Fc 段修饰和生产工艺优化，产生的抗体依赖细胞介导的细胞毒性（Antibody – Dependent Cell – Mediated Cytotoxicity，ADCC）作用更强，更好地实现了抗 HER2 单抗药物的治疗目标——既可以阻断 HER2 通路、直接抑制肿瘤细胞增殖和生长，又可以诱导 ADCC 效应，通过机体免疫系统识别和杀伤肿瘤细胞。[1] 另一款则是上海复宏汉霖生物制药有限公司（以下简称"复宏汉霖"）研制的 HER2 抗体药物，是注射用曲妥珠单抗生物类似药（商品名为汉曲优）于2020年8月在中国、欧洲上市。

国内制药企业从抗体修饰、纯化工艺、制剂优化等角度研发，致力于绕开原研药核心专利的保护范围的研发策略。但是，对于抗体药物发现和制备过程的一些核心技术，原研药企业布局了严密的专利网，其他企业开展规避设计、进行二次创新和仿创结合的难度都很大，因此也积极采取了专利无效诉讼的策略并获得了成功。

---

　　[1] ZHANG X S, CHEN J H, WENG ZH B, et al, A new anti – HER2 antibody that enhances the anti – tumor efficacy of trastuzumab and pertuzumab with a distinct mechanism of action [J]. Molecular Immunoloty, 2020, 119: 48 – 58.

一、案情回顾

曲妥珠单抗的重要核心专利为 ZL00814590.3、发明名称为"用于抗 ErbB2 抗体治疗的制剂"，专利权人为基因泰克。该专利授权公告的权利要求共 43 项，有 3 项独立权利要求（权利要求 1、5、26），保护了制药用途和药物组合物。

权利要求 1 涉及抗 ErbB2 抗体在制备用于治疗易患或已诊断患有以过度表达 ErbB2 受体为特征的人类患者病症之产品中的用途，所述产品包含治疗易患或已诊断患有以过度表达 ErbB2 受体为特征的人类患者的初始使用和继续使用的联合药物，其中所述初始使用的药物是包含抗 ErbB2 抗体的以 6mg/kg、8mg/kg 或 12mg/kg 的剂量给药的药物，所述继续使用的药物是包含抗 ErbB2 抗体的以 2mg/kg 的剂量、每周一次给药的药物，该继续使用的药物在通过初始使用的药物获得目标谷血清浓度 10～20μg/ml 后使用。

权利要求 5 涉及抗 ErbB2 抗体在制备用于治疗易患或已诊断患有以过度表达 ErbB2 受体为特征的人类患者病症之产品中的用途，所述产品包含治疗易患或已诊断患有以过度表达 ErbB2 受体为特征的人类患者的初始使用和继续使用的联合药物，其中所述初始使用的药物是包含抗 ErbB2 抗体的在第 1 天、第 2 天和第 3 天每日一次注射至少 1mg/kg 使该初始注射施用抗 ErbB2 抗体的总量大于 4mg/kg 的药物，所述继续使用的药物是包含抗 ErbB2 抗体的以 6mg/kg 的剂量、每 3 周一次给药的药物，该继续使用的药物在通过初始使用的药物获得目标谷血清浓度 10～20μg/ml 后使用。

权利要求 26 涉及一种产品，包括容器和包装插页，所述容器中含治疗易患或已诊断患有以过度表达 ErbB2 受体为特征的人类患者的初始使用和继续使用的联合药物，其中所述初始使用的药物是包含抗 ErbB2 抗体的以 6mg/kg、8mg/kg 或 12mg/kg 的剂量给药的药物，所述继续使用的药物是包含抗 ErbB2 抗体的以 2mg/kg 的剂量、每周一次给药的药物，该继续使用的药物在通过初始使用的药物获得目标谷血清浓度 10～20μg/ml 后使用，所述包装插页包括向给药者说明包含抗 ErbB2 抗体的初始使用的药物以 6mg/kg、8mg/kg 或 12mg/kg 的剂量给药，所述包含抗 ErbB2 抗体的继续使用的药物以 2mg/kg 的剂量、每周一次给药，并且该继续使用的药物在通过初始使用的药物获得目标谷血清浓度 10～20μg/ml 后使用。

（一）无效宣告请求阶段

1. 证据和理由

无效宣告请求人赛特瑞恩股份有限公司（Celltrion，以下简称"赛特瑞恩"，拥有曲妥珠单抗生物类似药 Herzuma）于 2011 年 12 月 30 日向国家知识产权局提出无效宣告请求，其理由是专利说明书不符合《专利法》第 26 条第 3 款的规定，权利要求 1～

43 不符合《专利法》第 22 条第 2 款和第 3 款、《专利法实施细则》第 20 条第 1 款的规定，请求宣告涉案专利全部无效，同时提交了如下证据。

证据 1：PCT 国际专利申请 WO99/31140 的公开文本及其国际检索报告。

证据 2：Baselga J 等人，PhaseⅡ study of Weekly Intravenous Recombinant Humanized Anti－p185HER2 Monoclonal Antibody in Patients With HER2/neu－Overexpressing Metastatic Breast Cancer, Journal of Clinical Oncology, 1996 年 3 月，第 14 卷第 3 期，第 737－744 页。

无效宣告请求人赛特瑞恩认为：①权利要求 1 和 5 的主题为制药用途，却采用治疗过程中的给药方案进行限定，且未给出药物初始使用后至第一次继续使用之间的间隔时间；权利要求 26 要求保护产品，却未用产品的结构特征来限定，导致保护范围不清楚。权利要求 2～4 和 27～29 分别引用权利要求 1 和 26，其中又限定出给药方案的不同保护范围；权利要求 18 中"进一步包括施用有效量的化疗剂"属于治疗方法的技术特征；权利要求 19～25 中分别包括"该用途进一步包括施用心脏保护剂"和"效力是通过测定疾病进展时间或应答速率而测出"的技术特征，与所述权项的用途主题不相适应，导致上述权利要求不清楚。权利要求 2～4、6～17、19～25 和 27～29 还存在与其引用的权利要求相同的不清楚缺陷，因此权利要求 1～43 均不符合《专利法实施细则》第 20 条第 1 款的规定。②涉案专利涉及抗 ErbB2 抗体的制药用途，要解决的技术问题是通过提供初始剂量的抗 ErbB2 抗体继而提供继续量的等量或小量该抗体而早期获得有效目标谷血清浓度，从而达到比常规治疗更有效的治疗。然而说明书中没有给出能够证实所述用途以及效果的试验数据，甚至没有给出与涉案发明专利权利要求中的给药方案相对应的试验方案。因此说明书公开不充分，不符合《专利法》第 26 条第 3 款的规定。③证据 1 公开了以抗 ErbB2 抗体和化疗剂的组合治疗相关病症的方法和产品，初始给药剂量是 4mg/kg，继续给药剂量是 2mg/kg，每周一次。证据 2 公开了 rhuMAB HER2 抗体治疗转移性乳腺癌的方法，初始剂量为 3～5mg/kg，继续给药剂量为 1.2～2mg/kg。然而给药特征仅仅体现在用药过程中，对制药过程没有限定作用。因此权利要求 1～43 相对于证据 1、权利要求 1～8 相对于证据 2 不具备新颖性。④权利要求 1～17、26～32、38～43 相对于证据 2，权利要求 18～25、33～37 相对于证据 1 和 2 的结合不具备创造性。

专利权人基因泰克将从属权利要求的特征补入独立权利要求中，认为修改后的权利要求 1 中已经限定了药物初始使用和第一次继续使用之间的间隔，由于药物的使用方式，分成剂量不同的初始使用和继续使用，修改后的权利要求 1 清楚反映了所述药物以规定的剂量方案给药。同时，修改后的权利要求 15 已经通过结构或组成特征进行了限定，其保护范围是清楚的。另外，相应地引用上述权项的其他权利要求也是清楚的。同时涉案专利说明书实施例 2 描述了 4mg/kg 加载剂量和持续数周、每周 2mg/kg 维持剂量的治疗方案，显示了抗体谷血清浓度均值、说明书第 45～46 页记载了尽可能早地实现较高血清浓度能提高治疗效果。因此说明书已经充分公开了涉案发明专利，符合《专利法》第 26 条第 3 款的规定。

2012 年 4 月，无效宣告请求人补充提交了意见陈述书和下列证据。

证据 3：Y. Tokuda 等，Dose escalation and pharmacokinetic study of a humanized anti – HER2 monoclonal antibody in patients with HER2/neu – overexpressing metastatic breast cancer，British Journal of Cancer，1999 年，第 81 卷第 8 期，第 1419 – 1425 页。

证据 4：K. Koizumi 等，Multicompartmental analysis of the kinetics of radioiodinated monoclonal antibody in patients with cancer，J. Nucl. Med.，1986 年，第 27 卷，第 1243 – 1254 页。

证据 5：R. R. Eger 等，Kinetic model for the biodistribution of an 111In – Labeled monoclonal antibody in humans，Cancer Research，1987 年，第 47 卷，第 3328 – 3336 页。

证据 6：专利权人于 2010 年 12 月 24 日提交的欧洲专利局无效宣告请求程序文件。

无效宣告请求人认为：①修改后的权利要求 1 和 15 中删除了授权的权利要求 1 和 26 中的给药剂量和间隔的特征，扩大了保护范围，不属于删除式或合并式修改，因此该修改文本不能予以接受。②涉案专利没有公开在所述技术方案中如何确定获得了目标谷血清浓度为 10 ~ 20μg/ml。权利要求 15 ~ 22 中增加的"标签"特征不符合用产品结构特征来限定产品的规定。因此权利要求 1 ~ 22 仍然不清楚。③实施例 2 无法证明涉案专利 8mg/kg 初始剂量给药方案的效果，也不能由数据简单翻倍获得抗体药物的药代动力学数据。证据 3 ~ 6 用于证明单克隆抗体的非线性药代动力学。④涉案专利涉及的给药方案本身与药物制备或产品没有关联，给药特征在新颖性判定时不应予以考虑。证据 1 教导了 0.1 ~ 20mg/kg 初始剂量的抗体给药，其他给药方案易于利用常规实验进行监测。因此涉案专利不具备新颖性、创造性。

2012 年 5 月 11 日，专利复审委员会对该案进行了口头审理，专利权人提交了新修改的权利要求 1 ~ 16。权利要求 1 如下。

1. huMAb4D5 – 8 抗体在制备用于治疗易患或已诊断患有以过度表达 ErbB2 受体为特征的人类患者乳腺癌之产品中的用途，所述产品包含治疗易患或已诊断患有以过度表达 ErbB2 受体为特征的人类患者的初始使用和继续使用的联合药物，其中所述初始使用的药物是包含 huMAb4D5 – 8 抗体的以 8mg/kg 的剂量给药的药物，所述继续使用的药物是包含 huMAb4D5 – 8 抗体的以 6mg/kg 的剂量、按照 3 周的间隔给药的药物，该继续使用的药物在通过初始使用的药物获得目标谷血清浓度 10 ~ 20μg/ml 后使用。

而无效宣告请求人放弃关于涉案专利不具备创造性的无效宣告请求理由。针对专利权人当庭提交的权利要求书，明确其无效宣告请求的理由和范围是说明书不符合《专利法》第 26 条第 3 款的规定；权利要求 1 ~ 16 不符合《专利法实施细则》第 20 条第 1 款的规定；权利要求 1 ~ 16 分别相对于证据 1 和 2 不具备《专利法》第 22 条第 2

款规定的新颖性。

关于新颖性，专利权人认为，证据1和2中没有公开涉案专利所述的给药剂量和/或给药方案，制药过程中须考虑各个因素环节，而剂量与制药过程密切相关，对药物制备过程有限定作用，使用剂量直接关系到成品的药物含量。而产品包括容器和包装插页，包装插页或标签是产品的结构特征，具备限定作用。因此涉案专利制药用途和产品具备新颖性。

2012年5月31日，专利权人提交了意见陈述书和如下反证。

反证1：由北京市中信公证处于2012年5月29日出具的（2012）京中信内经证字08533号公证书原件71页及其相关部分译文3页。

专利权人认为：①请求人于2012年4月25日和27日提交的意见陈述书和证据3~6超过举证期限，不应予以接受。同时证据3~6与涉案发明无关，不能用于评价涉案发明的专利性。②权利要求书中的"目标谷血清浓度"是本领域的标准术语，通过已知方法测定该浓度即可清楚限定初始使用和第一次继续使用之间的间隔。③反证1中所列附件是从欧洲专利局网站下载的该专利在欧洲专利局异议程序中药物动力学领域的专家证词，证明了实施例2和图3中给药频率维持谷血清浓度的能力，即能证明涉案专利的公开充分。

2. 查明事实

无效宣告请求人最终放弃了创造性的无效宣告请求理由，坚持主张权利要求不具备新颖性和说明书公开不充分。证据1是该案无效宣告请求的主要证据，将证据1和涉案专利申请比较如表6-1所示。

表6-1　涉案专利申请文本与证据1公开内容对比

项目	涉案专利	证据1 PCT专利申请WO99/31140
主题	huMAb4D5-8抗体 制备治疗易患或已诊断患有以过度表达ErbB2受体为特征的患者乳腺癌之产品的用途	赫赛汀（huMAb4D5-8抗体） 治疗易患或诊断患有过度表达ErbB2的转移性乳腺癌患者的方法
相同特征	治疗易患或已诊断患有以过度表达ErbB2受体为特征的人类患者的初始使用和继续使用的联合药物	鼠4D5的人源化抗ErbB2抗体（赫赛汀）和化疗剂（阿霉素或表阿霉素）联合治疗
区别特征	给药剂量和方案为初始剂量8mg/kg、获得目标谷血清浓度10~20μg/ml后，继续按照3周的间隔、6mg/kg的剂量使用	初始剂量为4mg/kg，一周后进行每周一次的2mg/kg施用。

3. 无效宣告审查决定要点

国家知识产权局于 2012 年 8 月 8 日作出第 19128 号复审决定。该决定认为：在化学领域中，如果请求保护的制药用途权利要求与现有技术公开的技术方案相比，区别仅在于给药剂量和/或给药方案不同，而该给药剂量和/或给药方案只与医生对治疗方案的选择密切相关，与药物及其制剂本身没有必然联系，则上述仅体现在用药过程中的区别特征不能使该用途具备新颖性。

比较涉案专利权利要求 1 和证据 1 公开的技术方案，两者的区别在于权利要求 1 中限定的给药剂量和方案为初始剂量 8mg/kg、获得目标谷血清浓度 10～20μg/ml 后，继续按照 3 周的间隔、6mg/kg 的剂量使用。

然而上述区别，即权利要求 1 中给药剂量和给药时机的限定是医生在治疗时对于用药过程的选择，其不会对涉案专利制药的原料、制造方法以及适应证等产生实质性的影响，对于该药品的制备过程和适应证等没有影响，对该药物的制药用途不能构成实质性的区别，即不能使权利要求 1 的技术方案相对于证据 1 具备新颖性。

在权利要求 1 不具备新颖性的情况下，上述附加技术特征也不能赋予上述权利要求以与证据 1 新的区别，因此权利要求 2～10、11～16 相对于证据 1 不具备《专利法》第 22 条第 3 款规定的新颖性。

对于专利权人陈述的"关于给药剂量和/或给药方案，以及包装插页或标签的文字说明的技术特征限定能够为制药用途带来实质性影响，应在新颖性判断时予以考虑"的意见，合议组认为：①在配制药物的过程中加入的药量决定该成分在最终产品中的含量，因此药物的含量体现在制药用途中，是药物产品的技术特征；但是给药剂量的多少由使用的药物分量所决定，其产生于医生的治疗行为，体现在用药过程中，是使用药品的特征。在临床实践中，如果单位剂量的药物含量未达到用药量，医生可以给患者一次服用多个单位剂量的药物，如果药物的含量大于治疗剂量，则可以减量服用。而给药的时机也可通过测量谷血清浓度的水平，根据患者的症状由医生判断给药间隔或与其他药物联用。也就是说，医生可以通过调整患者的用药数量、判断检测结果来达到实际需要的使用剂量、给药间隔，其主观行为对已经客观存在的产品或制药用途本身不会产生影响，不具有限定作用。因此涉案专利权利要求中所述的给药剂量、给药时机的变化仅仅停留在用药过程中，不介入制药过程，不能使制药用途权利要求与现有技术相区别。②包装插页或标签上的文字说明也只是提供所述产品在使用中的相关信息，对产品的结构组成没有本质上的影响，不能使所述权利要求具备新颖性。专利权人提供的反证 1 只限于证明涉案专利公开充分，与涉案专利的新颖性判断无关。综上，专利权人的主张未能得到合议组的支持。

(二) 诉讼阶段

1. 一审

基因泰克不服第 19128 号决定，依法向北京市第一中级人民法院提起行政诉讼（一审）。北京市第一中级人民法院经审理认为：该案的焦点问题为涉案专利权利要求中限定的给药剂量、给药时机特征"给药剂量和方案为初始剂量 8mg/kg、获得目标谷血清浓度 10~20μg/ml 后，继续按照 3 周的间隔、6mg/kg 的剂量使用"或者包含这些特征的信息对权利要求是否具有限定作用，从而是否能够使其所要求保护的技术方案相对于证据 1 具备新颖性。

对于上述争议，法院认为，判断以化学品制药用途发明的新颖性时，应考虑记载在权利要求中的给药对象、给药方式、途径、用量及时间间隔等与使用有关的特征是否对制药过程具有限定作用，而仅仅体现在用药过程的区别特征不能使该用途具备新颖性。

具体而言，权利要求 1 中记载的给药剂量、给药时机特征与医生对治疗方案的选择有关，与药物和其制剂本身以及其制备方法均没有必然的联系，因此所述特征仅仅体现在用药过程之中，对制药过程不具有限定作用，从而对制药用途权利要求的保护范围没有限定作用，不能使权利要求 1 所要求保护的用途区别于证据 1 公开的已知用途，即权利要求 1 以具体的给药剂量、给药时机特征来限定的制药用途的技术方案与证据 1 公开的技术方案实质上相同，权利要求 1 不具备新颖性。从属权利要求 2~10 分别进一步限定权利要求 1 所述的用途。证据 1 还公开了所述 HERCEPTIN 抗体与化疗剂阿霉素或表阿霉素或紫杉醇 TAXOL 联合使用，其中还包括环磷酰胺（心脏保护剂），所述抗体和化疗剂的用量小于各自单独使用时的用量，效力通过测定疾病进展时间或应答速率而测出。可见，从属权利要求 2~10 的附加技术特征已被证据 1 所公开，在权利要求 1 不具备新颖性的情况下，从属权利要求 2~10 相对于证据 1 也不具备新颖性。此外，证据 1 还公开了一种产品，包括容器，所述容器中包含人源化 4D5 抗 ErbB2 抗体的组合物和包装插页，所述包装插页使用说明，还包括贴在容器上的或由容器附带的一个标签，所述标签指明该联合药物可用于治疗以过度表达 ErbB2 受体为特征的乳腺癌。如同针对权利要求 1 所评述的，权利要求 11 和证据 1 的区别仅在于权利要求 11 中对于给药剂量和方案为初始剂量 8mg/kg、获得目标谷血清浓度 10~20μg/ml 后，继续按照 3 周的间隔、6mg/kg 的剂量使用进行了文字说明。然而由于上述给药剂量和给药时机的文字说明不属于药盒产品本身的结构和/或组成特征，不会给涉案专利的药盒产品本身带来实质性的变化，即权利要求 11 以给药剂量和给药时机的文字说明来限定的产品的技术方案与证据 1 公开的技术方案实质上相同，权利要求 11 不具备新颖性。证据 1 中已经公开了从属权利要求 13~15 的附加技术特征，而对化疗剂或心脏保护剂的施用说明不能为权利要求 11 所述的产品本身带来结构和/或组成上实质性变化。因此权利要求 12 ~ 16 相对于证据 1 也不具备新颖性。

综上，第 19128 号决定认定事实清楚，适用法律正确，审查程序合法，依法应予维持。北京市第一中级人民法院依照《行政诉讼法》第 54 条第（1）项之规定，判决维持专利复审委员会作出的第 19128 号决定。

2. 二审

基因泰克不服一审判决，向北京市高级人民法院提出上诉，请求撤销一审判决和第 19128 号决定。

上诉理由：第一，一审判决和第 19128 号决定适用法律错误。一审法院和专利复审委员会认为涉案专利权利要求 1 中给药剂量和给药时机的限定是医生在用药过程中的选择，对该药物的制药用途来说不能构成实质性区别，这一认定是适用《专利审查指南 2010》得出的错误结论，涉案专利申请日为 2000 年 8 月 25 日，应当适用 1993 年版《专利审查指南》。虽然《专利法》明确排除疾病的治疗和诊断方法的可专利性，但并没有明确排除以新的方式使用已知药物的发明，涉案专利是以新方式使用已知药物的发明，可以授予专利。第二，一审判决和第 19128 号决定认定事实错误。药物的制备并非仅仅是活性组分或原料的制备，应当包括药物包装前的所有步骤。专利复审委员会和一审法院未将给药说明作为药盒产品的结构或组成特征予以考虑，作出给药方案与药物制备方法之间缺乏直接联系的认定是错误的。

北京市高级人民法院经审理认为：该案二审争议焦点是涉案专利权利要求是否具备新颖性。具体涉及以下问题：涉案专利权利要求 1 中记载的给药剂量、给药时机等特征是否对请求保护的制药用途权利要求具有限定作用；一审判决和第 19128 号无效决定关于涉案专利权利要求新颖性的评价是否正确。

对于上述争议，第一，关于涉案专利权利要求 1 中记载的给药剂量、给药时机等特征是否对请求保护的制药用途权利要求具有限定作用。在化学领域发明专利的申请中，制药用途权利要求是一类特殊的权利要求。当物质的医药用途以"用于治病""用于诊断病""作为药物的应用"等这样的权利要求申请专利，会因为属于我国《专利法》第 25 条第 1 款第（3）项规定的"疾病的诊断和治疗方法"，而不能被授予专利权。但若该物质用于制造药品，则可依法授予专利权。由于药品及其制备方法均可依法授予专利权，因此，物质的医药用途发明以药品权利要求或者以"在制药中的应用""在制备治疗某病的药物中的应用"等属于制药方法类型的用途权利要求申请专利的，则不属于《专利法》第 25 条第 1 款第（3）项规定的情形。为了保护发明人对于现有技术的创新性贡献，实现专利法保护创新、鼓励发明创造的立法宗旨，在相当长时间的专利审查实践中，国务院专利行政管理机关均允许将那些发明实质在于药物新用途的发明创造撰写成制药方法类型的权利要求来获得专利权，如"化合物 X 作为制备治

Y 病药的应用"或与此类似的形式。其实质上是针对物质的医药用途发明创造所作的特别规定，通过给医药用途发明创造提供必要的保护空间和制度激励，平衡社会公众与权利人的利益。经过多年的审查实践，这一做法已被普遍认可和接受。《专利审查指南》在关于化学领域发明专利申请审查的若干规定中明确，化学物质的用途发明是基于发现物质新的性能，利用此性能而作出的发明。无论是新物质还是已知物质，其性能是物质本身所固有的，用途发明的本质不在于物质本身，而在于物质性能的应用。因此，用途发明是一种方法发明，其权利要求属于方法类型。对此问题，1993 年版《专利审查指南》与历次修订的《专利审查指南》亦均作出了基本相同的规定。当发明的实质及其对现有技术的改进在于物质的医药用途，申请人在申请专利权保护时，应当按照《专利审查指南》的相关规定，将权利要求撰写为制药方法类型权利要求，并以与制药相关的技术特征，对权利要求的保护范围进行限定。在实践中，给药对象、给药形式、给药剂量、时间间隔等是此类权利要求中经常出现的特征，而且存在并会不断出现形式和内容各异的其他特征。分析各个技术特征体现的是制药行为还是用药行为，以及新用途与已知用途是否实质不同，对判定所要求保护的技术方案与现有技术是否具备新颖性非常关键。这类权利要求约束的是制造某一用途药品的制造商的制造行为，所以，仍应从方法权利要求的角度来分析其技术特征。通常能直接对其起到限定作用的是原料、制备步骤和工艺条件、药物产品形态或成分以及设备等。对于仅涉及药物使用方法的特征，例如药物的给药剂量、时间间隔等，如果这些特征与制药方法之间并不存在直接关联，其实质上属于在实施制药方法并获得药物后，将药物施用于人体的具体用药方法，与制药方法没有直接、必然的关联性。这种仅体现于用药行为中的特征不是制药用途的技术特征，对权利要求请求保护的制药方法本身不具有限定作用。专利法意义上的制药过程通常是指以特定步骤、工艺、条件、原料等制备特定药物本身的行为，并不包括药品的说明书、标签和包装的撰写等药品出厂包装前的工序。该案中，涉案专利权利要求 1 中限定的给药剂量、给药时机等特征，与疾病治疗过程中的用药行为相关，而与制药行为无关，对制药过程不具有限定作用。基因泰克认为专利复审委员会和一审法院错误适用《专利审查指南》以及应当将给药说明作为药盒产品的结构或组成特征予以考虑的上诉主张缺乏依据。

第二，关于新颖性。权利要求 1 中记载的给药剂量、给药时机特征与医生对治疗方案的选择有关，与药物和其制剂本身以及其制备方法均没有必然的联系，因此，所述特征仅仅体现在用药过程之中，对制药过程不具有限定作用，从而对制药用途权利要求的保护范围没有限定作用，不能使权利要求 1 所要求保护的用途区别于证据 1 公开的已知用途，即权利要求 1 以具体的给药剂量、给药时机特征来限定的制药用途的技术方案与证据 1 公开的技术方案实质上相同，权利要求 1 不具备新颖性。在权利要求 11 不具备新颖性的情况下，权利要求 12~16 相对于证据 1 也不具备新颖性。综上所述，北京市高级人民法院作出（2014）高行终字第1435号判决，认定一审判决认定事实清楚，适用法律正确，程序合法，维持原判。专利权人不服二审判决，向最高人民法院提出再审，最高人民法院在（2015）知行字第355号判决中坚持了二审的意见，驳回上诉。

二、思考与启示

无效宣告请求人赛特瑞恩对上述专利提出无效宣告请求，给出的证据1公开了人源化抗ErbB2抗体和化疗剂联合治疗易患或诊断患有过度表达ErbB2的转移性乳腺癌患者的方法，使用的剂量以及用药方案不同。无效宣告请求人提出，给药剂量和给药时机的限定是医生在治疗时于用药过程中的选择，其不会对该专利制药的原料、制造方法以及适应证等产生实质性的影响，对于该药品的制备过程和适应证等没有影响，对该药物的制药用途不能构成实质性的区别；而专利权人基因泰克则认为，给药剂量和/或给药方案，以及包装插页或标签的文字说明的技术特征限定能够为制药用途带来实质性影响，应在新颖性判断时予以考虑。对此，国家知识产权局认为，给药剂量、给药时机的变化仅仅停留在用药过程中，不介入制药过程，不能使制药用途权利要求与现有技术相区别，包装插页或标签上的文字说明也只是提供所述产品在使用中的相关信息，对产品的结构组成没有本质上的影响。尽管专利权人历经一审、二审和再审，但是法院均支持了国家知识产权局的观点。

二审法院在判决中，对制药用途权利要求的由来进行了阐述，从制药用途权利要求存在的原因和意义本身提出，物质的医药用途一般属于"疾病的诊断和治疗方法"，而不能被授予专利权，为了保护发明人对于现有技术的创新性贡献，则均允许将那些发明实质在于药物新用途的发明创造撰写成制药方法类型的权利要求来获得专利权，平衡社会公众与权利人的利益。但是二审法院也提出，并不是任何"制药用途"的特征均能够满足专利法的要求，只有那些以特定步骤、工艺、条件、原料等制备特定药物本身的制药过程的特征才能够对制药用途的权利要求起到限定作用。仅体现于用药行为中的特征，如给药剂量、给药时机等特征，与疾病治疗过程中的用药行为相关，与制药行为无关，对制药过程不具有限定作用。

尽管基因泰克这一核心专利被宣告无效，但该公司对于该案涉及的专利经过二审和再审的不懈努力，也看出其希望在我国获得相关专利授权稳定性的意愿。用药剂量、给药方案是否会产生不同的制药用途，也是国内和国外发明专利实质审查中的核心争议点之一。我国对于医药用途发明审查的标准与欧洲专利局早期审查标准比较接近，但欧洲专利局于后期认定"给药方案"特征是评价第二医药用途发明新颖性和创造性时需要考虑的，在实践中也由于不同案件的情况逐渐突破了将瑞士型权利要求局限于

制药工业的限制，而扩展到用药过程中。❶

随着疾病检测手段的日益精确和精准医疗技术的不断发展，以新的给药特征为主要治疗手段的发明将层出不穷，制药用途的医药用途发明的专利保护需求不断上升。在未来的专利审查实践中，也必将出现越来越复杂的情况，或许将不能很容易地判断哪些特征属于制药行为，哪些特征属于用药行为，也将存在制药行为和用药行为共存的情形。因此不能仅仅从字面理解此类权利要求的含义和保护范围，也不能将该案的审查诉讼结论直接机械套用，应从医药用途发明的本质和专利法的立法目的出发进行理解。

制药用途专利的存在旨在为药物新用途研发企业创设一定期间内独享市场收益的机会，竞争对手或仿制药销售的药物在此期间不得用于相同用途，制药用途专利理论上可以阻止仿制药公司提出的上市申请。如果化学仿制药或生物类似药在现阶段只能以该授权的制药用途进行治疗和注册审批上市，那么必须重视原研公司制药用途专利的保护力度。通常而言，原研公司的制药用途专利保护范围较大，在技术研发之初，基于其技术贡献度一般给予较大的保护范围以鼓励创新。跟进企业研发的化学仿制药或生物类似药在不能拓展新给药用途的情况下，也有可能无法规避该制药用途专利。

相对于结构专利，判断制药用途专利的侵权情况难度更大，即主要判断生物类似药的用途是否落入了原研公司专利权的有效保护范围，这与该案涉及的新颖性判断殊途同归，都是要界定清楚制药行为和用药行为的特征。制药用途专利是所有类型的药物在专利信息登记平台上可登记的专利形式之一，其必将在药品专利纠纷早期解决机制的运行过程中发挥重要作用，有待未来通过更多的实践案例进行深入的讨论。

第二节　核酸药物平台性技术专利纠纷

核酸药物是目前全球生物医药领域研发的新方向和投资的新风口。但是，核酸药物的临床应用仍面临难题，包括如何提高体内稳定性、如何高效进入靶细胞等。要发挥核酸药物的作用，通常需要利用合适的载体帮助核酸药物进入目标细胞并到达特定的胞内位置。❷

核酸药物分为 DNA 药物和 RNA 药物，主要包括质粒 DNA（pDNA）、小干扰 RNA

❶ 陈哲锋. 瑞士型权利要求的发展和借鉴 ［D］. 上海：华东政法大学，2012.
❷ 刘健. 基因治疗中的核酸药物及非病毒递送载体的研究进展 ［J］. 基础医学与临床，2022（1）：41-50.

（siRNA）、小 RNA（microRNA，miRNA）、短发卡 RNA（shRNA）、信使 RNA（mRNA）等。❶ 近年来，核酸药物获得上市批准的速度明显加快，其适应证也更广泛，已有不同类型的核酸药物进入临床试验阶段，尤其是新冠病毒 mRNA 疫苗的上市，使核酸药物有望成为继小分子化学药物和抗体药物后的第三大类药物。

2018 年 8 月 10 日，FDA 批准了第一个 siRNA 药物 Patisiran（商品名为 ONPATTRO），这是一种作用于肝脏的 siRNA 药物，被获批用于治疗遗传性转甲状腺蛋白淀粉样变性（hATTR）引起的多发性神经病❷，随后该药物在欧盟获批上市。Patisiran 实现了人体内 RNA 干扰（RNA interference，RNAi）疗法的靶向递送，也开创了遗传性甲状腺素介导的淀粉样变性的多发性神经病的新疗法，该药物及其原研美国奥尼兰姆（Alnylam）公司的 RNAi 技术也被 Science 杂志评为 2001 年十大科学进展之一。2006 年，华盛顿卡内基研究所的 Andrew Fire 和马萨诸塞大学的 Craig Mello 因发现 RNAi 机制而获得诺贝尔医学或生理学奖。

作为首个基于 RNAi 原理的 siRNA 药物，Patisiran 药物能够成功突破，除了诺贝尔奖级别的技术加持，还得益于高效递送系统的开发。这一高效递送系统后续被应用于 mRNA 疫苗的研发，还引发了新冠病毒 mRNA 疫苗相关技术的专利纠纷。

一、siRNA 技术和 Patisiran 核酸药物的诞生

RNAi 现象于 20 世纪 90 年代初首先在植物中被发现。1998 年，研究者在秀丽隐杆线虫中同样观察到抑制同源基因活性的双链 RNA 效应，并把这种现象命名为 RNA 干扰。这一发现荣获 2006 年的诺贝尔医学奖并激发了全球核酸药物研发的第一轮热潮。2011 年，科学家们成功合成能够实现 RNA 干扰的核酸分子 siRNA，证明了 siRNA 的结构和原理，为 siRNA 的应用奠定了基础❸。

siRNA 是一种双链 RNA，长度一般在 21～23 个核苷酸，可以直接导入细胞，也可由长双链 RNA 或 shRNA 在胞内通过核酸酶 Dicer 切割生成。进入细胞的 siRNA 与 Argonaute（Argo）蛋白等物质形成沉默复合体 RISC，并解开成为单链，沉默复合体 RISC 可以使信使 RNA（mRNA）发生特异性降解，导致其相应的基因沉默，不表达相应蛋白。这种转录后的基因沉默机制被称为 RNAi。因此，从本质上说，siRNA 就是一段双链核酸分子。

---

❶ CHEN CH M, YANG ZH J, TANG X J. Chemical modifications of nucleic acid drugs and their delivery systems for gene – based therapy [J]. Medicinal Research Reviews, 2018, (3)：829 – 869.

❷ SETTEN R L, ROSSI J J, HAN S P. The current state and future directions of RNAi – based therapeutics [J]. Nature Reviews Drug Discovery, 2019 (6)：421 – 446.

❸ 王菲菲. siRNA 药物研究进展 [J]. 中国新药杂志, 2022, 31 (5)：427 – 433.

关于 Patisiran 发挥 RNA 干扰作用从而进行疾病治疗的过程，首先从其针对的靶点说起。遗传性甲状腺素介导的淀粉样变性的多发性神经病（hereditary transthyretin - mediated amyloidosis，hATTR），其是由基因突变引起，这种突变会影响体内运甲状腺素蛋白（transthyretin，TTR）的功能。TTR 蛋白主要在肝脏中产生，是维生素 A 的载体。当 TTR 发生突变时，人体内会积累异常的淀粉样 TTR（TTR amyloid，ATTR），对人体器官和组织（如周围神经和心脏等）造成损伤，引发难以治疗的外周感觉神经病变、自主神经病变或心肌病。

Patisiran 被设计为一种包含 19 个碱基对的双链小干扰性核糖核酸（small interfering ribonucleic acid，siRNA），在制剂形态上可被配制成脂质纳米复合物后递送至肝细胞。Patisiran 能够与 TTR 的 mRNA 的基因保守序列特异性结合，因此能够特异性沉默 TTR 的表达，抑制 TTR 蛋白的产生，从而减少周围神经中淀粉样沉积物的积累，避免器官和组织损伤。

在 Patisiran 获批前，核酸药物主要是通过病毒载体给药系统递送到靶细胞，这主要是因为 siRNA 本身作为一段核酸分子，其并没有靶向性，而未经修饰的裸 siRNA 在体内转染效率较低，无法达到较高的沉默效率。科研人员曾经尝试通过玻璃体注射和病变部位直接给药的递送方式进行核酸药物的递送，虽然在一定程度上解决了靶向给药的问题，但这种给药方式极其不方便且给患者带来了极大的痛苦。后来业内广泛采用了病毒载体，包括慢病毒（entivirus，LV）、腺病毒（adenovirus，Ad）和腺相关病毒（adeno - associated virus，AAV）。虽然这些病毒载体转染效率高、稳定性好，但部分病毒载体容易触发免疫原反应，且插入的基因片段易发生突变，具有一定的潜在致癌风险，限制了病毒载体在核酸药物递送中的应用。因此，Patisiran 的裸 siRNA 想要稳定高效地发挥沉默作用，必须依赖更高效、免疫原性更低的高效递送系统。

Patisiran 作为首个非病毒载体给药系统的基因治疗药物，其原研公司在 siRNA 分子的设计领域处于全球领先地位，但对于递送给药方式仍然需要求助于他人。Alnylam 公司从加拿大 Arbutus 公司获得了一项重要的递送专利技术的授权，得益于受让专利技术的助攻，Alnylam 公司将裸 siRNA 包裹在脂质纳米颗粒（lipid nanoparticle，LNP）中，在输注治疗中将 siRNA 药物直接递送至肝脏，通过与编码异常 TTR 的 mRNA 相结合，阻止 TTR 的产生，从而实现了疾病的治疗。

LNP 技术❶是由稳定化质粒 - 脂质颗粒（stabilized plasmid - lipidparticle，SPLP）发展而来。稳定化质粒 - 脂质颗粒是由可电离并能促进细胞膜融合的 DOPE 和季铵化阳离子脂质 DODAC 组成，通过静电作用包载 DNA，外层包裹亲水性的聚乙二醇（PEG），

---

❶ SCHOENMAKER L, WITZIGMANN D, KULKARNI J A, et al. mRNA - lipid nanoparticle COVID - 19 vaccines: Structure and stability [J]. International Journal of Pharmaceutics, 2021, 15: 1 - 13.

提高水溶液中稳定性的同时还能限制给药后与蛋白质和细胞相互作用。稳定化质粒－脂质颗粒中的 DOPE 至关重要，在颗粒被细胞摄取后，DOPE 在内涵体的酸环境中质子化，使膜稳定性变差，以促进内涵体逃逸。

稳定化质粒－脂质颗粒的递送思路被用于递送 siRNA，即为稳定化核酸－脂质颗粒（stabilized nucleic acid lipid particle，SNALP），由可电离阳离子脂质（不含季铵基团）、两性脂质（季铵化）、二硬脂酰磷脂酰胆碱（DSPC）、胆固醇和 PEG 化脂质组成。该脂质颗粒通过静电作用结合核酸分子，可电离脂质发挥其环境响应的特性帮助脂质颗粒内涵体逃逸。脂质纳米粒是对稳定化质粒－脂质颗粒进行优化的载体。Arbutus 公司通过对可电离脂质的优化和筛选，发现 MC3 脂质是最适合这种递送系统的关键辅料，并且 MC3∶DSPC∶胆固醇∶PEG 化脂质的最优摩尔比是 50∶10∶38.5∶1.5。其中可电离脂质含有正电荷基团，在纳米粒形成过程中与带负电荷的 mRNA 相互作用，并在细胞摄取过程中促进 mRNA 分子的递送；中性辅助脂质支撑纳米颗粒脂质双层结构的形成并稳定其结构排列；胆固醇的膜融合性促进 mRNA 分子的递送；PEG 化脂质在纳米颗粒的表面改善其亲水性，避免被免疫系统快速清除，在存储过程中防止颗粒聚集，增加稳定性。

二、Patisiran 药物的橙皮书专利

Patisiran 药物作为核酸药物，其包含 19 个碱基对的双链小干扰性核糖核酸，结构比较明确，因此其并未作为生物制品以紫皮书的形式进行专利登记，而是以化学药的橙皮书专利的形式登记了相关专利。原研药公司在橙皮书登记了 14 件相关专利，包括 3 件物质专利和 11 件组合物专利、用途专利。这 3 件物质专利专利权人均是 Alnylam 公司，如表 6－2 所示，到期日均在 2025 年后，为 2018 年上市的 Patisiran 药物持续了 7～10 年的专利保护期，该公司年报显示，2021 年该药物营收 4.75 亿美元，2022 年为 5.58 亿美元。

表 6－2　Patisiran 药物橙皮书中记载的物质专利

序号	授权公告号	授权公告日	申请日	专利到期日
1	US8168775B2	2012－05－01	2009－10－20	2029－10－20
2	US8334373B2	2012－12－18	2011－03－02	2025－05－27
3	US10240152B2	2019－03－26	2016－12－15	2029－10－20

其中，专利 US8168775B2 涉及"一种用于抑制转甲状腺素（TTR）表达的双链核糖核酸（dsRNA），其中所述 dsRNA 包括有义链和反义链，所述反义链包含与编码转胸

腺素（TTR）的 mRNA 的一部分互补的区域，其中所述互补区的长度为 19 个核苷酸，反义链包括 SEQ ID NO：170，dsRNA 的每个链的长度为 19，20，21，22，23 或 24 个核苷酸"。该专利除限定靶点外，还限定了 dsRNA 的反义链序列 CUCGGACAGCAUC-CAGGACNN。

专利 US8334373B2 涉及"一种具有有义链和反义链并在生物样品中具有增加的稳定性的双链核糖核酸（dsRNA），其中所述有义链和反义链都被修饰，所述反义链修饰包括：（a）2′–修饰的尿苷在序列基序 5′–尿苷–腺嘌呤–3′（5′–UA–3′）的所有出现中，和（b）2′–修饰的胞苷在序列基序 5′–胞苷–腺嘌呤–3′（5′–CA–3′）的所有出现中"。该专利未限定靶点，但是限定了 dsRNA 的反义链修饰形式。

专利 US10240152B2 涉及"一种药物组合物，其包含用于抑制转甲状腺素（TTR）表达的双链核糖核酸（dsRNA），其中 dsRNA 包含有义链和反义链，其中反义链为 19，20，21，22，23 或长度为 24 个核苷酸，包含 AUGGAAUACUCUUGGUUACNN（SEQ ID NO：450），dsRNA 的有义链为 19，20，21，22，23 或 24 个核苷酸，其长度包括与反义链互补的区域，其中所述 dsRNA 包含至少一种化学修饰的核苷酸，并且通过实时 PCR 测定，将 10nM 的 dsRNA 给予 HepG2 细胞导致 TTR mRNA 表达的至少80%抑制"。该专利限定了靶点，同时限定了 dsRNA 的反义链序列和功能性限定。

从上述橙皮书物质专利的权利要求来看，3 件专利随着时间的推进（2009 ~ 2016年），跨度 7 年，通过不同角度和限定形式将获得不同的保护范围，但都将 Patisiran 药物的裸 siRNA 保护其中。其中需要特别提到专利 US8334373B2，其未限定靶点，仅限定了 dsRNA 的反义链修饰形式，即任意序列和靶点的 siRNA 都可能落入该保护范围内，该专利可能是 siRNA 药物领域较为通用的平台技术。原研企业将该专利列入橙皮书中，能够更大范围和限度地主张权利，迫使仿制药进行更多的声明，以阻碍其仿制药上市，以期望实现早期解决专利纠纷的目标。

而 11 件组合物专利和用途专利中，如表 6 – 3 所示，专利 US8741866B2、US9234196B2 和 US11079379B2 涉及疾病治疗和相关组合物及用途专利。上述专利中均继续限定了具体序列组成的 siRNA 及其制剂，申请原始主体和当前权利人均为 Alnylam 公司，这些专利并未引发侵权或行政诉讼。

表 6 – 3　Patisiran 药物橙皮书其他专利

序号	授权公告号	申请日	授权公告日	当前权利人	原申请人
1	US8058069B2	2009 – 04 – 15	2011 – 11 – 15	Arbutus	Protiva
2	US8158601B2	2010 – 06 – 10	2012 – 04 – 17	Arbutus	Protiva Arbutus

续表

序号	授权公告号	申请日	授权公告日	当前权利人	原申请人
3	US8642076B2	2011－08－16	2014－02－04	Alnylam Arbutus	Protiva
4	US8492359B2	2011－10－05	2013－07－23	Arbutus	Edward Yaworski
5	US8802644B2	2012－01－25	2014－08－12	Alnylam Arbutus	Protiva Arbutus
6	US8741866B2	2012－03－01	2014－06－03	Alnylam	Alnylam
7	US8822668B2	2013－06－26	2014－09－02	Arbutus	Protiva
8	US9234196B2	2014－03－20	2016－01－12	Alnylam	Alnylam
9	US9364435B2	2014－08－18	2016－06－14	Arbutus	Protiva
10	US11079379B2	2018－08－03	2021－08－03	Alnylam	Alnylam
11	US11141378B2	2021－04－12	2021－10－12	Arbutus	Protiva Arbutus

其中，专利US8741866B2涉及"一种抑制细胞中TTR表达的方法，其限定了具体的方法包括：（a）使细胞与双链核糖核酸（dsRNA）接触以抑制转甲状腺蛋白（TTR）的表达，其中dsRNA包括有义链和反义链，反义链包含与编码转甲状腺蛋白（TTR）的mRNA互补的区域，其中互补区域包含SEQ ID NO：170，并且dsRNA的每条链的长度为19，20，21，22，23或24个核苷酸；以及（b）将步骤（a）中产生的细胞保持足以获得TTR基因的mRNA转录物降解的时间，从而抑制TTR基因在细胞中的表达"。

专利US9234196B2涉及"一种组合物，其包含用于抑制转甲状腺素（TTR）表达的双链核糖核酸（dsRNA）和脂质制剂，其中dsRNA包含有义链和反义链，所述反义链包含与编码转胸腺素（TTR）的mRNA互补的区域，其中互补区包含SEQ ID NO：170，且每条链的长度为19，20，21，22，23或24个核苷酸，脂质制剂包含脂质（6Z，9Z，28Z，31Z）－庚三酸－6，9，28，31－四烯－19－基4－（二甲氨基）丁酸酯（MC3）"。

专利US11079379B2则涉及"一种治疗遗传性甲状旁腺素介导的淀粉样变性（HATTR）患者的多神经病变的方法，该方法包括给予该患者一定剂量的具有脂质赋形剂的TTR siRNA，其中TTR siRNA由SEQ ID NO：1组成的有义链和SEQ ID NO：2组成的反义链组成；以及脂质赋形剂由DLIN－MC3－DMA（（6Z，9Z，28Z，31Z）－庚三酸－6，9，28，31－四烯－19－基－4－（二甲氨基）丁酸酯），DSPC（（1，2－二硬脂酰基－SN－甘油－3－磷酸胆碱），胆固醇和PEG组成2000－C－DMG（（R）－甲氧基－PEG2000－氨基甲酰基－二－O－肉豆蔻基－SN－甘油酯）在等渗磷酸盐缓冲盐水中；其中剂量为每千克体重0.3mg siRNA，并且含有脂质赋形剂的 TTR siRNA 每三周通过Ⅳ输注给药一次，并且患者在输注前接受预给药以降低输注相关反应的风险"。

除上述 3 件专利外，其余 8 件均涉及核酸脂质体递送专利，专利申请中均有 Arbutus 公司的身影，以 Arbutus 公司作为 Alnylam 公司的共同申请人或单独申请人。而且这些专利的权利要求中并未限定转甲状腺蛋白（TTR）及相关疾病，也未限定核酸具体类型，甚至连 siRNA 的结构序列都没有记载。其中，专利 US8158601B2、US8642076B2 和 US8802644B2 在后续侵权和诉讼行为中未作为目标专利，可能是由于其权利要求中涉及具体结构限定的脂质。

专利 US8158601B2 涉及式Ⅰ的阳离子脂质，或其药学上可接受的盐：

专利 US8642076B2 涉及具有式（XV）的化合物：

其中，L^1 和 L^2 都是键；每个 R^1 和 R^2 独立地是烷基、链烯基或炔基，它们各自任选地被一个或多个取代基取代；X 是—C（O）NH—，C（S）NH，—C（O）—C_{1-3}烷基—C（O）NH—或—C（O）—C_{1-3}烷基—C（O）O—；m 是 0～11 的整数；以及 n 是 1～500 的整数。

专利 US8802644B2 涉及一种脂质制剂，包括具有下式的化合物或其盐、中性脂质、甾醇，以及 PEG 修饰的脂质：

除了这 3 件专利以外，8 件涉及核酸脂质体递送的专利中，有 5 件涉及侵权诉讼，2 件同时涉及无效诉讼和行政诉讼（见表6－4）。

表6－4　Patisiran 药物橙皮书核酸脂质体递送专利诉讼汇总

序号	公告号	诉讼类型	涉诉方
1	US8058069B2	侵权、无效、PTAB－IPR	Arbutus Genevant Sciences Modernatx Moderna

序号	公告号	诉讼类型	涉诉方
2	US8492359B2	侵权	Arbutus Genevant Sciences Modernatx Moderna
3	US8822668B2	侵权	Arbutus Genevant Sciences Modernatx Moderna
4	US9364435B2	侵权、无效、 PTAB – IPR	Arbutus Genevant Sciences Tekmira Pharmaceuticals Protiva Biotherapeutics Modernatx Moderna
5	US11141378B2	侵权	Arbutus Genevant Sciences Modernatx Moderna

专利 US8058069B2 涉及"一种核酸 – 脂质颗粒，包括：（a）核酸；（b）阳离子脂质，其包含存在于颗粒中的总脂质的 50mol% ~ 65mol%；（c）包含磷脂和胆固醇或其衍生物的混合物的非阳离子脂质，其中磷脂占颗粒中总脂质的 4mol% ~ 10mol%，胆固醇或其衍生物占颗粒中总脂质的 30mol% ~ 40mol%；以及（d）抑制颗粒聚集的缀合脂质，所述缀合脂质包含存在于所述颗粒中的总脂质的 0.5mol% ~ 2mol%。"该专利涉及任意核酸 + 一定比例阳离子脂质 + 非阳离子脂质的核酸 – 脂质颗粒。

专利 US8492359B2 涉及"一种核酸 – 脂质颗粒，包括：（a）核酸；（b）阳离子脂质，其包含存在于颗粒中的总脂质的 50mol% ~ 65mol%；（c）包含磷脂和胆固醇或其衍生物的混合物的非阳离子脂质，其中磷脂占颗粒中总脂质的 3mol% ~ 15mol%，胆固醇或其衍生物占颗粒中总脂质的 30mol% ~ 40mol%；以及（d）抑制颗粒聚集的缀合脂质，所述缀合脂质包含存在于所述颗粒中的总脂质的 0.5mol% ~ 2mol%。"该专利涉及任意核酸 + 一定比例阳离子脂质 + 非阳离子脂质的核酸 – 脂质颗粒。

专利 US8822668B2 涉及"一种核酸 – 脂质颗粒，包括：（a）核酸；（b）阳离子脂质，其包含存在于颗粒中的总脂质的 50mol% ~ 65mol%；（c）非阳离子脂质，其占颗粒中总脂质的至多 49.5mol%，并包含磷脂和胆固醇或其衍生物的混合物，其中胆固醇或其衍生物占颗粒中存在的总脂质的 30mol%～40mol%；以及（d）抑制颗粒聚集的缀合脂质，所述缀合脂质包含存在于所述颗粒中的总脂质的 0.5mol%～2mol%。"该专利涉及任意核酸＋一定比例阳离子脂质＋非阳离子脂质的核酸－脂质颗粒。

专利 US9364435B2 涉及"一种核酸－脂质颗粒，包括：（a）核酸；（b）阳离子脂质，其包含存在于颗粒中的总脂质的 50mol%～85mol%；（c）非阳离子脂质，其包含存在于颗粒中的总脂质的 13mol%～49.5mol%；以及（d）抑制颗粒聚集的缀合脂质，所述缀合脂质包含存在于所述颗粒中的总脂质的 0.5mol%～2mol%。"该专利涉及任意核酸＋一定比例阳离子脂质＋非阳离子脂质的核酸－脂质颗粒。

专利 US11141378B2 涉及"一种核酸－脂质颗粒，其基本组成：（a）RNA；（b）具有可质子化叔胺的阳离子脂质；（c）磷脂和胆固醇的混合物，其为颗粒中存在的总脂质的 30mol%～55mol%，其中磷脂由颗粒中存在的总脂质的 3mol%～15mol%组成；以及（d）聚乙二醇（PEG）－脂质缀合物，其包含存在于颗粒中的总脂质的 0.1mol%～2mol%。"该专利涉及 RNA＋一定比例阳离子脂质＋非阳离子脂质的核酸－脂质颗粒。

以上 5 件专利的权利要求都是采用"脂质颗粒的不同组分＋比例数值范围"的限定方式对核酸－脂质颗粒进行保护。这些专利既不能完全属于化合物的物质专利，也不属于严格意义的组合物制剂专利，但其保护范围又包含了 Patisiran。原研企业将这些专利列入橙皮书中，能够更大范围和限度地主张权利，使仿制药企业在申报仿制药时提交更多的专利声明，以阻碍其上市争夺原研药物的市场。可以看出，原研企业主要诉求是阻碍仿制药上市，侵权诉讼是手段，获得侵权赔偿并非最重要的目标。事实也证明，在后续的专利诉讼混战中，这些专利权利"稳如泰山"，很难被宣告无效或绕开，形成保护 Patisiran 药物专利的金城汤池。

前述这些核酸－脂质颗粒递送专利，在权利要求并没有明确记载针对的靶点转甲状腺蛋白及相关疾病，在实施例中也没有具体实施针对转甲状腺蛋白的相关核酸药物的递送，很多权利要求中仅记载了核酸，并未限定核酸具体类型，从属权利要求限定了核酸包括干扰 RNA、mRNA、反义寡核苷酸、核酶、质粒、免疫刺激性寡核苷酸或其混合物。大部分核酸－脂质颗粒递送专利的权利要求采用"组分＋数值范围"的限定方式，从保护范围来说，它们都明确包含并保护 Patisiran 的裸 siRNA 包裹在脂质纳米颗粒的技术方案。

脂质纳米颗粒 LNP 是一类由中性脂质、可电离的阳离子脂质、胆固醇、PEG 等组成的核酸药物递送系统，这些物质形成了含有膜脂的脂质双层结构。脂质纳米颗粒 LNP 易于加工并可稳定储存，易于通过功能化修饰而提高细胞靶向、内化及介导基因转染的能力。研究表明，用含离子型阳离子脂质的 LNP 系统囊化 siRNA 分子给药后，LNP－siRNA 系统通过吸附内源性的载脂蛋白 E（apolipoprotein E，ApoE），可以触发肝细胞表面的 ApoE 受体摄取，进入肝脏细胞，导致与 siRNA 相应的基因沉默。

LNP – siRNA 系统在 Patisiran 药物的临床应用上得到广泛的应用且效果显著，该药物通过静脉注射的方式，将 siRNA 靶向至甲状腺素运载蛋白 TTR，特异性沉默 TTR 的 mRNA 并阻断蛋白生成。在 Patisiran 的临床试验中，与安慰剂组相比，给药组患者血液中的 TTR 水平明显降低，有效改善了患者的生存质量。可以说，Patisiran 的成功上市也推动了 LNP 技术迈向更高台阶。

三、LNP 专利技术应用于 mRNA 疫苗研发

2020 年初，新冠疫情暴发。世界各大制药企业和科研机构纷纷投身疫苗研发领域，展开了一场竞赛。其中 mRNA 疫苗受到全球范围内的广泛关注。2020 年 11 月 16 日，美国 Moderna 公司宣布，其新冠Ⅲ期试验疫苗 mRNA – 1273 初步试验数据有效性达 94.5%。两天后，美国辉瑞公司和德国 BioNTech 公司合作研发的 mRNA 新冠疫苗Ⅲ期临床试验最终数据公布，其有效性达 95%，且在 65 岁以上成年人中的有效率达 94% 以上。2020 年 11 月 20 日，辉瑞公司和 BioNTech 公司向 FDA 申请其针对新冠病毒的 mRNA 候选疫苗（研发代号 BNT162b2，商品名为 Comirnaty）的紧急使用授权，而 Moderna 公司紧随其后，也向 FDA 递交疫苗紧急授权使用申请（研发代号 mRNA – 1273，商品名为 Spikevax）。在此之前，全球还没有 mRNA 类疫苗获得批准，这两款 mRNA 疫苗上市预示着未来疫苗的研发方式将发生改变。

从 21 世纪初开始，伴随着化学合成、纳米材料制造水平的提升，mRNA 合成、修饰和递送技术的发展逐渐让 mRNA 技术重返药物特别是预防用疫苗药物研发领域。与传统疫苗相比，mRNA 疫苗有很多优势，如制备安全、高效及质量可靠等。脂质纳米颗粒（lipid nanoparticles，LNP）给药系统成功助力两款 mRNA 疫苗先后上市，这也成为 mRNA 疫苗开创性的里程碑事件。

（一）mRNA 疫苗平台技术发展路线

mRNA 疫苗的雏形可以追溯到 1990 年❶，但因其高免疫原性、低稳定性和生产制备的局限，被认为是一种不适合的基因疗法。直到 2000 年以后，随着 mRNA 合成技术、分子修饰技术和 mRNA 递送技术的发展，mRNA 疫苗逐步走向成熟，使该技术的大规模应用成为可能。❷ 1999 年，CureVac 公司明确提出了一种 mRNA 的传递方法（EP1619254B1），涉及通过聚阳离子，肽或蛋白（特别是鱼精蛋白、聚赖氨酸、组蛋

---

❶ WOLFF J A, MALONE R W, WILLIAMS P, et al. Direct gene transfer into mouse muscle in vivo [J]. Science, 1990, 247: 1465 – 1468.

❷ KALLEN K J, HEIDENREICH R, SCHNEE M, et al. A novel, disruptive vaccination technology: self – adjuvanted RNActive® vaccines [J]. Human Vaccines & Immunotherapeutics, 2013, (10): 2263 – 2276.

白）与 mRNA 形成复合物实现 mRNA 的传递，适用于基因治疗领域，该阶段已初现主流 mRNA 疫苗结构组成的雏形。

1999～2011 年，mRNA 疫苗以及递送的相关技术发展较为缓慢，2012 年后，尤其是在 2013～2019 年，相关技术专利申请突破 100 项，进入蓬勃发展期。mRNA 相关技术不再拘泥于如何改进递送，更多地进入 mRNA 结构设计和修饰优化，以及 mRNA 生产纯化合成等方面，同时，随着通用性 mRNA 技术的发展，出现大量针对具体疾病如癌症、病毒、寄生虫等相关应用领域的专利。随着技术不断积累，美国的 Moderna 公司、德国的 BioNTech 公司和 CureVac 公司逐步成为 mRNA 平台技术的三大主流公司。但是，对于 mRNA 疫苗等基因治疗预防手段，FDA 一直持较为谨慎的态度，在 2020 年前，尽管这三家公司有很多在临床或临床前的相关产品，但还没有一款相关产品获批上市。

2020 年，新型冠状病毒的全球大流行引发了全世界对抗病毒药物、疫苗、诊断试剂、医疗设备、防护设备等方面技术的极度关注和重视，Moderna 公司在全球首次公布新型冠状病毒基因序列后的第 28 天就宣布其研发的新型冠状病毒疫苗 mRNA - 1273 于 2 月 7 日完成了第一批临床制造，其惊人的制备速度让世人再次聚焦 mRNA 疫苗技术，随后多款 mRNA 疫苗相关产品逐步紧急获批上市，极大地促进了 mRNA 疫苗平台技术专利以及针对新冠疫情的 mRNA 疫苗专利的发展。mRNA 疫苗相关专利的申请量从 2020 年的 166 项猛增到 2021 年的 253 项。随着专利数据的公开，相信 2020～2022 年的专利申请量将会进一步增长。

新冠疫情暴发后，我国企业对新冠病毒 mRNA 疫苗进行了快速研发，在 2020 年初有来自 3 家企业（珠海丽凡达生物、康希诺生物和深圳厚存纳米药业）共提出 5 项专利申请，其中丽凡达和康希诺的 2 项专利申请已被授权。

（二）国内外创新主体 mRNA 疫苗的创新方向

1. 美国 Moderna 公司

Moderna 公司是美国的一家生物技术公司，在 mRNA 疫苗研究方面处于世界领先水平。该公司与美国国立卫生研究院合作研发的新冠病毒 mRNA 疫苗 mRNA - 1273 是全球率先进入临床试验的新冠病毒 mRNA 疫苗之一，已获得 FDA 的紧急使用授权。资料显示，mRNA - 1273 的成分包括：编码 SARS - CoV - 2 稳定 S 蛋白的 mRNA、脂质 SM - 102、聚乙二醇 2000 - 二肉豆蔻酰甘油（PEG2000 - DMG）、胆固醇和 1，2 - 二硬脂酰 - sn - 甘油 - 3 - 磷酸胆碱（DSPC），以及缓冲液成分氨丁三醇（Tris）、盐酸氨丁三醇、乙酸、乙酸钠和蔗糖。❶

---

❶ SCHOENMAKER L, WITZIGMANN D, KULKARNI J A, et al, mRNA - lipid nanoparticle COVID - 19 vaccines: Structure and stability ［J］. International Journal of Pharmaceutics, 2021, 15: 1 - 13.

Moderna 公司在其专利申请 WO2021159040A2 中已详细记载了该新冠病毒 mRNA 疫苗中使用的编码 SARS – CoV – 2 尖峰蛋白结构域的 mRNA 序列，对所述 mRNA 序列进行 5' – 帽和 3' – polyA 尾部修饰的方法，并记载了用于递送的脂质纳米颗粒包括 DSPC、PEG200 – DMG、甾醇即胆固醇。除此以外，还记载了其他众多可使用的阳离子脂质化合物类型。该专利申请对所述 mRNA – 1273 疫苗构建了较为完善的保护。Moderna 公司的另一专利申请 WO2021159130A2 中除了以上内容外，还记载了疫苗的给药方式、给药剂量以及给药缓冲液组分，例如包含 Tris 缓冲液、蔗糖和乙酸钠的 mRNA 脂质纳米颗粒疫苗组合物，并对各个物质的含量进行了试验优化。

Moderna 公司的专利申请 WO2021154763A1 相较于上述两件专利申请日更早，其同样记载了 SARS – CoV – 2 尖峰蛋白编码 mRNA 的序列，对所述 mRNA 序列进行 5' – 帽和 3' – polyA 尾部修饰的方法，以及用于递送的脂质纳米颗粒，主要关注点在于脂质化合物结构的改进。该公司在美国提交的专利申请 US20210228707A1 同样记载了上述内容，同时还涉及对 mRNA 序列的 1 – 甲基假尿嘧啶的修饰。

此外，Moderna 公司两项美国专利中也明确记载了 mRNA 脂质纳米颗粒。其中，授权专利 US10702600B1（授权公告日为 2020 年 7 月 7 日）涉及 β – 冠状病毒 mRNA 疫苗，权利要求中限定了包含编码配制在脂质纳米颗粒中的任意冠状病毒 S 蛋白或 S 蛋白亚基的开放阅读框的 mRNA 以脂质体组合物。目前上市的疫苗 mRNA – 1273 的脂质体组合物应该落入该专利的保护范围，而且该专利未限定任何具体序列，涵盖了任意冠状病毒 S 蛋白或 S 蛋白亚基的 mRNA 及其疫苗，保护范围较大。授权专利 US10933127B2（授权公告日为 2021 年 3 月 2 日）同样涉及 β – 冠状病毒 mRNA 疫苗，该专利的权利要求限定了包含具体脂质纳米粒成分的编码配制在脂质纳米颗粒中的任意的冠状病毒 S 蛋白或 S 蛋白亚基的开放阅读框的 mRNA 以脂质体组合物，疫苗 mRNA – 1273 的脂质体组合物应该落入该专利的保护范围。而且该专利未限定任何具体序列，涵盖了任意冠状病毒 S 蛋白或 S 蛋白亚基的 mRNA 及其疫苗，但其限定了具体脂质纳米粒成分。可以预见，后续如果其他公司在美国对冠状病毒包括新冠病毒 mRNA 疫苗进行研发，将有很大的侵权风险，很有可能落入专利 US10702600B1 的保护范围内。

2. 德国 CureVac 公司

德国的 CureVac 公司也是一家致力于 mRNA 疫苗研究的公司，其研究的疫苗与 Moderna 公司属于同一类疫苗，且是全球第三个进入Ⅲ期临床试验的 mRNA 疫苗。对于新冠病毒 mRNA 疫苗提交了专利申请 WO2021156267A1，其中详细记载了新冠病毒 mRNA 疫苗中所使用的编码 SARS – CoV – 2 棘突蛋白结构域的 mRNA 序列、对序列进行核苷酸类似物的修饰改造，以及对所述 SARS – CoV – 2 棘突蛋白的氨基酸取代突变改造，以增强其稳定性、免疫原性等活性。同时还记载了用于递送所述 mRNA 分子的脂质纳米颗粒可以来自现有技术中已公开的各种脂质载体，例如脂质可以为式 ILL-3 的脂质 ALC-0315、式 IVA 的脂质 ALC-0159 以及 DSPC 等。专利记载内容翔实且有小鼠体内免疫活性试验。如果该 PCT 申请进入各国并授权后，预计能够获得的保护也是比较全面的。

该公司另一专利申请 WO2021123332A1 则主要针对用于 mRNA 递送的阳离子脂质纳米颗粒载体，记载了所述阳离子脂质化合物的结构、与 mRNA 的组装方法等。该阳离子脂质化合物可与 DHPC 组合用于病毒 mRNA 的递送以制备疫苗，病毒抗原 mRNA 可来自 SARS-CoV-2、SARS-CoV、巨细胞病毒、登革热病毒、埃博拉病毒等。可见，CureVac 公司在 mRNA 疫苗递送载体上也有自己的技术亮点，且可用于很多种病毒 mRNA 的递送。除此以外，自 2020 年以来，CureVac 公司在 mRNA 抗原核酸序列的改造、提高 mRNA 疫苗免疫原性例如与其他的抗原肽组合使用等技术领域也申请了一些专利，其中虽然没有明确提到新冠病毒，但也可预期这些方法应该同样可适用于新冠病毒 mRNA 疫苗的使用。

同时，CureVac 公司的 2 项美国授权专利中也明确记载了 mRNA 脂质包括阳离子脂质或脂质纳米颗粒。其中，授权专利 US10912826B2（授权公告日为 2021 年 2 月 9 日）涉及包含或编码组蛋白茎环和用于增加编码的致病抗原表达的聚（a）序列或聚腺苷酸化信号的核酸，权利要求中限定了包含 SARS 冠状病毒刺突（S）蛋白编码序列的 mRNA 的脂质复合物，但未限定任何具体序列，涵盖了任意冠状病毒 S 蛋白的 mRNA 及其疫苗，保护范围较大，后续的其他创新主体对冠状病毒包括新冠病毒的 mRNA 疫苗的研发均可能构成对该专利的侵权。授权专利 US11241493B2（授权公告日为 2022 年 2 月 8 日）涉及冠状病毒疫苗，权利要求中限定了通过制备同源性限定的序列和具体脂质体成分的 mRNA 疫苗，如果后续研发者涉及的 mRNA 疫苗的序列落入上述序列限定的范围中，可能存在侵权风险。

3. 德国 BioNTech 公司（BioNTech）

BioNTech 公司与辉瑞公司合作研发的新冠病毒 mRNA 疫苗 BNT-162b2 是首个被 FDA 正式批准的新冠疫苗，因而受到高度的关注。该 BNT-162b2 疫苗的成分包括编码 SARS-CoV-2S 蛋白的 mRNA、ALC-0315、ALC-0159、1，2-二硬脂酰-sn-甘油-3-磷酸胆碱（DSPC）、胆固醇、氯化钾、磷酸二氢钾、氯化钠、磷酸氢二钠二水合物、蔗糖。除了上述 BNT-162b2 疫苗，BioNTech 公司还有 BNT-162b1、BNT-162b3 等疫苗在同时进行研究。该公司于 2021 年 3~4 月提交了 4 项新冠病毒 mRNA 疫苗专利申请 WO2021188969A2、WO2021214204A1、WO2021213945A1 和 WO2021213924A1（对应中国同族专利 CN202110414349.X 和 CN202110413326.7）。其中专利 WO2021188969A2 涉及抗原的选择，记载了 mRNA 疫苗包含：来自 orflaB（非结构蛋白抗原表位）的表位序列、来自膜糖蛋白（M）的表位序列和来自核衣壳蛋白（N）的表位序列，并公开了筛选的新冠病毒 SARS - CoV - 2 的 CD8 + T 细胞应答表位的方法和结果，其认为包含编码相关表位的 mRNA 疫苗可以刺激机体产生 T 细胞免疫。专利 WO2021214204A1 涉及针对 mRNA 的帽子结构进行优化，提高翻译效率。专利 WO2021213945A1 是与辉瑞公司联合申请的，其涉及 mRNA 疫苗的包装系统，可以保护 mRNA 疫苗的储存和运输。专利 WO2021213924A1 则涉及 mRNA 疫苗序列优化和修饰。

可以看出，BioNTech 公司在涉及新冠病毒 SARS - CoV - 2 的 mRNA 疫苗专利布局仅涉及抗原的选择、mRNA 表达载体的结构优化。这一方面可能是由于该公司使用的 mRNA 编码技术、递送载体的相关专利已被拥有专利权的其他科研机构授权使用，另一方面可能也与该公司对于新冠病毒疫苗专利布局和技术公开等方面的综合考量有关。

4. 中国军事科学院军事医学研究院

中国军事科学院军事医学研究院联合艾博生物、云南沃森生物共同研制的新冠病毒 mRNA 疫苗（ARCoV）已进入Ⅲ期临床试验，这也是国内首个获批开展临床试验的 mRNA 疫苗。该疫苗 ARCoV 是一种热稳定性新冠病毒 mRNA 疫苗，其通过将编码 SARS - CoV - 2 的 RBD 区域的 mRNA 通过脂质纳米颗粒封装，且以液体配方制造，能够在室温下储存至少一周。与国外相比，在运输和保藏方面具有优势，但目前尚未检索到涉及该疫苗的专利申请，推测可能是尚未公开。除了脂质纳米颗粒载体以外，中国军事科学院军事医学研究院还针对其他种类的递送载体进行了研究，其专利申请 CN202110400857.2 公开了使用一种利用聚乙烯亚胺衍生物作为载体对 mRNA 进行递送的方法，所述聚乙烯亚胺衍生物由琥珀酸维生素 E 缀合到聚乙烯亚胺上而得到，其具有较低的细胞毒性，安全性较好。体外实验表明，制备的琥珀酸维生素 E 修饰的衍生物载体能够有效保护 mRNA，携带其进入细胞，并在细胞内高效地表达，且无细胞毒性。小鼠体内实验表明，该衍生物可成功将 mRNA 递送至体内并表达，三次免疫后免疫组的抗体滴度明显高于空白组和载体组；且小鼠无明显体重下降以及肝肾病变，安全性较好。

5. 斯微（上海）生物科技有限公司

斯微（上海）生物科技有限公司（以下简称"斯微生物"）于 2016 年在上海张江药谷成立，专注于利用自主知识产权的脂质多聚物纳米载体技术平台进行 mRNA 药物的研究和开发，拥有自己的生产线。该纳米递送平台是一种以聚合物包载 mRNA 为内核、磷脂包裹为外壳的双层结构包裹技术。斯微生物针对新冠病毒的 mRNA 疫苗也是基于该多聚物纳米载体技术平台研发得到的。该新冠病毒 mRNA 疫苗已进入临床试验，是国内第二个进入临床的新冠病毒 mRNA 疫苗。斯微生物针对新冠病毒 mRNA 疫苗提交的专利 CN202110109503.2 主要涉及新型冠状病毒的抗原 mRNA 的修饰，所述 mRNA 片段为包含 SARS - CoV - 2 病毒的 S、S1、RBD、N、E、M 等抗原序列中的一段或者几段组合，抗原片段部分是经过人工优化修饰或者改良过的，所述修饰是尿苷被 1 – 甲基假尿嘧啶修饰。该专利申请中还记载了利用脂质体包裹形成纳米颗粒对所述 mRNA 进行递送，所述脂质体可以为阳离子脂质、非阳离子脂质、基于甾醇的脂质和/或 PEG – 改性脂质等。另一已授权专利 ZL202010922321.2 则关注 mRNA 脂质体疫苗的质量控制方法，具体涉及在 mRNA 疫苗的复合磷脂脂质体中同时检测 DOPE 和 M5 两种磷脂含量的检测方法，所述方法可以针对复合磷脂脂质体 mRNA 疫苗进行磷脂含量的测定和质量控制。可见，斯微生物对于 mRNA 疫苗的研发是较全方面的，主要优势在于其拥有自主知识产权的用于 mRNA 递送的脂质多聚物纳米载体技术平台。

6. 珠海丽凡达生物技术有限公司

珠海丽凡达生物技术有限公司（以下简称"丽凡达"）成立于 2019 年，拥有自主生产 mRNA 和药物递送平台，在药物设计、生产和制剂递送方面已申请多项发明专利。丽凡达研发的新冠病毒 mRNA 疫苗也已获得临床试验审批，是国内第三个进入临床的新冠病毒 mRNA 疫苗，同时已经拥有关于新冠病毒 mRNA 疫苗的授权专利 ZL202010125774.2。该专利记载的技术内容也比较全面：主要涉及编码 SARS – CoV – 2 病毒抗原的 mRNA，所述编码 SARS – CoV – 2 病毒抗原的 mRNA 至少含有编码 SARS – CoV – 2 病毒的 S 蛋白和/或 N 蛋白或其蛋白片段；并根据 SARS – CoV – 2 病毒 S 蛋白的天然编码区序列设计了 SARS – CoV – 2 病毒 S 蛋白全长序列（SF mRNA 序列），除了编码区，SF mRNA 序列还包括 5'UTR、3'UTR 和 50 个 polyA，且在 S 蛋白编码区进行了 GC 含量提高的优化。该专利还针对不同配方的阳离子脂质纳米颗粒包裹编码 S 蛋白全长的 mRNA 的能力，以及其形成纳米颗粒的粒度数据进行比较和测定。所述 mRNA 疫苗能够使小鼠体内产生中和抗体，在小鼠试验中显示出较强的抗病毒感染能力。丽凡达的 mRNA 疫苗已进入临床试验，该专利的技术含量水平较高，授权权利要求中对于疫苗使用的 mRNA 序列、递送脂质、佐剂、免疫刺激剂都有记载，但是其授权的独立权利要求将编码所述 SARS – CoV – 2 病毒 S 蛋白全长的 mRNA 限定到了具体序列，保护范围有限。

7. 康希诺生物股份公司

康希诺生物股份公司（以下简称"康希诺"）主要基于腺病毒的重组新冠疫苗进行研发，目前与加拿大的 Precision Nano Systems（PNI）公司合作开展 mRNA 疫苗研发。康希诺的授权专利 ZL202010120290.9 中同时记载了三种形式的新冠疫苗，分别为 RBD 融合蛋白亚单位疫苗、RBD 融合蛋白的 mRNA 疫苗和 RBD 融合蛋白的腺病毒载体疫苗。其中对于 mRNA 疫苗的技术使用了编码 RBD – Linker – CTB 融合蛋白的 mRNA，合成的 mRNA 加入 5'帽子以及 polyA 尾巴，并甲基化修饰，以脂质体包裹并进行了免疫原性研究。其中，CTB 为霍乱毒素的 B 亚单位，有助于将抗原转入细胞，还起到免疫刺激作用，所述疫苗对小鼠进行单针免疫后能够产生较好的抗体水平。该专利授权权利要求将所述 mRNA 的编码序列限定到具体的融合基因序列，保护范围有限。康希诺与苏州吉玛基因股份有限公司作为共同申请人提出了另一关于新冠病毒 mRNA 疫苗的专利申请 CN202110119626.4，主要涉及对 SARS－CoV－2 的 RBD 氨基酸序列进行突变改造，所述突变能够引入 N－连接的糖基化位点，突变位点为第 190 位的脯氨酸突变为天冬氨酸，可以遮蔽非中和区域，所述 mRNA 通过阳离子脂质载体进行递送。该申请文件详细记载了所述 mRNA 疫苗的制备方法和免疫原性测定，小鼠动物试验验证能够产生高水平特异性抗体。康希诺还与天津键凯科技有限公司联合申请了一种用于核酸递送的新型可电离脂质及其 LNP 组合物的专利申请 CN202210114477.7，主要涉及一种新的阳离子脂质化合物制备 mRNA 纳米脂质体，可以提高稳定性和转染效率，促进免疫应答。

8. 中国科学院微生物研究所

中国科学院微生物研究所高福院士团队是国内疫苗研发的领军人物，已经拥有新冠病毒 mRNA 疫苗的授权专利 ZL202110596433.8，主要涉及对 mRNA 序列结构的改进。该专利记载的新冠病毒疫苗的活性成分为 mRNA，所述 mRNA 翻译得到 TF－RBD 蛋白，所述 TF－RBD 蛋白自 N 端至 C 端依次包括如下元件：tPA 信号肽、S－RBD 区段（SARS－CoV－2 的 S 蛋白的 RBD 区域）、柔性 linker、三聚体 motif、ferritin 蛋白。通过将所述 mRNA 进行脂质纳米粒包载递送后，能在小鼠体内产生高滴度的抗体。另一专利申请 CN202110224383.0 则关注对 mRNA 体内稳定性的改进，所述改进包括对编码 SARS－CoV－2 的 RBD 区域的 mRNA 中部分的尿嘧啶和/或胞嘧啶进行化学改性来提高所述 mRNA 的稳定性，所述尿嘧啶可使用假尿苷、N1－甲基假尿苷或 N1－乙基假尿苷等基团进行置换，所述胞嘧啶可使用 5－甲基胞嘧啶进行置换。结果显示所述 mRNA 疫苗在一针免疫后可诱导高滴度的抗原特异性 IgG 抗体和病毒中和抗体，且高滴度中和抗体可至少维持 26 周，在血清过继转移保护实验中能够为人 ACE2 转基因小鼠提供显著的免疫保护。

总体而言，在 mRNA 疫苗中，对于 mRNA 抗原结构的改造和核酸修饰、mRNA 针对的抗原选择、mRNA 的递送系统、mRNA 的表达载体与合成以及多抗原联用是目前 mRNA 疫苗的主要研发方向。对于 mRNA 疫苗来说，每个技术点都是 mRNA 疫苗是否有效的关键因素，因此很多研发机构会针对技术路线的整体给予研究和开发，以求获得装配完整有效的 mRNA 疫苗组合物。而且，通过对上述主要申请人的专利技术分析可以看出，与 siRNA 的核酸药物一样，mRNA 药物同样包含两种平台技术：针对 mRNA 分子的技术和递送核酸的技术。而这两类技术的专利，都有可能被列入美国橙皮书或紫皮书，从而充分给予了仿制药企业衡量专利无效和侵权诉讼挑战成功可能性的机会。但是，在我国，能够被专利信息登记平台登记的生物制品专利只有序列专利和用途专利，像此类平台技术专利，其保护范围事实上涵盖了生物制品的产品，但由于其技术的通用性，在授权时权利要求可能并未限定到具体序列，如果按照生物制品登记这些核酸药物，可能无法被登记。这种无法被登记的现状，使原研公司无法在早期更大限度主张权利，也不能让仿制药企业更清晰地明确原研药物的实际专利保护情况。

（三）核酸递送是 mRNA 疫苗研发的关键

mRNA 最重要的作用是通过复制、转录和翻译的过程，直接指导蛋白质的合成，即复制处于细胞核中的 DNA 所携带的遗传信息，再转录到细胞质中，并翻译成蛋白质。[❶] 目前的研究显示，人类 90% 以上的疾病与蛋白质相关，且与 mRNA 的特性有关，因此，设计 mRNA 药物或疫苗，能够让人体细胞制造相应的蛋白质，以起到治疗或预防效果。

疫苗研发的思路均是诱导免疫系统产生免疫反应以阻断病毒。与传统疫苗向人体直接注射蛋白质抗原不同，mRNA 疫苗使用病毒的独特遗传片段转录合成为 mRNA，然后经过必要的修饰和纯化等加工，通过不同的方式递送至人体细胞内，直接表达翻译刺激细胞产生抗原蛋白，通过模拟病毒感染，引发机体体液和细胞产生特异性免疫反应，从而产生免疫保护的疫苗产品。相反，传统疫苗通常要在体外环境中培养病毒，依赖细胞扩增的过程，需要更长的制备时间，而 mRNA 疫苗只需要利用病毒的基因序列合成相关序列的 mRNA，前期合成和研发速度更快。

根据公开的专利信息进行分析可知，mRNA 相关专利技术主要分为平台技术类和技术应用类。其中，技术应用类分为新冠应用和其他疾病（如肿瘤或其他病毒等感染性疾病）应用，而平台技术类主要分为 mRNA 的递送系统、mRNA 的结构设计优化、mRNA 的合成纯化等。其中，部分专利既涉及平台技术的改进，也涉及具体疾病的应用（见图 6-1）。

在应用领域，除新冠病毒 mRNA 外，美国和德国还研究了大量的肿瘤疾病、其他病毒等感染性疾病和寄生虫类疾病。中国在其他疾病和新冠应用的专利申请中均不突出。在平台技术领域，美国是平台技术的主要领跑者，有 900 多项专利，德国次之。其中，如何递送核酸分子是主要的改进点，例如将已有的递送载体或材料进行新的调整和改进，或使用新的递送载体或材料，这一技术分析可改进的技术较多，能够形成大量的专利技术。其次是 mRNA 的结构设计和 mRNA 的合成纯化，mRNA 的结构设计的技术门槛较高，只有较少的技术领先公司在这个技术分支中进行了改进。而中国申请人的平台技术则集中在递送领域，对于结构设计和合成纯化等难度较高的技术则涉

❶ 姚恒美. mRNA 疫苗发展态势研究 [J]. 竞争情报, 2021, (5): 52-61.

及较少。对于 mRNA 疫苗来说，每个技术点都是 mRNA 疫苗是否有效的关键因素，因此很多研发机构会针对技术路线的整体都进行研发，以求获得装配完整有效的 mRNA 疫苗组合物。

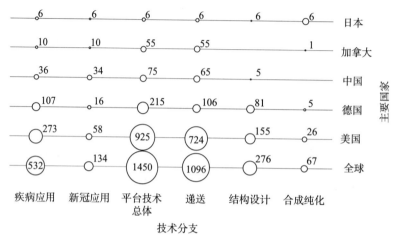

图 6-1　mRNA 疫苗专利技术分布

注：图中数字表示申请量，单位为项。

前述专利数据和机制研究都表明，mRNA 疫苗及药物与 siRNA 都面临如何进入细胞的难题。外源 mRNA 更加脆弱，其分子量大、亲水性强，自身的单链结构极不稳定，非常容易被酶降解。同时，mRNA 分子本身携带负电荷，难以穿过表面同为负电荷的细胞膜，很难进入细胞发挥作用。可见，虽然 mRNA 能够快速根据靶标改变，并且进入体内也能够快速改变蛋白质合成，能够响应不断变化的需求，但是很难满足成药性的要求，因此，需要外挂"保护装置"将 mRNA 的核酸物质递送至细胞中。

如前所述，脂质纳米颗粒 LNP 已经在 siRNA 药物 Patisiran 上得到证实，其可有效运载核酸物质。因此，研究人员也尝试使用 LNP 包裹 mRNA，模拟人体低密度脂蛋白（LDLs），通过内源性途径被摄入人体，从而针对特定细胞发挥作用。

mRNA 疫苗的制备过程通常包括合成、修饰和递送等步骤。制备安全、高效及质量可靠的 mRNA 疫苗主要面临两个难点：一是合成与纯化有足够蛋白表达量的 mRNA，二是 mRNA 在体内的有效靶向递送。对于 mRNA 的合成纯化，CureVac 公司、BioNTech 公司和 Moderna 公司等已经拥有了领先的 mRNA 设计、合成纯化等一整套研发平台技术。但是与前述美国 Alnylam 公司面临的困境相同，有效的递送系统仍然是急需解决的技术难题。尽管 CureVac 公司、BioNTech 公司和 Moderna 公司也自行设计并申请了很多关于核酸递送的专利技术，但是对于递送技术而言，在有限的时间内难以精细筛选出全新的递送系统，围绕现有的、成熟的递送系统进行改进或直接利用可能是最佳选择。而且，Arbutus 公司特定组分和比例形成的脂质纳米颗粒确实在各种递送对象的应用场景下取得了很好的效果。

（四）新冠病毒 mRNA 疫苗递送技术难以绕开 Arbutus 脂质体专利

如前所述，脂质纳米颗粒 LNP 递送系统的核心专利围绕脂质纳米颗粒 LNP 主要组分（中性脂质磷脂、可电离的阳离子脂质、胆固醇和 PEG 脂质）和比例进行限定，其请求保护的主题为核酸-脂质颗粒。事实上，除前述的表6-4列出的 Patisiran 药物橙皮书核酸脂质体递送专利外，Arbutus 公司广泛且深入地布局了阳离子脂质及 PEG 脂质方面的大量专利，包括众多的脂质化合物结构专利、LNP 组合物及其配比专利和应用专利。Moderna 公司、BiNTech 公司和 CureVac 公司都曾向 Arbutus 公司提出 LNP 的专利许可。而且 Moderna 公司曾向美国专利商标局申请无效宣告 Arbutus 公司的部分专利，但经过多次诉讼，重要专利至今维持有效。Arbutus 公司的重点专利例如 US8058069B2（中国同族专利 CN102119217B）对 LNP 组合物的组分及其配比进行了非常全面的保护，几乎覆盖了所有阳离子脂质、mRNA 和 mRNA-LNP 组合物，经过多轮无效和诉讼后，其专利依旧有效。

Moderna 公司从未官方公开其新冠病毒 mRNA 疫苗产品中 LNP 的具体信息，但基于 Moderna 公司对 Arbutus 公司 LNP 递送专利的无效宣告诉求，以及该公司于 2021 年递交的两项 mRNA 新冠疫苗专利记载的信息，推测其使用的递送技术与 Arbutus 公司的 LNP 递送技术有一定关联。

Moderna 公司递交的两项新冠疫苗专利申请中记载了包含脂质纳米颗粒和信使 RNA（mRNA）的组合物，其中均记载了含有脂质纳米颗粒，包含 0.5mol%~15mol% 的 PEG 修饰的脂质；5mol%~25mol% 非阳离子脂质；25mol%~55mol% 甾醇；20mol%~60mol% 可离子化的阳离子脂质（WO2021154763A1，中国同族专利 CN115175698A），或包含 0~55mol% 可电离的阳离子脂质；5mol%~15mol% 中性脂质；35mol%~45mol% 甾醇；1mol%~5mol% 的 PEG 修饰的脂质（WO2021159130A2，PCT 有效期内）。

将 Moderna 公司这两项专利申请中记载的核酸脂质体与 Patisiran 药物橙皮书核酸脂质体递送专利（见表6-4）中的5项授权权利要求中记载的核酸脂质体配方进行对比，如表6-5所示。

表6-5　核酸脂质体配方对比

公告号	核酸类型	阳离子脂质	非阳离子脂质磷脂	非阳离子脂质胆固醇或衍生物	抑制颗粒聚集的缀合脂质
US8058069B2	核酸	50mol%~65mol%	4mol%~10mol%	30mol%~40mol%	0.5mol%~2mol%

续表

公告号	核酸类型	阳离子脂质	非阳离子脂质磷脂	非阳离子脂质胆固醇或衍生物	抑制颗粒聚集的缀合脂质
US8492359B2	核酸	同上	3mol% ~ 15mol%	同上	同上
US8822668B2	核酸	同上	9.5mol% ~ 19.5mol%	同上	同上
US9364435B2	核酸	50mol% ~ 85mol%	总脂质的13mol% ~49.5mol%（未区分磷脂和胆固醇）		同上
US11141378B2	RNA	质子化叔胺阳离子脂质	3mol% ~ 15mol%	15mol% ~ 52mol%（计算获得）	PEG脂质 0.1mol% ~ 2mol%
WO2021154763A1	病毒蛋白RNA	20mol% ~ 60mol%	5mol% ~ 25mol%	25mol% ~ 55mol% 甾醇	0.5mol% ~ 15mol%的PEG修饰的脂质
WO2021159130A2	病毒蛋白RNA	40mol% ~ 55mol%	5mol% ~ 15mol%	35mol% ~ 45mol% 甾醇	5mol%的PEG修饰的脂质

　　从上述专利记载的各脂质成分的摩尔百分比含量来看，Moderna 公司两项新冠病毒 mRNA 疫苗专利的各脂质成分在数值范围上与 Patisiran 药物橙皮书核酸脂质体递送专利有交叉和重合的范围。实际上，在应用时新冠病毒 mRNA 疫苗脂质体纳米颗粒中的各个脂质必然取一个点值。而且在侵权判断时，要将委托方产品与原研公司专利进行直接对比。

　　实际上，通过已公开非专利文章❶记载的 Patisiran 以及 3 款 mRNA 疫苗上市疫苗的脂质组分配比（见表6-6），可以发现这些核酸脂质体颗粒中的脂质比例成分是基本一致的，主要差异在于可电离阳离子脂质的种类不同，但各颗粒中脂质组分比例接近，基本上在可电离阳离子脂质∶中性脂质∶胆固醇∶PEG 脂质的比例为 50∶10∶38.5∶1.5 时容易形成稳定的结构。而两项新冠病毒 mRNA 疫苗的脂质比例（50∶10∶38.5∶1.5）应该已经落入 Patisiran 药物橙皮书核酸脂质体递送专利的保护范围内。

---

❶ SCHOENMAKER L, WITZIGMANN D, KULKARNI J A, et al. mRNA - lipid nanoparticle COVID - 19 vaccines：Structure and stability [J]. International ournal of Pharmaceutics，2021，15：1 - 13.

表 6 - 6 Patisiran 及三款新冠病毒 mRNA 疫苗脂质组分配比

Category	siRNA	Pfizer - BioNTech mRNA vaccine	Moderna mRNA vaccine	Curevac mRNA vaccine candidate
Name product	Onpattro * patisiran	BNT162b2; Comirnaty	mRNA - 1273	CVnCoV
mRNA dose, route of administration	0. 3mg/kg, intravenous	30pg, intramuscular	100pg, intramuscular	12pg, intramuscular
Lipid nanoparticle components	DLin - MC3 - DMA: (6Z, 9Z, 28Z, 31Z) - heptatriaconta - 6, 9, 28, 31 - tetraen - 19 - yl - 4 - (dimethylamino) butanoate 1, 2 - Distearoyl - sn - glycero - 3 - phosphocholine (DSPC) PEG 2000 - DMG = Alpha - (3' - {[1, 2 - di (myristyloxy) propanoxy] carbonylamino} propyl) - ω - methoxy, polyoxyethylene Cholesterol	0. 43mg ALC - 0315 = (4 - hydroxy butyl) azanediy) Dbis (hexane - 6, 1 - diyl) bis (2 - hexyldec anoate) 0. 05mg ALC - 0159 = 2 - ((polyethylene glycol) - 2000] - N, N ditetradecylacetamide 0. 09mg 1, 2 - Distearoyl - sn - glycero - 3 - phosphocholine (DSPC) 0. 2mg Cholesterol	S. M - 102 (heptadecan - 9 - yl 8 - {(2 - hydroxyethyi) (6 - oxo - 6 - (undecyloxy) hexyl) amino) octanoate) PEG2000 - DMG = 1 - monomethoxypoly ethyleneglycol -2, 3 - dimyristylglycerol with polyethylene glycol of average molecular weight 2000 1, 2 - Distearoyl - sn - glycero - 3 phosphocholine (DSPC) Cholesterol	Cationic lipid (Acuitas Therapeutics) Phospholipid Cholesterol PEG - lipid conjugate
Molar lipid ratios (%) ionizable cationic lipid : neutral lipid : cholesterol : PEG - ylated lipid	50 : 10 : 38. 5 : 1. 5	46. 3 : 9. 4 : 42. 7 : 1. 6	50 : 10 : 38. 5 : 1. 5	50 : 10 : 38. 5 : 1. 5
Molar N/P ratio[a]	3	6	6[b]	6

续表

Category	siRNA	Pfizer – BioNTech mRNA vaccine	Moderna mRNA vaccine	Curevac mRNA vaccine candidate
Buffer	Potassium phosphate, monobasic, anhydrous Sodium phosphate, dibasic, heptahydrate pH 约为 7	0. 01mg Potassium dihvdrogen phosphate 0. 07mg Disodium hydrogen phosphate dihydrate pH 7 ~ 8	Tris (tromethamine) pH 7 ~ 8	—
Other excipients	Sodium chloride Water for injection	0. 01mg Potassium chloride 0. 36mg Sodium chloride 6mg Sucrose Water for injection	Sodium acetate Sucrose Water for injection	Saline

目前来看，通过调整 LNP 各组分的结构及其组合，以形成组分和脂质比例不落在 Arbutus 脂质体专利保护范围的脂质体颗粒，是大多数试图进军该领域的创新主体的主要手段，它们都希望打造自主专利壁垒，获得更强的主动权。但是开发能够实现临床应用的新的脂质体颗粒还需要走很长的路，经受住临床试验和专利诉讼考验的专利 US8058069B2（中国同族专利 CN102119217B）记载的 50∶10∶38.5∶1.5 比例的脂质颗粒仍然是目前的最优选择。

四、核酸 – 脂质颗粒递送专利引发的专利诉讼混战

（一）专利诉讼混战概况

Arbutus 公司拥有一系列核酸 – 脂质颗粒递送专利，是 LNP 递送技术的基础平台专利，其限定的多种脂质组分和比例，基本上涵盖了 LNP 递送的大多数好用的脂质成分，在比例范围的限定上也获得了较宽泛的权利。这种大保护范围的平台技术专利往往会被专利权人频频用于发起专利侵权诉讼，也会被其他创新主体列为专利无效的目标，在 2020 年前后引发了多件 LNP 递送技术的诉讼。

2015 年，Moderna 公司从 Acuitas 公司以再授权（sub – license）的方式获得了 Arbutus 公司关于 LNP 技术的多项专利许可，当时 Acuitas 公司持有 Arbutus 公司的专利许可。随后，Arbutus 公司认为 Acuitas 公司虽然有其专利许可，但是没有再授权给其他公

司的资格。Arbutus 公司和 Acuitas 公司双方于 2016 年在加拿大发起专利诉讼,最终在 2018 年和解。结果是 Arbutus 公司终止 Acuitas 公司的专利许可合同,但是保留了向 Moderna 公司授予的 4 项专利许可,并将 Moderna 公司使用 Arbutus 公司的脂质纳米粒传递的使用范围限制在 4 种已识别病毒(呼吸道病毒 RSV、甲型流感、寨卡病毒和 Chikungya 病毒)的候选疫苗上,但并不包括 mRNA 疫苗,同时限定 Moderna 公司不能再利用该技术开发其他产品。

受困于专利许可限制范围的 Moderna 公司,于 2018 年之前开始向 Arbutus 公司发起一组 LNP 专利诉讼,在美国专利商标局通过多方复审(IPR)程序的方式挑战这些专利的有效性。Moderna 公司认为自己已经研发了全新的 LNP 递送系统,不再需要 Arbutus 公司的技术。但 Arbutus 公司坚持认为 Moderna 公司的任何 LNP 递送系统专利都是侵权的。2021 年 12 月,美国专利审判和上诉委员会判定 Arbutus 公司专利 US9404127B1 无效、US9364435B2 部分无效、US8058069B2 全部有效。第一回合的焦点是 Arbutus 公司的专利是否有效,在该轮诉讼中并没有涉及 Moderna 公司产品是否侵权的问题。

基于第一回合的成功防守,Arbutus 公司于 2022 年 2 月 28 日主动发起了第二回合的进攻。该公司在特拉华州联邦地区法院起诉 Moderna 公司的新冠病毒疫苗侵犯了其 6 项美国专利(US8058069B2,US8492359B2,US8822668B2,US9364435B2,US9504651B2,US11141378B2)的专利权。这些专利中,有些是在第一回合中被认定有效的,比如 US8058069B2,而有一些在之前的多方复审中则没有涉及。

Moderna 公司从来没有直接公开其产品中 LNP 的具体信息,Arbutus 公司的起诉书中提交了公开发表的一些文章和专利申请来证明 Moderna 公司用到了其授权专利中记载的 LNP 技术。提供的证据包括 Moderna 公司和美国国立卫生研究院(NIH)合作的一篇论文和一篇发表在 *The New England Journal of Medicine* 杂志上的论文,以及 Moderna 公司和 NIH 共同递交的专利申请 WO2021159130A2。Arbutus 公司称这些证据中的信息提示 Moderna 公司的疫苗至少用到了专利 US8058069B2 相关的 LNP 技术。Moderna 公司方面坚称新冠病毒疫苗用的是自主研发的 LNP 技术。在该侵权案件中,Arbutus 公司只提出了经济赔偿要求,并没有要求法庭出具对于 Moderna 公司销售相关产品的禁令。

Arbutus 公司本身并没有和 Moderna 公司直接竞争的产品,只是其专利权涵盖了 Moderna 公司相关产品。Arbutus 公司的赔偿要求包括向 Moderna 公司索取专利许可费。如果 Arbutus 公司在侵权诉讼中胜出,将能够获得可观的专利许可费。

2022 年 3 月和 7 月,拥有 siRNA 药物的 Alnylam 公司分别起诉了 Moderna 公司和辉瑞公司,涉及专利 US11246933B1、US11382979B2。这两项专利是 Alnylam 公司自行申请的关于阳离子脂质体和 LNP 组合物的专利,而不是从 Arbutus 公司获得专利许可的专利。同时,2022 年 3 月,Acuitas 公司又对 Arbutus 公司发起专利权无效和确认不侵权的诉讼,涉及 Arbutus 公司的 8 件 LNP 组合物专利。这些案件都还处于审理中。

（二）无效诉讼中磷脂数值范围是否显而易见

在 Arbutus 公司和 Moderna 公司的第一回合无效诉讼中，Arbutus 公司 3 件专利的审理结论不同。

1. 专利 US8058069B2 全部有效

该授权专利权利要求 1 涉及一种核酸 – 脂质颗粒，包括：①核酸；②阳离子脂质，其包含存在于颗粒中的总脂质的 50mol% ~ 65mol%；③包含磷脂和胆固醇或其衍生物的混合物的非阳离子脂质，其中磷脂占颗粒中总脂质的 4mol% ~ 10mol%，胆固醇或其衍生物占颗粒中总脂质的 30mol% ~ 40mol%；④抑制颗粒聚集的缀合脂质，所述缀合脂质包含存在于所述颗粒中的总脂质的 0.5mol% ~ 2mol%。

2. 专利 US9364435B2 部分无效

该专利被宣告部分无效的权利要求如下。

1. 一种核酸 – 脂质颗粒，包括：（a）核酸；（b）阳离子脂质，其包含存在于颗粒中的总脂质的 50mol% 至 85mol%；（c）非阳离子脂质，其包含存在于颗粒中的总脂质的 13mol% 至 49.5mol%；以及（d）抑制颗粒聚集的缀合脂质，所述缀合脂质包含存在于所述颗粒中的总脂质的 0.5mol% 至 2mol%。

2. 核酸 – 脂质颗粒权利要求 1 其中核酸包括干扰 RNA，mRNA，反义寡核苷酸，核酶，质粒，免疫刺激性寡核苷酸或其混合物。

3. 核酸 – 脂质颗粒权利要求 2 其中干扰 RNA 包括小干扰 RNA（siRNA），不对称干扰 RNA（airRNA），microRNA（miRNA）或其混合物。

4. 核酸 – 脂质颗粒权利要求 1 其中阳离子脂质占颗粒中存在的总脂质的 50mol% 至 65mol%。

5. 核酸 – 脂质颗粒权利要求 1 其中非阳离子脂质包括磷脂和胆固醇或其衍生物的混合物。

6. 核酸 – 脂质颗粒权利要求 5 其中磷脂包括二棕榈酰磷脂酰胆碱（DPPC），二硬脂酰磷脂酰胆碱（DSPC）或其混合物。

7. 核酸 – 脂质颗粒权利要求 5 其中磷脂占颗粒中存在的总脂质的 3mol% 至 15mol%。

8. 核酸 – 脂质颗粒权利要求 5 其中胆固醇或其衍生物占颗粒中存在的总脂质的 30mol% 至 40mol%。

3. 专利 US9404127B1 全部无效

该专利被宣告全部无效的权利要求如下。

1. 一种组合物，包括：多个核酸 – 脂质颗粒，其中所述多个颗粒中的每个颗粒包含：（a）核酸；（b）阳离子脂质；（c）非阳离子脂质；以及（d）抑制颗粒聚集的缀合脂质，其中所述多个颗粒中至少约95%的颗粒具有非层状形态。

2. 组合物权利要求1其中核酸是干扰RNA。

3. 组合物权利要求1其中核酸是mRNA。

4. 组合物权利要求1其中非阳离子脂质是磷脂和胆固醇或胆固醇衍生物的混合物。

5. 组合物权利要求1其中抑制颗粒聚集的缀合脂质是聚乙二醇（PEG）－脂质缀合物。

6. 组合物权利要求5其中PEG－脂质缀合物选自PEG－二酰基甘油（PEG－DAG）缀合物，PEG二烷氧基丙基（PEG－DAA）缀合物，PEG－磷脂缀合物，PEG－神经酰胺（PEG－CER）缀合物及其混合物。

7. 组合物权利要求6其中PEG－DAA缀合物是选自PEG－二癸氧基丙基（C10）缀合物，PEG－二月桂酰氧基丙基（C12）缀合物，PEG－二肉豆蔻酰氧基丙基（C14）缀合物，PEG－二棕榈酰氧基丙基（C16）缀合物，PEG－二硬脂酰氧基丙基（C182）缀合物及其混合物。

8. 组合物权利要求1其中核酸被完全包封在颗粒中。

9. 组合物权利要求1其中所述颗粒的非层状形态包括反六边形（HII）或立方相结构。

10. 组合物权利要求1其中阳离子脂质占颗粒中存在的总脂质的约10mol%至约50mol%。

11. 组合物权利要求1其中阳离子脂质占颗粒中存在的总脂质的约20mol%至约50mol%。

12. 组合物权利要求1其中阳离子脂质占颗粒中存在的总脂质的约20mol%至约40mol%。

13. 组合物权利要求1其中非阳离子脂质占颗粒中存在的总脂质的约10mol%至约60mol%。

14. 组合物权利要求1其中非阳离子脂质占颗粒中存在的总脂质的约20mol%至约55mol%。

15. 组合物权利要求1其中非阳离子脂质占颗粒中存在的总脂质的约25mol%至约50mol%。

16. 组合物权利要求1其中抑制颗粒聚集的缀合脂质占颗粒中存在的总脂质的约0.5mol%至约20mol%。

17. 组合物权利要求1其中抑制颗粒聚集的缀合脂质占颗粒中存在的总脂质的约2mol%至约20mol%。

18. 组合物权利要求1其中抑制颗粒聚集的缀合脂质占颗粒中存在的总脂质的约

5mol% 至约 18mol%。

19. 组合物权利要求 1 其中大于 95% 的颗粒具有非层状形态。

20. 一种药物组合物，其包含以下组分的组合物：权利要求 1 和药学上可接受的载体。

21. 一种将治疗剂引入细胞的方法，所述方法包括：使电池与组合物接触权利要求 1。

22. 一种体内递送治疗剂的方法，所述方法包括：给予哺乳动物一种权利要求 1 组合物。

在无效宣告诉讼程序中，Moderna 公司使用了证据 1：WO2005007196A2（公开日为 2005 年 1 月 27 日）。主要理由是该证据 1 作为现有技术已经公开了核酸–脂质颗粒，所述核酸–脂质颗粒包含：siRNA；阳离子脂质；非阳离子脂质和抑制颗粒聚集的缀合脂质。证据 1 与专利 US8058069B2 的区别在于：证据 1 没有公开非阳离子脂质的磷脂的范围 4% ~ 10%。但是，基于证据 1 可以通过常规优化获得磷脂范围。美国 PTAB 指出，当现有技术没有明确公开数值重叠范围时，不能以"发明保护的范围与现有技术中公开的范围重叠"则推定该发明是显而易见的，也不能将举证责任转移给专利权人。在所引用的证据中没有发现任何证据表明在现有技术中将核酸–脂质颗粒中的磷脂量表明是"结果效应变量"，即没有证据表明现有技术认识到该特定参数影响了结果，则本领域普通技术人员不会有动机优化磷脂的范围。

此外，PTAB 指出，即使根据关于其他组分的公开能够推算出磷脂的范围，证据 1 所公开的范围也明显宽于专利 US8058069B2 权利要求指定的范围，而无效宣告请求人 Moderna 公司不能提出明确的理由支持证据 1 的范围大于专利 US8058069B2 的数值范围差异是无关紧要的，而且有证据显示过高的磷脂含量对活性成分的释放有不良影响。因此，PTAB 维持了专利 US8058069B2 的有效性。但是，专利 US9404127B1 和专利 US9364435B2 中未进行特定比例磷脂的限定的全部或部分权利要求被无效。即便如此，专利 US8058069B2 和专利 US9364435B2 维持有效的权利要求仍然能够很好地保护脂质纳米颗粒递送技术。

选择发明是化学领域常见的一种发明类型，其创造性的判断主要参考发明的技术效果。在审查实践中，经常遇到通过数值范围限定组分的专利，而数值范围是否显而易见，一方面依赖于所述组分是否存在常规调整的范围，这一数值范围与权利要求所限定的范围相近程度是否在本领域技术人员常规优化的范围内。另一方面取决于原申请文件中对于数值范围对效果的关键作用的证明程度，即该数值范围相对于现有技术取得预料不到的技术效果。

五、思考与启示

一般而言，对于生物制品来说，大部分生物药如抗体药、融合蛋白药的授权专利的保护范围，通常与上市生物药能够直接匹配，即通过序列限定的产品权利要求能够直接匹配上市生物药，这也是我国专利纠纷早期解决机制要求登记生物药专利的类型首要为序列专利的原因。而且在专利审查实践中，通常要求权利要求的产品序列与说明书实施例中披露活性数据的产品序列完全一致。例如抗体药物，通常要求权利要求具体限定为可变区的序列，且要求相对清楚和明确的表述，类似"序列一致性99%"或"序列同源程度99%"之类的不确定性表述，通常都会被认定得不到说明书的支持，不能被纳入授权范围。而这类能够一对一匹配到生物药具体产品的专利，由于其保护范围和力度相对有限，原研生物药企业专利效力并不会有过大的杀伤力。在原研生物药企业仅拥有这类明确保护生物药产品的专利的情况下，对于生物类似药企业的影响不大。

但是，就如 siRNA 和 mRNA 药物的情况，实践中仍然存在一些专利，其并不需要通过序列限定就能够对生物制品进行保护的专利。生物制品的专利类型相对于化学药物涉及的范围更广，如果涉及平台技术类专利，而不是生物制品的活性成分的序列结构专利、医药用途专利，则无法通过目前的专利链接制度提前解决专利纠纷。这种无法被登记的状态，使原研企业无法在早期更大限度主张权利，也不能让仿制药企业更清晰地明确原研药物的实际专利保护情况。随着专利纠纷早期解决机制的运行实践，这类平台技术专利是否应当在仿制药或生物类似药上市前予以解决，也是有必要进一步考量的。

第三节 醋酸格拉替雷专利纠纷：多肽药物的分类争议

醋酸格拉替雷注射液（商品名为克帕松，Copaxone）是一款治疗多发性硬化（Multiple Sclerosis，MS）的药物，其是一种人工合成的多肽，是由谷氨酸、赖氨酸、丙氨酸和酪氨酸随机聚合而成的多肽混合物，相应 4 种氨基酸残基摩尔比为 0.129 ~ 0.153：0.300 ~ 0.374：0.392 ~ 0.462：0.086 ~ 0.100，结构式为（Glu，Ala，Lys，Tyr）$_x$ · XCH$_3$COOH，分子量为 5000 ~ 9000Da。该药物是 1971 年由以色列科学家发现的人工合成共聚物。这 4 种氨基酸在髓鞘碱性蛋白中常见，其随机聚合的序列结构能够形成抗体，对髓鞘碱性蛋白产生竞争性抑制，从而抑制亢进抗体功能，保护髓鞘碱性蛋白，对于实验性变态反应性脑脊髓炎具有明显的抑制作用。[1]

---

[1] 程睿，徐飞虎，周胜军，等. 多发性硬化症的药物治疗进展 [J]. 中国新药杂志，2014，23：2748 - 2752.

一、药物研发历程

以色列梯瓦制药公司（以下简称"梯瓦制药"，TEVA）是该药物的原研企业。第一代醋酸格拉替雷于 1996 年获 FDA 批准，用于 MS 的治疗，属于重磅炸弹类药物。2014 年，FDA 批准第二代即长效版醋酸格拉替雷上市，可以实现低频给药。时至今日，该药物仍然是梯瓦制药重要的销售额收入来源之一。

第一代醋酸格拉替雷的核心专利到期时间是 2015 年，由于该药物优异的疗效和巨大的市场，从 2014 年开始，该药物进入了仿制药企业争相仿制的阶段。

2015 年 4 月，诺华制药旗下的仿制药公司山德士（Sandoz）获得 FDA 批准上市首款醋酸格拉替雷仿制药，该首仿药将获得 180 天独占期，分享 60% 以上的市场份额。这款仿制药以 Glatopa 商品名上市销售，为醋酸格拉替雷的 20mg 剂量的仿制药版本。

2017 年 10 月，FDA 批准全球仿制药公司巨头迈兰制药（Mylan）上市醋酸格拉替雷的仿制药。美国辉瑞公司/Synthon 公司开发的醋酸格拉替雷仿制药也于 2017 年在美国获批。我国深圳翰宇药业股份有限公司（以下简称"深圳翰宇"）也获得了 FDA 颁发的醋酸格拉替雷仿制药原料药注册号，可作为原料药进入美国市场。

2021 年 7 月，梯瓦制药向国家药监局药品审评中心递交了"醋酸格拉替雷注射液"的上市申请并获得受理，分类为 5.1 类化药，即进口境外上市的原研药品（包括原料药及其制剂）申请在境内上市。

二、药物专利布局情况

醋酸格拉替雷引发了巨大的市场关注。截至 2022 年 10 月，全球范围内与格拉替雷相关专利共计 1180 件，虽然该药物早在 1971 年被发现，但至今仍然有 570 件专利处于有效或审查中的状态，说明围绕醋酸格拉替雷的技术竞争依然很激烈。醋酸格拉替雷相关专利的申请主体主要来源于以色列和美国，其中，以色列申请人的专利占 47%，主要来源于原研药企业梯瓦制药和以色列的 MAPI 制药公司。

其中，原研梯瓦制药对醋酸格拉替雷的专利布局可以分为三个层次。第一层次为开拓性专利 US3849550B2，权利要求涉及用于预防变态反应性脑脊髓炎的制剂，含分子量 15000～25000Da 的水溶性共聚物，由谷氨酸、赖氨酸、丙氨酸、酪氨酸以摩尔比 2.0∶4.5∶6.0∶1.0 组成。该专利申请于 1972 年 3 月 31 日提交，1974 年 11 月 19 日授权，按照美国专利保护期限的相关规定，1991 年专利权到期，已经不能为醋酸格拉替雷提供专利保护。第二层次为 WO9531990A1 专利族（其中包括记载在橙皮书的第一代醋酸格拉替雷专利 US5981589B2），申请日为 1995 年 5 月 23 日，权利要求涉及共聚物－1

级分，基本不含分子量40KDa以上的分子，平均分子量4000～8000Da，即保护特定的平均分子量4000～8000Da的产品。该专利族通过对分子量限定将第二层次的专利与第一层次的专利区分开，使技术方案的创造性获得认可。对于醋酸格拉替雷这类共聚物而言，组成和分子量对于清楚界定保护范围是很重要的，在组成相同的情况下，不同的分子量可能导致不同的生物学功能。因此，第二层次的专利通过分子量的限定获得了对第一代醋酸格拉替雷的专利保护，这也是符合醋酸格拉替雷这种氨基酸共聚物的结构组成特点的。但是，这种分子量限定的方式也为后续的无效诉讼的失利埋下了伏笔。第三层次为进一步延续醋酸格拉替雷的市场，梯瓦制药提交了长效注射剂型的制药用途专利WO2011022063A1，以配合长效剂型的上市，梯瓦制药的第二代长效醋酸格拉替雷登记在橙皮书的专利是US82322250B2、US8399413B2、US8969302B2、US9155776B2、US9402874B2，如果其专利权利得以维持，将在2030年到期。

如图6-2所示，醋酸格拉替雷相关专利申请人的布局目标地比较集中，主要关注以色列、美国和欧洲国家。以色列申请人在中国仅布局了25件专利，目前梯瓦制药只有一项专利处于有效状态，涉及制备醋酸格拉替雷和甘露醇的药物制剂的方法（CN107530394B）。还有MAPI制药公司提交的一项涉及醋酸格拉替雷口服微粒制剂专利处于有效状态（CN107661490B）。此外，有5件审查中专利均是MAPI制药公司提交的涉及醋酸格拉替雷制剂改进型专利（CN107184954A、CN109689082A、CN109982712A、CN110382052A、CN110709091A）。

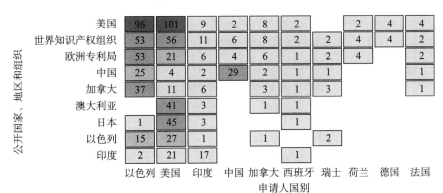

图6-2 醋酸格拉替雷主要国家创新主体在其他国家、地区和组织的专利布局

注：图中数字表示申请量，单位为件。

我国专利申请人围绕醋酸格拉替雷共申请了42件专利，其中包括在中国的专利布局29件，通过PCT途径布局6件，布局美国专利申请2件，布局欧洲专利申请4件，这些专利涉及醋酸格拉替雷的制备方法、检测方法、新的制剂组合物、新的医药用途专利等。目前有21件中国专利处于有效和审查中，其中有16件专利的申请人是深圳翰宇，包括醋酸格拉替雷微球专利（CN103169670B）、凝胶制剂专利（CN106924175B）

等，以及苏州融析生物科技有限公司提交的醋酸格拉替雷和生物素钠组合物专利（CN112076310A）等。

根据目前专利检索的结果和专利法律状态，梯瓦制药对醋酸格拉替雷的第一代化合物核心专利和第二代长效制剂专利均未在中国布局，梯瓦制药在中国仅有一项专利有效（CN107530394B），涉及制备醋酸格拉替雷和甘露醇的药物制剂的方法，其他后续跟随者申请的专利集中在制备工艺的改进和对醋酸格拉替雷生物等效性检测等方面。

三、结构组成不明确在侵权和无效诉讼中的争议

如前所述，由于醋酸格拉替雷本身属于一种由 4 种氨基酸混合的共聚物，其与传统的化学药物明确的化合物结构不同，由此产生了大量的专利，这些专利的存在也必将引发大量的诉讼。

梯瓦制药上市的第一代醋酸格拉替雷记载在橙皮书中的专利为 WO9531990A1 和 US5800808A，并基于专利 US5800808A 提出了 9 件专利，包括 2 个分案申请和 6 个继续申请，这 9 件专利有相同的说明书，均为专利 US5800808A 的继续申请或分案申请。这些专利涉及特定的"平均分子量"4000～8000Da 的醋酸格拉替雷以及相关制备方法的保护范围，构成了第一代醋酸格拉替雷核心专利。

在山德士、迈兰制药分别向 FDA 提交简化新药申请（ANDA）后，梯瓦制药于 2011 年 8 月 29 日基于其拥有的专利 US5800808、US5981589、US6048898、US6054430、US6342476、US6362161、US6620847、US6939539、US7199098 向纽约州地区法院起诉山德士构成专利侵权。经过漫长而复杂的无效和侵权诉讼审理过程，2015 年美国联邦巡回上诉法院最终裁定部分专利有效，侵权成立，部分专利无效，导致专利保护期限为 2014 年 5 月到期，比预期缩短约 16 个月。

美国联邦巡回上诉法院在审理中的主要观点：根据这 9 件专利的权利要求对分子量的限定方式，可以将它们分为两组，第一组涉及 5 件专利（US5800808、US5981589、US6048898、US6620847、US6939539），分子量的理解为"共聚物 1 的分子量为 5000～9000Da"，这种限定方式基于样本中丰度最高的分子的分子量，是一种相对分子量；第二组涉及 4 件专利（US6342476、US6054430、US6362161、US7199098），分子量的理解为"75% 的共聚物 1 级份分子量为 2000～20000Da"，这种限定方式限定的是聚合物样品中有多少分子的分子量的范围，是一种绝对分子量。美国联邦巡回上诉法院认为，第一组的 5 件专利涉及的分子量不清楚，因此被宣告无效，而第二组的 4 件专利涉及的分子量清楚，因此被判定有效。

该系列案件的争议焦点是醋酸格拉替雷的核心专利权利要求限定的"分子量"是

否清楚。最终，权利要求因存在不清楚的缺陷而被宣告无效的原因是，根据说明书和审查历史，本领域技术人员无法合理确定分子量的定义，进而无法确定权利要求的保护范围，因此维持部分权利要求无效的判决。❶

可以看出，通过这种分子量的区分方式，或许能够在专利申请和创造性判断上获得认可，但是对于分子量的描述不一致也可能导致专利权遭到挑战。这一情况也侧面反映了醋酸格拉替雷这种氨基酸共聚物不能清晰地用结构组成进行描述。

在组合物专利领域，当物质组成复杂难以清晰分离，或无法采用组分和含量清楚地描述，或者确实属于技术贡献无法用组分和含量定义等客观原因，为获得授权、扩大保护范围，专利申请人可能使用方法特征、特定的特殊参数、性能/效果或用途表征使组合物发明与现有技术区别开来。实践中，随着各种测试方式的丰富与发展，使用这类限定的情况也越来越多。

在专利审查授权阶段，当确定这类权利要求的技术贡献满足新颖性和创造性要求后，通常需要进一步考量这些方法参数和性能用途限定的特征是否符合权利要求清楚或支持的要求。由于组合物发明的实质在于对产品的组分或含量的技术改进，审查实践中通常根据专利申请的技术贡献点结合现有技术来判断权利要求是否清楚或是否得到说明书的支持，在一定程度上允许权利要求的合理概括和定义的模糊性，只要整体上能够判断权利要求保护范围清楚即可。但是，到了专利侵权和无效宣告请求的权利要求确权阶段，则出现了第三人的利益诉求，而且第三人通常会提出更多的技术事实。因此，需要基于新出现的技术事实，更为审慎地考虑权利要求是否清楚或是否得到说明书的支持。

一项技术的发现、研究和应用的生命周期与获得授权的专利文件的生命周期可能横跨行政诉讼和司法诉讼两个阶段。尤其是对于重磅药物，涉及不同的利益方（原研企业、仿制药企业、公众利益），可能经历多个环节，不同环节中又面临不同的规则。在不同程序环节中，解读技术事实、解释法律规则又涉及多个不同主体，导致重磅药物专利侵权无效和行政诉讼程序中错综复杂的案情变化。这也是药品专利链接制度建立的初衷，试图在这些纠纷发生的早期介入，避免产生复杂诉讼情况，造成不必要的司法资源的浪费。

四、关于氨基酸药物是否属于生物制品的争议

醋酸格拉替雷是一种多肽药物，目前国内外均将其归类为化学药。事实上，在此之前，关于醋酸格拉替雷是否属于生物制品的问题也引发了一些争议。

---

❶ 郭雯. 重磅生物药专利解密［M］. 北京：知识产权出版社，2019.

（一）蛋白质、化学合成多肽与生物制品的定义

根据美国生物制品价格竞争与创新法案（*Biologics Price Competition and Innovation Act*，BPCIA）的规定，2020 年 3 月 23 日起，在美国根据联邦食品，药品和化妆品法（*Federal Food，Drug，and Cosmetic Act*，FDCA）第 505 条被批准为新药申请的生物产品要被视为"生物制品许可"（Biologic License Application，BLA），并受 1944 年公共卫生服务法（*Public Health Service Act of* 1944，PHSA）监管。其中，BLA 申请是向美国 FDA 提交用于支持评审和最终批准生物制品在美国上市和销售的文件材料，如果提交的材料符合 FDA 要求，则被批准并颁发生产企业相关产品上市销售的许可证。也就是说，在 2020 年 3 月前通过新药申请的生物产品如胰岛素、人类生长激素和其他蛋白质将通过过渡程序从 NDA 转到 BLA 进行监管。随后，FDA 通过关于过渡产品的最终清单，经过 10 年的过渡准备期，大约有 100 种产品正式过渡，并成为生物类似药的参照产品。但是，醋酸格拉替雷并未被列入 BLA 过渡产品的最终清单。

追溯 FDA 对生物制品定义的历史变化，可以了解到醋酸格拉替雷未被列入 BLA 生物制品过渡产品清单的一些原因。如前所述，FDA 使用两套方案体系监管和批准不同类别的治疗产品。其中，FDCA 第 505 条管理新"药物"的批准，而 PHSA 第 351 条管理新生物制品或生物制剂的批准，该条款中认为，"生物制剂是一种来源于动物或微生物等自然生物来源的药物"，与"传统药物"相反，而传统药物通常由化学物质合成。2010 年，PHSA 第 351 条将"生物制品"定义为"适用于预防、治疗或治愈人类疾病或病症的病毒、治疗血清、毒素、抗毒素、疫苗、血液、血液成分或衍生物、过敏产品或类似产品，或肿胺或肿胺衍生物（或任何其他三价有机砷化合物）"。此时生物制品中并不包括蛋白质。同年，美国国会通过了 BPCIA，扩大了"生物制品"的定义，包括任何蛋白质（除了任何化学合成的多肽）。

2019 年底，美国国会重新审议了"生物制品"的定义，并删除括号中的"除了化学合成多肽"的描述。此时，"生物制品"定义为病毒、治疗用血清、毒素、抗毒素、疫苗、血液、血液成分或衍生物、过敏产品、蛋白质或类似产品，或肿胺或肿胺衍生物（或任何其他三价有机砷化合物），适用于预防、治疗或治愈人类疾病或病症。在 2019 年前，FDA 对于蛋白质的解释也展开了非常多的讨论并出台了指导意见，主要也是因为 2020 年 3 月之前以化学药的新药申请审批的生物产品要通过过渡办法转到生物制品许可中，而这些生物产品中有很多药物属于蛋白质或肽类药物，需要在新定义的指导下明确哪些产品将从"药物"转变为"生物制品"。

2010 年 10 月 5 日，FDA 要求制药行业对"蛋白质"和"化学合成多肽"这两个术语的"制定监管定义"应考虑哪些科学和技术因素发表意见。FDA 还创建了"一个跨中心、多学科的'蛋白质定义工作组'"，对该机构在解释术语时可能采取的方法进

行了广泛的分析。经过分析，FDA 得出结论，科学文献中的"蛋白质""多肽"和"肽"都属于"氨基酸聚合物"或"由肽键连接的 α 氨基酸组成的链"。蛋白质是长而复杂的氨基酸聚合物，而肽与蛋白质不同，是"更简单、更短的氨基酸链"。而结合 BPCIA 的目标，即创建一种新的简化审批途径流程（生物类似药），其法定标准更适合复杂的可互换产品，而不是适用于 FDA 规定的仿制药（化学药）的"相同性"标准。因此确定了"蛋白质"应该有一个最低的氨基酸数量的要求。规定少于 40 个氨基酸的氨基酸聚合物将被视为肽而不是蛋白质。同时，FDA 指出科学文献中使用的术语"蛋白质"一般指含有特定的、确定的氨基酸序列的链，而且通常由相应基因的 DNA（脱氧核糖核酸）序列编码。

最终，FDA 决定，没有"特定的、确定的氨基酸序列"的氨基酸聚合物，例如具有随机序列的化学合成的聚合物，不属于蛋白质。基于该定义，醋酸格拉替雷不属于生物制品。FDA 虽然将过渡范围扩展到了所有蛋白质产品，但是为避免争议，将术语"蛋白质"解释为"具有明确定义的序列且大于 40 个氨基酸的任何 α 氨基酸聚合物"。

（二）梯瓦制药与 FDA 的诉讼

2020 年 2 月，梯瓦制药在关于 BPCIA 法案"视为许可"规定问答指南草案的反馈意见中提出，其所上市销售的醋酸格拉替雷符合"生物产品"定义，可以被列入生物产品许可过渡产品的最终清单。梯瓦制药认为，醋酸格拉替雷是一种具有总体标准化氨基酸大小和比例的多肽的复杂混合物，虽然醋酸格拉替雷是化学合成的，但是由于 BPCIA 已经删除了蛋白质不包括化学合成多肽的定义，可以认为醋酸格拉替雷符合 BPCIA 对蛋白质生物制品的定义。而且醋酸格拉替雷形成的多肽的平均长度为 40~100 个氨基酸，醋酸格拉替雷完全符合 FDA 对生物产品的新定义。但是，在后续的生物制品许可过渡清单公开后，醋酸格拉替雷并不在清单上。

2020 年 3 月 20 日，FDA 发布了一份内部决定备忘录，其中确定醋酸格拉替雷不是生物制品，因此不会过渡到生物制品许可的过渡清单中。FDA 认为，醋酸格拉替雷不是蛋白质，因为醋酸格拉替雷没有特定的、确定的序列，天然存在和重组的蛋白质是由 DNA 模板合成 RNA 然后翻译成蛋白质分子的结果，对于这些蛋白质，DNA 模板的存在使序列具有"特异性和确定性"。而醋酸格拉替雷则表现出"序列可变性"，因为醋酸格拉替雷的序列是由反应化学而不是已明确的 DNA 模板翻译获得的。

2020 年 3 月 24 日，转换生物制品许可过渡清单截止日期后的第二天，梯瓦制药提出了申诉。❶ 梯瓦制药提出，醋酸格拉替雷是化学合成的多肽，平均长度为 40~100 个

❶ Civil Action No. 20-808（BAH），Teva Pharm. USA, Inc. v. U. S. Food & Drug Admin［EB/OL］.（2020-12-31）［2022-11-16］. https：//www. casemine. com/judgement/us/5ff2cd804653d03c4400eb07.

氨基酸。FDA 提出的"蛋白质"定义要求氨基酸聚合物具有"特定、明确的序列"，因为醋酸格拉替雷缺乏"特定、明确的序列"，FDA 并未对醋酸格拉替雷实施过渡。但自从作出这样的表述以来，FDA 就对与醋酸格拉替雷类似情况的产品进行了过渡，包括 Vitrase（注射用透明质酸酶）和 Creon（胰脂肪酶）。因此，梯瓦制药认为应将醋酸格拉替雷与其他类似情况的产品以相同的方式处理，均纳入生物制品许可清单。而且醋酸格拉替雷至少可以被视为"类似产品"的综合类别。FDA 没有将醋酸格拉替雷过渡视为生物制品许可清单是武断、反复无常的，并且违反了 BPCIA 法案和美国行政程序法。

梯瓦制药如此努力地尝试将醋酸格拉替雷归入生物制品也是事出有因。前文中提到，山德士和迈兰制药都因为开发了醋酸格拉替雷的仿制药而与梯瓦制药有过多项专利诉讼。梯瓦制药上市的第二代 40mg/mL 长效醋酸格拉替雷登记在橙皮书的专利（US82322250B2、US8399413B2、US8969302B2、US9155776B2、US9402874B2），也因为迈兰制药 2015 ~ 2017 年向美国 PTAB 提出的 IPR 程序，最终 2017 年 1 月，美国 Delaware 法院宣判上述与 40mg/ml 长效醋酸格拉替雷剂型相关的 4 件专利（除 US9402874B2 涉及治疗方法的专利）基于显而易见性被宣告无效。梯瓦制药、山德士和迈兰制药在醋酸格拉替雷的专利和市场上的争夺从未停止。为阻止山德士和迈兰制药的醋酸格拉替雷仿制药上市，以及上市后销售市场的扩大，梯瓦制药寻求一切可行的途径来阻止其他非专利的醋酸格拉替雷产品进入市场，包括提起多项专利侵权诉讼和向 FDA 提交多份公民请愿书。

而在公民请愿书中，梯瓦制药向 FDA 表示，醋酸格拉替雷中聚合物链的序列既不是特定的，也不是预先定义的，其生产过程中产生了具有不同一级结构、链长和构象的多肽混合物，具有不同序列的"超过一万亿种独特的多肽"组成了醋酸格拉替雷。由于醋酸格拉替雷这种可变性，其他非专利醋酸格拉替雷产品的申请不能满足法定的仿制药的"相同性"要求，因此不能被批准上市。但是 FDA 认为，仿制醋酸格拉替雷注射液的活性成分相同性标准应包括批次间的可变性，FDA 还指定了 4 个标准来评估仿制醋酸格拉替雷产品的一致性，包括基本反应体系、理化特性和组成、聚合反应形成肽段共聚物以及特定位点解聚过程的结构鉴定和生物学活性分析结果。最终，FDA 于 2017 ~ 2018 年批准了山德士和迈兰制药的醋酸格拉替雷仿制产品上市。

前文提到，梯瓦制药的醋酸格拉替雷在橙皮书中登记的多项专利已经在 2017 年的无效诉讼后失效，而化学药的橙皮书专利中并不包括制备方法专利。经无效诉讼后，第二代长效醋酸格拉替雷的橙皮书专利仅保留了梯瓦制药的专利 US9402874B2 有效，而该专利保护的权利要求涉及治疗多发性硬化症的方法，从专利保护的范围和意义来看，该专利对于在医院使用醋酸格拉替雷的行为进行了限制，而对于制备、生产以及销售醋酸格拉替雷的行为的限制作用并不大。这也与化学药和生物制品的专利登记规定不同有关。美国化学药登记橙皮书的专利类型限定为活性化合物、配方、组合物、药品用途等，而不包括制造方法、外包装专利、代谢物、中间体等专利。与化学药的橙皮书专利不同，美国生物类似药紫皮书专利则未限制登记的专利类型。因此，如果醋酸格拉替雷作为化学药登记相关专利，则无法在未上市前对工艺方法专利进行拟制侵权判断。但是如果梯瓦制药能够成功将醋酸格拉替雷转到生物制品许可清单中，情况就会发生转变。作为治疗多发性硬化的上市产品，醋酸格拉替雷能够成为生物类似药的参照产品。而一旦成为生物类似药的参照产品，即可以要求专利舞蹈的信息交换程序中交换相关产品的工艺技术，以判断未上市的生物类似药是否侵犯了原研企业的工艺方法专利。本领域知晓，产品专利侵权风险可以通过对产品的结构组成和性质状态进行检测，而且针对产品的更精细化的检测手段也日益发展，使产品专利侵权的判断逐步明确化。而通常制备方法和工艺技术专利侵权的判定相对产品专利难度较大，侵权取证的手段有限，而且仿制药企业一般以技术秘密的形式保护制备方法和工艺技术，在仿制药企业未披露的情况下，原研企业无法容易判断仿制药企业是否侵犯其制备方法和工艺技术专利。而生物类似药专利舞蹈的信息交换程序则提供了这样的合法有效途径。如果醋酸格拉替雷进入生物制品许可清单，梯瓦制药拥有的两项有效的方法专利（US9155755B2 和 US9763993B1）将能够发挥作用。因此，这两项方法专利也能够对山德士和迈兰制药在生产醋酸格拉替雷方面的行为起到限制作用，并且如果启动专利舞蹈程序，在信息交换程序中还可以获得山德士和迈兰制药相关产品的工艺技术。

　　可惜的是，梯瓦制药的计划并未成功，2020 年底，美国法院驳回了梯瓦制药的诉求。美国法院认为 FDA 对"蛋白质"的解释是合理的，从 2010 年到 2020 年最终规则的颁布，FDA 一直明确表示，FDA 将"蛋白质"和"化学合成多肽"解释为两个独立的法定术语。而且，法庭认定醋酸格拉替雷不是通过常规的可预测的 DNA 模板翻译过程制造的，而是通过化学反应制造的，这种化学反应会在不同批次之间产生重复但不相同的结果，即表现出"序列的可变性"。而且 FDA 合理地解释了 Vitrase（注射用透明质酸酶）和 Creon（胰脂肪酶）完全符合 FDA 关于蛋白质的序列要求，因为这两个产品是天然来源的，尽管具有分子差异，但它们仍然具有明确的序列，Vitrase（注射用透明质酸酶）和 Creon（胰脂肪酶）满足特定且明确的序列要求，它们的混合物中的每个蛋白质分子在不同批次之间具有相同的氨基酸序列。与之相反，醋酸格拉替雷由单一类型的分子组成，而且根据梯瓦制药自己的意见，超过一万亿个具有不同序列的独特多肽组成了醋酸格拉替雷，因此该物质可能含有超过一万亿种不同的多肽。面对整个共聚物链这种大量的变化潜力，FDA 合理地得出结论，醋酸格拉替雷批次之间的短复制序列并不能使醋酸格拉替雷具有特定且明确的序列。至此，梯瓦制药关于醋酸格拉替雷专利方面的诉讼告一段落，相信梯瓦制药还会通过其他方式不懈努力稳固其醋酸格拉替雷的市场地位。

五、思考与启示

根据《实施办法》第 13 条的规定，生物制品在中国上市药品专利信息登记平台可登记活性成分的序列结构专利、医药用途专利；而化学药品可登记药物活性成分的化合物专利、含活性成分的药物组合物专利、医药用途专利。

检索中国上市药品专利信息登记平台的生物制品专利信息公示信息中，肽类药物有 3 种，包括诺和诺德的司美格鲁肽（主链 29 个氨基酸）注射液、德谷胰岛素利拉鲁肽注射液（31 个氨基酸）和礼来的度拉糖肽（30 个氨基酸）注射液。

而化学药品专利信息公示信息中则包括（涉及 20 个批准文号的药品）利司那肽（44 个氨基酸）注射液、复方曲肽注射液（含氨基酸的混合物）、聚乙二醇洛塞那肽（39 个氨基酸）注射液、利那洛肽胶囊（14 个氨基酸）、注射用艾塞那肽微球（39 个氨基酸）5 种肽类药物。

这些肽类药物分别按照生物制品和化学药登记专利的各自要求登记了相关专利，其中作为生物制品的肽类药物登记了序列结构专利和医药用途专利，而作为化学药的肽类药物则登记了化合物专利、制剂专利和医药用途专利。显然，从氨基酸数量来看，这些肽类药物并不是从氨基酸数量的不同区分为生物制品和化学药，可能是由于不同药物在药物上市审批时按生物制品还是化学药的区别进行登记，可能与我国药物审批制度和历史沿革有关。但是这种将类似的肽类药物进行不同的生物制品还是化学药的区别登记的状态，导致这些肽类药物在中国上市药品专利信息登记平台上登记的专利类型存在明显的不同，以生物制品登记的专利类型并未完全涵盖肽类药物的实际有效专利，至少含有肽类药物活性成分的药物组合物专利如肽类药物活性成分的制剂专利未被列入。而且由于登记为生物制品，也就缺乏"诉前交流和谈判"等能够促进生物类似药申请人与原研药企业在早期解决专利纠纷问题的环节。

从这个意义上说，目前，我国药物专利纠纷早期解决机制未完全覆盖这些肽类药物的相关专利，在减少专利纠纷的程度上还有待完善。除序列专利和用途专利外，原研药企业会通过布局相关活性成分的制剂专利、不同适应证专利、制备工艺专利、检测方法专利等多种专利类型来加强生物制品的保护，尤其对于生物制品，还存在大量涵盖上市产品的平台性技术专利。因此，仅通过登记平台的专利信息了解上市生物制品的专利情况是远远不够的。

生物制品本身具有较高的复杂性，如果专利权人或者利害关系人不了解生物类似药产品信息，将导致提起诉讼或者请求行政裁决涉及的专利的准确性降低，造成不必要的资源浪费。生物制品专利布局更是错综复杂，在生物类似药申请人不了解参照药品专利布局和侵权诉讼范围的情况下，生物类似药申请人在专利侵权诉讼或者行政裁决中将处于被动地位，挑战失败的风险较大。

从国内外关于专利链接制度理论基础和国内外专利链接挑战的实践中也能够了解到，药物专利纠纷早期解决机制，包括美国的专利链接制度和"专利舞蹈"制度，都不能完全避免药品专利纠纷的产生，仿制药企业仍然需要对上市药物核心专利和外围专利进行全面梳理和分析，才能了解原研企业的专利是否对自己的产品和技术构成侵权。研发创新药时，也不能仅仅申请产品专利，而应该围绕产品制剂、适应证、制备方法等进行全面的专利保护，才能持续地使用专利武器为自己的产品和技术保驾护航。